全国中医药行业高等职业教育"十三五"规划教材

护理心理学

（供护理、助产专业用）

主　编◎李正姐　吴学华

中国中医药出版社

·北　京·

图书在版编目（CIP）数据

护理心理学/李正姐，吴学华主编 . —北京：中国中医药出版社，2018.6（2022.1 重印）

全国中医药行业高等职业教育"十三五"规划教材

ISBN 978-7-5132-4811-2

Ⅰ.①护…　Ⅱ.①李…②吴…　Ⅲ.①护理学-医学心理学-高等职业教育-教材

Ⅳ.①R471

中国版本图书馆 CIP 数据核字（2018）第 049040 号

中国中医药出版社出版

北京经济技术开发区科创十三街 31 号院二区 8 号楼

邮政编码　100176

传真　010-64405721

三河市同力彩印有限公司印刷

各地新华书店经销

开本 787×1092　1/16　印张 15　字数 309 千字

2018 年 6 月第 1 版　2022 年 1 月第 2 次印刷

书号　ISBN 978-7-5132-4811-2

定价　48.00 元

网址　www. cptcm. com

服 务 热 线　010-64405510

购 书 热 线　010-89535836

维 权 打 假　010-64405753

微信服务号　zgzyycbs

微商城网址　https：//kdt. im/LIdUGr

官方微博　http：//e. weibo. com/cptcm

天猫旗舰店网址　https：//zgzyycbs. tmall. com

如有印装质量问题请与本社出版部联系（010-64405510）

全国中医药职业教育教学指导委员会

主 任 委 员

卢国慧（国家中医药管理局人事教育司司长）

副主任委员

赵国胜（安徽中医药高等专科学校教授）

张立祥（山东中医药高等专科学校党委书记）

姜德民（甘肃省中医学校校长）

范吉平（中国中医药出版社社长）

秘 书 长

周景玉（国家中医药管理局人事教育司综合协调处处长）

委 员

王义祁（安徽中医药高等专科学校党委副书记）

王秀兰（上海中医药大学教授）

卞 瑶（云南中医学院继续教育学院、职业技术学院院长）

方家选（南阳医学高等专科学校校长）

孔令俭（曲阜中医药学校校长）

叶正良（天士力控股集团公司生产制造事业群 CEO）

包武晓（呼伦贝尔职业技术学院蒙医蒙药系副主任）

冯居秦（西安海棠职业学院院长）

尼玛次仁（西藏藏医学院院长）

吕文亮（湖北中医药大学校长）

刘 勇（成都中医药大学峨眉学院党委书记、院长）

李 刚（亳州中药科技学校校长）

李 铭（昆明医科大学副校长）

李伏君（千金药业有限公司技术副总经理）

李灿东（福建中医药大学校长）

李建民（黑龙江中医药大学佳木斯学院教授）

李景儒（黑龙江省计划生育科学研究院院长）

杨佳琦（杭州市拱墅区米市巷街道社区卫生服务中心主任）

吾布力·吐尔地（新疆维吾尔医学专科学校药学系主任）

吴　彬（广西中医药大学护理学院院长）

宋利华（连云港中医药高等职业技术学院教授）

迟江波（烟台渤海制药集团有限公司总裁）

张美林（成都中医药大学附属针灸学校党委书记）

张登山（邢台医学高等专科学校教授）

张震云（山西药科职业学院党委副书记、院长）

陈　燕（湖南中医药大学附属中西医结合医院院长）

陈玉奇（沈阳市中医药学校校长）

陈令轩（国家中医药管理局人事教育司综合协调处副主任科员）

周忠民（渭南职业技术学院教授）

胡志方（江西中医药高等专科学校校长）

徐家正（海口市中医药学校校长）

凌　娅（江苏康缘药业股份有限公司副董事长）

郭争鸣（湖南中医药高等专科学校校长）

郭桂明（北京中医医院药学部主任）

唐家奇（广东湛江中医学校教授）

曹世奎（长春中医药大学招生与就业处处长）

龚晋文（山西职工医学院／山西省中医学校党委副书记）

董维春（北京卫生职业学院党委书记）

谭　工（重庆三峡医药高等专科学校副校长）

潘年松（遵义医药高等专科学校副校长）

赵　剑（芜湖绿叶制药有限公司总经理）

梁小明（江西博雅生物制药股份有限公司常务副总经理）

龙　岩（德生堂医药集团董事长）

中医药职业教育是我国现代职业教育体系的重要组成部分，肩负着培养新时代中医药行业多样化人才、传承中医药技术技能、促进中医药服务健康中国建设的重要职责。为贯彻落实《国务院关于加快发展现代职业教育的决定》（国发〔2014〕19号）、《中医药健康服务发展规划（2015—2020年）》（国办发〔2015〕32号）和《中医药发展战略规划纲要（2016—2030年）》（国发〔2016〕15号）（简称《纲要》）等文件精神，尤其是实现《纲要》中"到2030年，基本形成一支由百名国医大师、万名中医名师、百万中医师、千万职业技能人员组成的中医药人才队伍"的发展目标，提升中医药职业教育对全民健康和地方经济的贡献度，提高职业技术院校学生的实际操作能力，实现职业教育与产业需求、岗位胜任能力严密对接，突出新时代中医药职业教育的特色，国家中医药管理局教材建设工作委员会办公室（以下简称"教材办"）、中国中医药出版社在国家中医药管理局领导下，在全国中医药职业教育教学指导委员会指导下，总结"全国中医药行业高等职业教育'十二五'规划教材"建设的经验，组织完成了"全国中医药行业高等职业教育'十三五'规划教材"建设工作。

中国中医药出版社是全国中医药行业规划教材唯一出版基地，为国家中医中西医结合执业（助理）医师资格考试大纲和细则、实践技能指导用书、全国中医药专业技术资格考试大纲和细则唯一授权出版单位，与国家中医药管理局中医师资格认证中心建立了良好的战略伙伴关系。

本套教材规划过程中，教材办认真听取了全国中医药职业教育教学指导委员会相关专家的意见，结合职业教育教学一线教师的反馈意见，加强顶层设计和组织管理，是全国唯一的中医药行业高等职业教育规划教材，于2016年启动了教材建设工作。通过广泛调研、全国范围遴选主编，又先后经过主编会议、编写会议、定稿会议等环节的质量管理和控制，在千余位编者的共同努力下，历时1年多时间，完成了83种规划教材的编写工作。

本套教材由50余所开展中医药高等职业教育院校的专家及相关医院、医药企业等单位联合编写，中国中医药出版社出版，供高等职业教育院校中医学、针灸推拿、中医骨伤、中药学、康复治疗技术、护理6个专业使用。

本套教材具有以下特点：

1. 以教学指导意见为纲领，贴近新时代实际

注重体现新时代中医药高等职业教育的特点，以教育部新的教学指导意

见为纲领，注重针对性、适用性以及实用性，贴近学生、贴近岗位、贴近社会，符合中医药高等职业教育教学实际。

2. 突出质量意识、精品意识，满足中医药人才培养的需求

注重强化质量意识、精品意识，从教材内容结构设计、知识点、规范化、标准化、编写技巧、语言文字等方面加以改革，具备"精品教材"特质，满足中医药事业发展对于技术技能型、应用型中医药人才的需求。

3. 以学生为中心，以促进就业为导向

坚持以学生为中心，强调以就业为导向、以能力为本位、以岗位需求为标准的原则，按照技术技能型、应用型中医药人才的培养目标进行编写，教材内容涵盖资格考试全部内容及所有考试要求的知识点，满足学生获得"双证书"及相关工作岗位需求，有利于促进学生就业。

4. 注重数字化融合创新，力求呈现形式多样化

努力按照融合教材编写的思路和要求，创新教材呈现形式，版式设计突出结构模块化，新颖、活泼，图文并茂，并注重配套多种数字化素材，以期在全国中医药行业院校教育平台"医开讲－医教在线"数字化平台上获取多种数字化教学资源，符合职业院校学生认知规律及特点，以利于增强学生的学习兴趣。

本套教材的建设，得到国家中医药管理局领导的指导与大力支持，凝聚了全国中医药行业职业教育工作者的集体智慧，体现了全国中医药行业齐心协力、求真务实的工作作风，代表了全国中医药行业为"十三五"期间中医药事业发展和人才培养所做的共同努力，谨此向有关单位和个人致以衷心的感谢！希望本套教材的出版，能够对全国中医药行业职业教育教学的发展和中医药人才的培养产生积极的推动作用。需要说明的是，尽管所有组织者与编写者竭尽心智，精益求精，本套教材仍有一定的提升空间，敬请各教学单位、教学人员及广大学生多提宝贵意见和建议，以便今后修订和提高。

国家中医药管理局教材建设工作委员会办公室

全国中医药职业教育教学指导委员会

2018 年 1 月

护理心理学是护理学与心理学相结合的一门交叉学科,主要研究心理学在护理工作中的应用,用来解决护理学领域中的有关健康和疾病的心理行为问题。为满足护理和助产专业学生等适用对象对护理心理学基本理论知识与临床应用技能的需求,本教材以现代医学观和整体化护理思想为导向,围绕人才培养目标,突出专业特点,在吸收和借鉴传统教材编写模式的基础上,系统阐述了心理护理的理论基础和实践技能,目的在于提高护士自身心理素质,培养学生应用心理学知识思考、分析和解决问题的能力。

本教材以基本理论、基本知识和基本技能为重点,适当增加了护理心理学领域内的新理论和新技术。在整体布局上体现先基础后理论、先理论后实践的格局。本教材在编写形式上进行了创新:以模块为基本教学单位,每个模块设置学习目标、正文、复习思考3个栏目,部分项目以临床真实案例引出相关主题,以激发学生的学习兴趣;部分项目结合岗位分析和岗位需求的职业能力,模拟工作情境,将临床护理工作过程以图表等形式呈现,便于学生理解和比较知识点;在实践性较强的教学内容复习思考中增加了实践指导,旨在提高学生的实践技能。此外,根据教学内容需要增加"知识链接"和"案例导入"栏目,内容包括有关基础知识、背景材料、经典案例、研究进展等,丰富教材内容,开阔学生视野;加强教学和考证融合,将全国执业护士资格考试、护理专业职称考试相关内容试题写入教材。

本教材的内容主要包括10个模块共33个项目,分别为绪论、心理学基础知识、心理健康与应激、心理评估、心理咨询与心理治疗相关技术、患者心理、各年龄阶段患者的心理护理、各疾病阶段患者的心理护理、临床常见疾病患者的心理护理和护理人员的心理素质与培养10个模块,每个模块包括1~5个项目不等。

本教材可供高职高专院校护理专业、助产专业学生使用,也可供护理专业、助产专业的各类成人教育以及《护理心理学》任课教师使用。

本教材的编写人员来自各高职高专院校护理专业、心理学专业一线教师,部分教师取得护理学和心理学两个专业资格,部分取得国家二级心理咨询师资格。根据参编教师的专业及工作特点进行编写分工。具体分工:模块一由李正姐和徐红丹完成,模块二由孙士梅、李可、李明芳和李密完成,模块三由李可、吴学华和陈婷完成,模块四由吴霞完成,模块五由陈树完成,模块六由李密完成,模块七由李明芳和王松滔完成,模块八、模块九由马少勇完成，模块十由陈晓翠完成，绘图由刘猛完成。

由于参编教师学识水平和能力有限，本教材若有不足之处，恳请各教学单位、教学人员提出宝贵意见，以便再版时修订提高。

《护理心理学》编委会

2018 年 2 月

扫一扫，看课件

模 块 一

绪 论

【学习目标】

1. 掌握护理心理学的概念、护理心理学常用的研究方法。
2. 熟悉护理心理学的研究对象和任务、护理心理学的研究方式。
3. 了解护理心理学的学科性质、护理心理学的产生和发展及其学习意义。

随着经济的发展和人们生活水平的提高，人类对健康的需求也明显增加。现代医学模式和整体护理等新型模式的建立，护理专业的社会职能也上升到一个新的高度，对护理人员也提出了更高的要求。护理人员不但要有丰富的护理专业知识和精湛的技能，还要能运用心理学知识和技能为患者提供优质护理服务，为同行提供心理学的理论指导及技术支持，并且能调适自我，维护自身心理健康。因此，学习护理心理学基础理论知识、掌握心理护理基本技术成为护理人员的时代需要。

项目一　护理心理学概述

一、护理心理学的概念、研究对象和任务

（一）护理心理学的概念

1. 护理学（Nursing）　是一门以自然科学和社会科学理论为基础的研究维护、促进、恢复人类健康的护理理论、知识、技能及其发展规律的综合性应用学科。在护理学的基本概念中，人、健康、环境和护理四个基本概念是密切相关的。四个基本概念的核心是人，人是护理的服务对象，健康是护理实践的核心。人类的健康与环境息息相关，它们是互相依存、互相影响、对立统一的整体。良好的环境促进人类的健康，不良的环境则对人

的健康造成危害。所以，人通过自身的应对机制在不断地适应环境，通过征服自然与改造自然来不断地改善和改变自己的生存环境。护理人员作用于人和环境之间，其任务是努力创造良好环境并帮助护理对象适应环境，从而使护理对象达到最佳的身心健康状态。

2. 心理学（Psychology）　是研究人和动物心理现象及其发生、发展规律的一门学科。它以自己特有的研究对象而与其他学科区别开来，心理学既研究动物的心理，也研究人的心理，而以人的心理为主要的研究对象。人的心理是人脑对客观现实的主观能动反映，人的心理活动是反映机能与反应机能的统一体，其功能或价值在于通过对内外刺激的反映来调节自己的行为反应，以更好地适应周围环境。

3. 护理心理学（Nursing psychology）　是护理学和心理学相结合的一门交叉性学科，是将心理学的知识、理论和技术应用于现代护理领域，研究心理因素在人体健康以及疾病的发生、发展、治疗及护理与预防保健中的作用的学科。从研究范围来看，护理心理学涉及多学科知识和技术的交叉、融合。因此，护理心理学既是护理学的一门基础性学科，研究护理工作中的心理行为问题，包括护理对象的心理行为特点、各种疾病的心理行为学基础和心理行为变化等；也是护理学的一门应用性学科，将心理学系统知识包括理论和技术，结合护理工作实践，应用到临床护理工作的各个方面，指导护理人员依据护理对象的心理活动规律实施心理护理，从而实现系统化整体护理。

护理心理学从护理情境与个体相互作用的观点出发，研究这一特定情境下个体心理活动的发生、发展及其变化规律，特别是研究护理对象的心理行为特征和各种疾病的心理行为变化特点，从而为心理护理提供更好的解决方法。同时，它还研究护理人员的心理活动规律，以利于护理人员良好职业素质的养成，促进他们的心身健康和专业发展。

（二）护理心理学研究对象

护理心理学是护理学与心理学相结合而形成的一门应用科学。它既是医学心理学中的一个分支，又是护理学的重要组成部分。1980年，美国护理学会将护理定义为"诊断和处理人类对其现存的和潜在的健康问题的反应"。因而，护理心理学不仅要关注目前已存在疾患和障碍的患者的心理问题，还应关注具有潜在健康问题人群（亚健康者）的心理。伴随医学模式的转变和健康特有的连续性特征，人们也越来越关注自身健康问题，更多的健康人群也逐渐成为护理心理学研究的对象。在心理护理活动的过程中，护理人员作为护理活动的主体，其心理状况、个性心理特征和心理护理技能的熟练程度等均会对心理护理的成效产生重要影响。因此，护理心理学的研究对象包括护理对象和护理人员两大类，其中护理对象包括患者、具有潜在健康问题的人和健康人（图1-1和表1-1）。护理心理学既对患者、具有潜在健康问题的人群和健康人群提供心理护理，还对护理人员提供心理指导及技术支持。

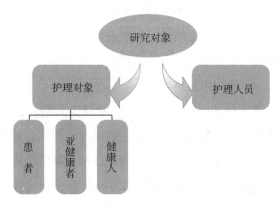

图 1-1　护理心理学的研究对象

表 1-1　研究对象中患者和护理人员的特点比较

特点	患者	护理人员
人际结构	庞大、松散、成分复杂的非正式群体	精干、紧密、成分单纯的正式群体
个体研究周期	短暂、限于某阶段	持久、伴随职业终身
研究目标	比较抽象、含糊	比较清晰、具体
研究途径	多渠道、全方位	明主题、重轴心
研究实施	难采样、进度慢、研究对象合作性差、随意性大	易采样、进度快、组织保障有力、研究对象主动合作好

（三）护理心理学研究任务

护理心理学的任务是把心理学的基本理论和技术运用于临床护理，指导护理人员依据研究对象的心理活动规律做好心理护理。为实现这一任务，护理心理学必须深入研究如下几个方面的内容：

1. **研究人的心理活动和心理因素对健康的作用**　护理心理学必须深入研究人们的心理活动对躯体生理活动的影响，从而揭示疾病与心理因素之间的内在联系。护理人员只有认识并掌握了这其中的规律，才能自觉地采取恰当措施进行心理护理。

2. **研究患者的心理特点和心理护理的理论与技术**　护理心理学还应研究患者的一般心理活动规律和特殊的心理表现，在此基础上进一步研究干预患者心理活动的理论与技术，采取有效措施实施最佳心理护理。

3. **研究和应用有效地交往和心理评估的理论与技术**　掌握与患者进行有效交往技术是非常重要的，这不仅对于护理人员及时、准确地估计和诊断护理问题十分有用，而且是实施心理咨询与治疗的前提和保证。

4. **研究心理护理与整体护理的关系**　在护理工作中，心理护理在患者的康复中起着极为重要的作用。整体护理是以患者为中心，以现代护理观为指导，以护理程序为框架和核心，将护理临床业务和护理管理的各个环节系统化的一种护理工作模式。"整体"包括了三个方面的内涵：一是强调人的整体性，二是强调护理的整体性，三是强调护理专业的整体性。其中，人的整体性更为重要，即将护理对象视为生物的、心理的、社会的、文化的、发展的人，强调人与环境的相互影响。

5. 研究和应用心理健康教育的内容和方法　对健康人进行适当的心理健康教育，能预防某些心理问题的出现，一旦出现心理问题能及时寻求帮助；恰当的心理健康教育能帮助人们对某些疾病产生正确的认知，消除由于错误认知带来的心理恐惧。

6. 研究护理人员的心理品质　护理人员通过护理为患者减轻疾苦，并使之安全与舒适，这是一项崇高的职业。要做好这项工作，就要求护理人员必须具备一系列良好的心理品质。如对患者有同理心，尊敬和体贴；对患者的需要认真对待，尽量给予满足；在工作中表现出高度的责任心和精湛娴熟的护理技术，使患者有足够的安全感；护理人员的言谈举止、仪表修饰也能展现"白衣天使"的崇高形象，从而使患者在心理上增强战胜疾病的信心和力量。

二、 护理心理学的学科性质

护理心理学是一门新兴的交叉学科，正确认识其学科性质、内涵与外延、研究对象和任务，具有导向作用。其次，护理心理学具有很宽的研究范围，涉及多学科知识和技术的融合。护理心理学既是护理学的基础学科，也是临床护理工作的应用学科。

1. 交叉学科　护理心理学与诸多医学课程相关，包括基础医学、临床医学、预防医学和康复医学等学科有交叉关系。这种关系体现在理论与实践两个方面。首先，护理心理学与部分基础医学课程如生物学、神经心理学、神经生物化学、神经内分泌学、神经免疫学、病理生理学，以及人类学、社会学、普通心理学和实验心理学等课程有密切联系。其次，护理心理学与临床医学的内、外、妇、儿、耳鼻喉、眼、皮肤、神经、精神等学科有密切联系。另外，护理心理学与预防医学和康复医学课程也有广泛的联系。由于护理心理学具有交叉学科的性质，我们在学习的过程中要加强护理心理学与多学科知识的联系，开展学科的协同和整合。

2. 基础学科　护理心理学揭示护理工作中人的心理行为的生物学和社会学基础，心理活动和生理活动的相互作用，以及对健康和疾病的发生、发展、转归和防治的心理作用规律，寻求战胜疾病和保持健康的心理学途径。因此，该课程是护理学专业的一门基础理论课程。

3. 应用学科　护理心理学也是临床护理的重要应用课程，它将心理行为科学的系统知识，包括理论和技术运用于护理工作实践中，以提高护理临床服务的效果。

项目二 护理心理学发展简史

一、现代护理学的发展

现代护理学的发展过程，也是护理学科的建立和护理形成专业化的过程。1860 年，弗罗伦斯·南丁格尔（Florence Nightingale）在英国伦敦成立了世界上第一所正规的护士学校，标志着护理学成为一门独立的学科。随着护理学科不断变化和发展，从护理学的实践和理论研究来看，其发展经历了三个阶段：

1. 以疾病为中心的阶段 这一时期护理的特点是：①护理已成为一个专门职业，从业人员必须经过专门的训练。②护理从属于医疗，工作的主要内容是执行医嘱和各项技术操作，在实践中逐步形成疾病护理常规和技术操作常规。③护理只是协助医生消除患者的局部病症，忽略了人的整体性。

2. 以患者为中心的阶段 这一时期护理的特点是：①护理是一个专业，护理学的知识体系逐步形成。一方面，护理学通过吸收相关学科的理论作为其理论基础，如健康、环境的概念，一般系统论，适应论等；另一方面，护理人员通过自身的实践与研究，建立了许多护理模式，如奥伦的自理模式，罗伊的适应模式等。所有这些，形成了护理学的理论框架与知识体系。②以患者为中心，实施生理、心理及社会多方面的整体护理。③护理人员应用护理程序的工作方法解决患者的健康问题，满足患者的健康需求。④护理人员的工作场所主要局限在医院内，服务对象还只是患者，尚未涉足群体保健和全民健康问题。

3. 以人的健康为中心的阶段 这一时期护理的特点是：①护理学已成为现代科学体系中一门综合自然、社会和人文科学知识、独立为人类健康服务的应用学科。②护理的工作任务由护理疾病转向促进健康，工作对象由原来的患者扩大为全人类，工作场所由医院向社区延伸。

二、现代心理学的发展

心理学一词来源于希腊文，意思是关于灵魂的科学。作为一门科学的学科史，心理学的历史却十分短暂。19 世纪中叶以后，自然科学的迅猛发展为心理学成为独立的学科创造了条件。1879 年，德国的著名心理学家威廉·冯特（Wilhelm Wundt）在德国莱比锡大学建立了世界上第一个心理学实验室，开始对心理现象进行系统的实验室研究，标志着心理学开始真正脱离哲学成为一门独立的学科。受其影响，此后大批学者也以不同的研究视角对心理现象开始进行研究，从而形成了 20 世纪初心理学界"百花齐放、百家争鸣"的繁荣局面。

其中，也涌现出几个比较有影响力的心理学理论学派：

1. 精神分析学派　此学派为奥地利著名精神病学家西格蒙德·弗洛伊德（Sigmund Freud）于 19 世纪末创立的一种独特的心理学理论学派。这一理论体系主要包括意识层次论、性心理发展理论和人格结构论等，提出人的心理是由意识、前意识和潜意识三部分组成；人的一生行为都带有性的色彩，受"力比多"的支配，并随其在个体发展过程中集中于身体某一区位的变动而出现口腔期、肛门期、性器期、潜伏期和生殖期五个发展阶段。该理论认为精神活动的能量主要来源于本能；人格结构存在本我、自我和超我三个部分。经典的精神分析学理论因其夸大性本能的作用，虽遭到不少人的反对，但其在全世界有着深远影响，尤其是对拓展心理学的研究领域起到了重要作用，伴随着新精神分析理论学派的形成，这一学派的理论正在被更多的人所关注。

2. 行为主义学派　此学派为美国心理学家约翰·华生（John Broadus Watson）于 20 世纪初创立的一个西方心理学的主要心理学派。它的发展主要经历了早期行为主义时期（1913—1930）和新行为主义时期（1930 年以后）两个时期。早期行为主义完全排斥对人的心理和意识进行内省研究，主张心理学应该对环境操纵与人的行为变化之间的关系进行客观研究，并把心理现象过度地简化为"刺激-反应"模式，即"S-R"模式。由于行为主义强调研究的客观性，使一套行为控制的方法得到发展，促进了心理学研究的精确性和实证性，并在心理学诸多领域得到广泛应用。但它因无视有机体反应内部过程而走向了极端，到 20 世纪 30 年代后逐渐被新行为主义所取代。新行为主义者强调客观的实验操作，并修正了"S-R"模式，在"S-R"之间增加了一个中介变量"O"（代表反应的内部过程），形成"S-O-R"模式。

3. 人本主义学派　此学派为美国心理学家亚伯拉罕·马斯洛（Abraham Maslow）和卡尔·兰塞姆·罗杰斯（Carl Ranson Rogers）于 20 世纪 50 年代创建的一个心理学学派。该学派既反对精神分析学派贬低人性，把意识经验还原为基本驱力，又反对行为主义理论把意识看作行为的副现象，注重研究人本身的价值和潜能，故被称为心理学的"第三股势力"。人本主义心理学强调，人在充分发展自我潜力时，力争实现自我的各种需要，从而建立完善的自我，并追求建立理想的自我，最终达到自我实现。人在获得需要满足的过程中能产生人性的内在幸福感，给人以最大的喜悦，这种感受本身就是对人的最高奖赏。从探讨人的最高追求和人的价值的角度看，心理学应当改变对一般人或病态人的研究，而成为研究"健康"人的心理学，提倡发挥人的创造性动机，展现人潜能的途径。人本主义不排除传统的科学方法，而是扩大科学研究的范围，解决过去一直排除在心理学研究范围之外的人类信念和价值问题。目前，人本主义心理学是一门尚处在发展中的学说，但代表了心理学发展的新方向。

4. 认知心理学派　这是 20 世纪 60 年代在西方兴起的一个心理学的新学派，但已成为当前心理学研究的主要方向。从广义上说，心理学中凡侧重研究人认识过程的学派都可称为认知心理学派，但在西方多指狭义的认知心理学——用信息加工的观点研究人认知过程的科学，因而也叫认知加工心理学。确切地说，它研究人接受、编码、操作、提取和利用知识的过程，即感知觉、记忆、表象、思维和言语等。它强调人已有的认知结构对当前认知活动的决定作用，并且通过计算机和人脑之间进行类化，像研究计算机程序的作用那样在较为抽象的水平上研究人的信息加工的各个阶段特点，以揭示人脑高级心理活动规律。因此，把关于人认知过程的一些设想编制成计算机程序，在计算机上进行实验验证的计算机模拟，也就成为认知心理学的一个重要研究方法。

三、 医学模式的演变

医学模式（Medical model）是指医学对健康和疾病的总体认识和本质概括，体现了一定历史阶段医学发展的主导思想与理念，包括疾病观、健康观等。从历史上看，在经历了神灵主义医学模式、自然哲学医学模式和机械论医学模式之后，1628 年英国著名生理学家威廉·哈维（William Harvey）创立了血液循环学说，并建立了实验生理学的基础，成为近代医学的起点，生物科学在这一时期相继取得巨大发展，生物医学模式逐渐形成。生物医学模式是以生物学过程解释健康和疾病，将生物学手段当作保健、预防和治疗疾病的主要甚至是唯一手段的医学模式。其过分强调了人类的自然属性和生物学特点，在它的框架内没有给患者的社会、心理和行为方面留下余地。

1977 年美国曼彻斯特大学医学院精神病学和内科学教授恩格尔（G. L. Engle）在《科学》杂志上发表了题为《需要一种新的医学模式——对生物医学的挑战》的文章，标志着一种新的医学模式被提出，即生物-心理-社会医学模式，它是一种系统论和整体观的医学模式，要求医学把人看成是一个多层次、完整的连续体，在健康和疾病问题上，要同时考虑生物、心理、行为以及社会各种因素的综合作用。其主要观点是：①健康人或患者是一个完整的系统，通过神经系统的调节保持全身各系统、器官、组织、细胞活动的统一。②人同时具有生理活动和心理活动，心与身互相联系，心理行为活动通过心身中介机制影响生理功能的完整性，同时生理功能也影响个体的心理功能，因此在研究疾病和健康问题时，无论是致病、治病、预防或是康复，都应将人视为一个整体，充分考虑患者的心理因素和社会因素的特点，综合考虑各方面因素的交互作用。③人与环境是紧密联系的，人不仅是自然的人，也是社会的人，社会环境因素如文化、职业、家庭、人际关系，以及自然环境因素如气候、污染等，都对人的身体和心理健康产生影响。④心理因素在人类调节和适应功能活动中具有能动作用，人作为一个整体会对社会环境和自然环境做出适应性调整，以保持健康状态。在这种适应性调整过程中，人可以通过认识和行为做出一些主动的适应性努力。生物–心理–社会医学模式的核心在于有关心理学、社会学知识对医学知识的补充和有机结合，而护理心理学则是这种补充和结合的具体实践的产物，是在现代医学模式的影响下形成和发展壮大的，同时护理心理学的产生、发展对促进生物医学模式向生物–心理–社会医学模式的转变，对人类健康的维护和疾病的防治将产生重要的促进作用。

现代护理为适应医学模式转变的需要，也相应地从功能制护理逐渐转变为系统化整体护理，因此实现了以服务对象为中心，以解决服务对象的健康问题为目标的护理功能，护理理论与实践扩展到了人的心理、行为、社会等方面，形成了护理心理学的完整理论体系和实践内容，极大地促进了护理科学的发展。

项目三 护理心理学的研究方式、方法和学习意义

护理心理学研究护理学领域中涉及心理学、生物学、社会学等多学科的复杂的心理现象，学习护理心理学对护理人员适应整体护理模式、提高护理工作质量及培养护理人员的健全人格具有重要意义。护理心理学主要运用心理学和医学的研究方法，根据护理专业的特点及基于护理工作过程进行研究。由于护理心理学的基础理论尚且薄弱，而且许多心理现象的定量难度大，其本身常有一定的主观性，因此，护理人员能否掌握并运用好研究方法尤为重要。本项目通过对学习护理心理学的意义、护理心理学研究方式和方法的介绍，旨在让护生了解学习护理心理学的意义，能熟悉个体研究与群体研究、纵向研究与横向研究的方式，正确地采用观察法、调查法和实验法等研究方法对护理对象进行相关研究，了解各方法优缺点及各自适宜条件，最大限度地确保治疗效果和护理质量。

一、护理心理学的研究方式

（一）个体研究与群体研究

1. 个体研究（Case study） 是指以某一个体、团体（家庭或工作群体）或组织作为研究对象，从而研究其心理行为发展变化全过程的研究方式。通常采用观察、会谈、心理测验等多种方法，才能收集到较为全面的、系统的、有价值的资料。通过对多例个案研究，找出共性问题。它包括对一个或几个个案材料的收集、记录，并写出个案报告。

2. 群体研究（Population study） 是以一定方式的共同活动为中介而组合成的人群集合体为研究对象，针对某一问题进行的研究方式。主要通过抽样研究实施，抽样的关键是所抽样的样本要有代表性。研究可采用观察、访谈、测验、实验等多种方法。

（二）纵向研究与横向研究

1. 纵向研究　也叫追踪研究。是指在一段相对长的时间内对同一个或同一类被试进行重复的研究，以探索某一现象发生的规律。依据研究的起止时间可分为：

（1）前瞻性研究（Prospective study）：是指以当前作为起点，选定研究对象，综合采用多种研究方法，追踪至未来的研究方式。前瞻性研究具有较高的科学价值，可信度高、偏倚少，但费时、研究难度大、研究对象不易控制。因此，对研究者的知识结构、学术水平的要求较高。

（2）回顾性研究（Retrospective study）：是指以当前作为终点，综合采用访谈、问卷调查、实验法等多种研究方法，对研究对象从其在过去某时点的特征或暴露情况入选分组，到其后某一时点或直到研究当时为止这一期间内的研究方式。回顾性研究具有限制条件少，易于实施等优点，人力、物力可以大为节省，故临床心理学领域应用较多。与前瞻性队列研究相比，科学价值远不如前瞻性研究，且存在较大缺陷，被试者目前的心理状态会影响过去资料报告的真实性和准确性。

2. 横向研究　也叫横断研究，与纵向研究相对。是指对具有不同性别、不同年龄、不同职业和不同文化程度等特征的研究对象，在一定时间（比较短的时间如一周、一月）和空间范围内的分布状况和特征，就有关变量进行分析研究。横向研究最关键的影响因素是不同被试者之间的可比性问题。这一研究方法在生物医学和护理心理学中经常被使用。

二、 护理心理学的研究方法

根据所使用的手段，护理心理学的研究方法可分为观察法、调查法和实验法。

（一）观察法

观察法（Observational method）是指研究者根据一定的研究目的、研究提纲或观察表，用自己的感官和辅助工具去直接观察记录个体或团体行为活动，从而分析研究两个或多个变量之间相互关系的一种方法。观察法是科学研究史上最原始、应用最广的一种方法，几乎从事任何研究都离不开观察法。优点是使用方便，可以获得被观察者不愿意或者没有报告的行为数据；缺点是观察的质量（信度和效度）很大程度上依赖于观察者的能力，且观察活动本身也可能影响被观察者的行为表现，使观察结果失真。此法是护理心理学研究中最常用的方法，在研究个体的心理活动、心理评估、心理护理、心理健康教育中被广泛应用。是护士有目的、有步骤地观察患者的表情、动作等外显行为，并如实记录，再综合分析，判断患者心理活动的变化与规律。

1. 观察法的种类　根据观察者是否为被观察的主体、观察情境、观察地点、观察时间、观察内容等进行分类。

（1）主观观察法和客观观察法：主观观察法是一种个体对于自身的心理现象进行观察并加以陈述的心理学研究方法。传统上又称内省法、反省法、自我观察法、自我分析法或自我陈述法。该方法存在较大的局限性，因为只有当事人自己的体验，影响对结果的验证、推广或交流；客观观察法是指研究者在日常生活条件下，通过观察被试在自然情境中的表情、动作、行为和言语等外部表现，以进行分析研究，了解人的心理活动的方法。客观观察法按照严格的客观规律记录，正确地反应实际情况，并对观察的结果进行科学的分析，用以解释心理实质。

（2）自然观察法和控制观察法：自然观察法是指在不加任何干涉的自然情境中对研究对象的行为进行观察、记录、分析、解释的方法。例如，研究者通过单向玻璃对易激惹患者的日常行为观察；控制观察法是在预先设置的情境中对研究对象的行为进行直接观察、记录和分析。例如，研究者对在隔离后患者的情绪和行为反应所进行的观察。实际工作中，这两种方法可以单独运用，也可以综合运用。例如，对入院患者的心理行为观察，观察患者对医护人员言行的反应，为自然观察法；而观察患者对病室的心理反应，则为控制观察法。

（3）日常观察法和临床观察法：日常观察法是研究者对处于正常社会生活中的健康人群进行观察记录并获取资料进行分析研究的方法；临床观察法是研究者通过临床的观察记录而获取资料进行分析研究的方法。临床观察法是护理心理学的重要研究手段，例如，对癌症患者异常行为的观察和分析研究。

（4）长期观察和定期观察：长期观察指对患者的病情发生、发展、治疗和康复全过程的观察方法。以描述式或表格式记录下来，该记录材料可以作纵向的综合分析，适用于个案研究；定期观察是指针对患者疾病过程中的某一阶段，运用特定诊疗方法或治疗护理措施时患者的心理变化及特点的观察方法。该记录材料可以作横向的综合分析。

（5）全面观察和重点观察：全面观察指对患者在一定病程内的全部心理活动的观察，也可指对不同年龄、性别、文化层次、职业等患者差异心理、习惯心理的横向观察；重点观察是指对患者在一定病程内的某一阶段的某一心理现象的观察，例如，对某种刺激的行为反应或对某项特殊治疗的恐惧心理。

2. 观察的方式　以上观察均需通过现场的途径，根据不同的研究目的和要求，采用以下几种现场观察的方式。

（1）连续性观察：指对同一研究对象的同一问题进行的持续、反复多次的观察，多用于对患者个性化心理问题的研究。

（2）轮换性观察：指对同一问题观察研究时需不断更换观察对象进行反复观察，多用于患者共性心理问题的研究。

（3）隐蔽性观察：指观察活动在被观察对象不知情的情况下进行，确保被观察对象心理活动不受观察活动影响，属于自然情境中的真实流露。此方式适合群体或个体心理问题研究。若观察在室内进行，可以设置单向玻璃；若在室外进行，观察者应注意不暴露身份。

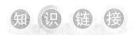 知 识 链 接

观察法的优缺点

观察法的优点：直接到现场观察事情的发生，不必透过受访者的口头报告或转述，避免受访者对信息的筛选或报告不全的影响，比较客观。观察记录保留了观察对象最丰富的第一手信息。一般人较容易接受观察者在旁记录，而较难接受访谈者在旁干扰与问话。

观察法的缺点：现实世界中，社会科学所能观察的目标有限。一般观察法只限观察外显行为，因此像动机、偏好、态度、意见等研究就比较不适合用观察法；成本高，进展缓慢；潜在偏误，所观察到的是表面或象征性的行为，观察者可能需要对观察结果进行推论或诠释，因而可能带有观察者的主观判断；选择性观察，像隐私行为这类的观察，往往需要长时间持续地进行，执行起来不容易；由于观察者必须在现场目睹事件的发生，但有时很难预测发生时间，使得观察事项可遇不可求；一次所能观察的"对象"范围有限，且无法获得过去的数据。观察法听起来简单、很有吸引力，但做起来会遇到不少困难。首先，如果试图在自然状态下观察人（或任何其他有机体）的行为，就必须确保被观察者没有觉察到研究者在观察他。如果被观察者知道自己正在被观察，其行为就会有所不同。其次，可能会产生观察者偏差。观察者自己的动机、期望和先前经验等因素妨碍了观察的客观性，且对观察者要求较高，只适合有经验的研究者；消除观察者偏差的有效方法是：要求观察者在不知晓研究假设的情况下对行为进行观察，或者让几位观察者同时进行工作，然后采用经几个观察者共同证实的结果。最后，在观察时想要观察到的心理与行为未必会发生。因此，使用自然观察法研究心理与行为，需要有耐心和机遇。虽然自然观察法存在上述问题，但对于一些心理学课题，采用这种方法仍然是最合适的。如心理学家想要了解婴儿的语言发展情况，采用自然观察法就最为合适；如果能借助录音机、录像机加以记录，能更有效地在自然状态下进行观察。

（二）调查法

广义调查法（Survey method）是指通过问卷、测验法和访谈等方式获得资料并加以分

析的研究方法。狭义调查法是指研究者以所需研究问题为范围，预先拟定一些题目，一般采用选择题和是非题，让被调查者根据其意愿表达态度或意见。后者简便、可行，在社会心理学领域运用广泛，护理心理学中也常用此法。调查法可分为问卷法、测验法和访谈法。

1. 问卷法（Questionnaire method） 指采用事先设计的调查问卷，通过信函或现场交由被试者填写，回收问卷，分类研究，适用于短时间内书面收集大范围人群的相关资料，例如，大学新生心理健康状况调查。可用无记名方式，消除被调查者的顾虑。问卷法简便易行，但结果的真实可靠性易受各因素的影响，调查质量决定于研究者事先对问题的内容、目的、性质和要求的明确程度，也决定于问卷内容设计的技巧性及被试者的合作程度。因此，必须以科学客观的态度分析以获得研究结果。

2. 测验法（Test method） 也称心理测验法，是以心理测验作为个体心理反应或行为特征等变量的主要定量评估手段，并根据其测验结果揭示研究对象心理活动规律的研究方法。此方法需采用经过信度、效度检验的测验工具或量表，常用的量表如人格量表、智力量表、症状量表、行为量表和特殊能力测验量表等。在心理护理研究中，常常在实施干预前后采用心理测验法对被试者进行测评，以评价干预效果。如为了评价认知行为心理干预对大学生低自我价值感干预效果，即可在干预前后使用大学生自我价值感量表精心测量，通过前后数据变化评定干预效果。

3. 访谈法（Interview method） 又称晤谈法或座谈法，通过与被访者面对面晤谈，了解其心理活动，同时观察其访谈时的行为反应，以补充和验证所获得资料，记录和分析所得到的研究结果。既适用于患者，也适用于健康人。访谈可以提供许多通过其他方法无法获得的信息，如可以了解到被访者具有特殊意义的行为及对当前所处的不同状况的反应和态度。访谈时要营造良好的谈话氛围，必要时向被访者承诺保护其隐私，消除其顾虑。

（三）实验法

实验法（Experimental method）指在控制的情境中，研究者有计划、系统地操纵自变量，使之系统地改变，观察因变量随自变量改变所受的影响，以探究自变量与因变量的因果关系。此方法是科学方法中最严谨的方法，可分为实验室实验法、现场实验法和模拟实验法。

1. 实验室实验法（Laboratory experiment） 使用实验室条件，严格控制各种无关变量，借助专门仪器和设备，分析和研究心理活动的规律。其缺点是将心理活动作为变量时易受许多因素的影响，如特定的实验情境所造成的心理紧张本身就会对心身相关的实验结果产生影响。因护理心理研究对象是人，难以开展实验室实验法，故此方法很少运用。

2. 现场实验法（Field experiment） 也称自然实验法，在临床工作、学习和实际生活情境中，对研究对象的某些自变量进行操作，观察其有关的反应变量，以分析和研究心理活动的规律。临床实验研究是现场实验的一种，在护理心理学研究中具有重要意义。例如，研究声音、光线和护理操作对破伤风患者的心理影响时，应以病房为现场进行研究。现场实验的环境更接近现实生活，但很多情况下难以实现对实验条件的控制，因而实验结果难以判断，若分析不当可能做出错误的解释。但现场实验同时具有研究范围广泛、不受实验情境限制，结果易于推广等优点，从而成为护理心理学研究中被广泛采用的一种研究方法。

3. 模拟实验法（Simulated experiment） 指按照研究需要，人为设计某种模拟真实情境的实验场所，以探求人们心理活动发生及变化规律的研究方法。如设计模拟的护患交流情境，请有关人员扮演患者，观察护理人员的人际沟通能力。模拟实验，虽是人为设计，但对被研究对象来说，若未觉察是人为情境，所产生的心理反应实际上真实的。因此，模拟情境设计应尽可能做到逼真。在护理心理学课堂教学活动中，教师可以和护生共同设计模拟情境，共同制定脚本，创设护理情境，让护生分别扮演护理人员、患者和家属等，完成模拟情境表演，能提高护生的护理能力。在临床护理工作中，研究者会根据研究需要选择研究方式和方法，下面以心内科案例演示护理人员对研究方式和方法的选择及应用过程（表1-2）：护理人员发现心内科病房为数不少的住院患者经常为小事闹情绪、激动甚至发怒。以护士对此心理现象的了解，认为可能与患者的个性有关。护理人员计划通过心理评估，判断这类患者是否属于A型行为性格，如果可以确定，则按高血压病和冠心病等不同种疾病分类，对不同病种的研究对象进行随机分组、心理干预，评价干预效果。

表1-2 选择合适的护理心理研究方式和方法情境

病例呈现	护理措施	研究方式和方法
护士发现一些患者经常为小事恼火、激动、发怒和不耐烦。	根据患者的临床心理反应和行为表现初步进行初步心理诊断	对高血压病区患者进行群体横向研究，采用观察法，初步筛选出在行为及语言上符合A型行为的患者特征，对其进行A型行为问卷调查
护士："您好，从您入院以来我们的交流中，我发现您容易发火，容易激动，我能和您聊聊吗？" 患者："可以，不过，我们尽量快点，待会我想请假回家，我还有很多工作没有做完……"		
护士："很抱歉，医院有规定，住院患者不可以请假回家。您安心住院，配合医生治疗，能提高治疗效果，这样您就可以尽快出院投入工作了。我想给您做一个心理测验，这样我们就可以给您提供针对性护理，会提高治疗和护理效果的，您愿意吗？" 患者："好的。"	作A型行为筛查	采用调查法——问卷法（A型行为问卷）

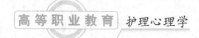

续表

病例呈现	护理措施	研究方式和方法
护士："您好，从您刚才做的心理测验结果看，得分符合 A 型行为，我还想和您聊聊，您平时是什么样的……"	属于 A 型行为，进一步沟通，进行访谈	采用调查法——访谈法
患者："我平时做一件事总想一下子干完，不干完不踏实。总觉得时间紧张，不够用；走起路来风风火火，上楼梯也是三步并两步；坐公共汽车，遇到交通拥挤车开得慢，恨不得把司机换下来，自己开；做工作总要尽善尽美，比别人好；有很强的竞争欲，嫉妒心，人际关系也较紧张。"	根据访谈，验证心理诊断	
护士："哦，结合您的问卷结果和您对自己平时的行为特点的描述，您这种行为方式被称为"A 型行为"，我们将采用相应的心理干预的措施，提高治疗效果。"	综合多种评估结果，确定该患者属于 A 型行为	
	筛选出符合 A 型行为诊断的患者，先按病种分类，不同疾病的样本再进行随机分组，干预组采用心理干预方法，对照组采用常规健康教育干预，比较两组患者在 A 型行为患者的不良生活方式方面的改善情况	采用实验法，将样本随机分组，分为干预组和对照组，对干预组实施干预，分析干预效果

三、 学习护理心理学的意义

学习护理心理学，有助于护理人员以健康的、积极的心态，运用熟练的护理心理学知识和技能为护理对象提供全面的、优质的护理服务，从而使其适应整体护理模式的转变、提高护理工作质量和工作满意度。

（一）使护理人员适应整体护理模式的转变

医学模式的转变，促进了健康观念的更新，同时也促进了现代护理模式的建立。随着医学模式从"生物医学模式"向"生物-心理-社会医学模式"转变，护理模式也由"以疾病为中心"向"以患者为中心""以人的健康为中心"的现代护理理念转变。这就要求护理人员能为维护患者、亚健康状态及健康人群的身心健康提供全面、系统、连续的整体护理服务，护理人员不但要掌握患者心理、心理健康等相关知识，还应能运用护理心理学的知识和技能，实现整体护理的目标。

（二）有利于提高护理工作质量

护理服务的对象是人，人有着复杂的心理活动。因此，临床护理工作中，除了要满足患者生理需要，还要满足患者的心理需要。只有了解患者的一般心理规律和特殊心理现象，才能提供共性及个性化护理。护理人员运用丰富的护理心理学的技能与方法，在掌握患者心理规律的基础上，解决护理工作过程中不同患者出现的各种心理健康问题和心身疾病，最大限度地满足患者生理与心理的需求，使患者保持良好的心理健康状态，有效地提高护理工作质量。

（三）有助于培养护理人员健全的人格

优良的心理品质和职业素养，良好心态与健全人格的培养，是新时期护理人员应该具备的素质和修养。作为护理人员，只有勤于学习，善于思考，才能以丰富的知识和精湛的技能服务护理对象。但如果只有精湛的技术，缺乏护理心理学基本知识，使护理工作只停留在经验体验阶段，护理质量则难以提高。因此，护理人员还得保持自身的心理健康，以健康的心态、完善的人格感染护理对象。而这些能力和素质，均有赖于护理人员运用护理心理学的知识、技能、方法及技巧指导其工作和生活，促进其自身良好的心理素质形成，达成职业角色人格和个体人格的最佳匹配。

（四）有利于丰富护理学专业的内涵

精细的学科划分，有利于学科领域问题更精确地解决。护理学专业逐步向多层次、多方向、多学科体系延伸和拓展，促进其学科地位不断提高。《护理心理学》在护理学专业的学生及分层次培训的护士中广泛开展，使心理护理真正有效地落实到临床护理工作中，拓宽护理学的发展领域，丰富专业内涵，促进学科的发展。

复习思考

一、选择题

1. 下列不属于护理心理学研究对象的是（　　　）

　　A. 护理人员　　　　　　B. 患者　　　　　　C. 亚健康人

　　D. 健康人　　　　　　　E. 患者家属

2. 下列哪一项不属于护理心理学研究任务（　　　）

　　A. 患者心理特点　　　　B. 心理护理技术　　　C. 生理健康对疾病的影响

　　D. 心理健康教育内容　　E. 护理人员的心理品质

3. 建立世界上第一个心理学实验室，标志着科学心理学的诞生这一伟大创举出自于哪位心理学家（　　　）

　　A. 冯特　　　　　　　　B. 弗洛伊德　　　　　C. 马斯洛

　　D. 华生　　　　　　　　E. 皮亚杰

4. 人本主义学派代表人物是（　　　）

　　A. 弗洛伊德　　　　　　B. 华生　　　　　　　C. 希波克拉底

D. 马斯洛　　　　　　E. 科勒

二、简答题

1. 学习护理心理学有何意义？

2. 简述护理心理学的研究方式。

3. 护理心理学的研究方法有哪几种，如何分类？

扫一扫，知答案

扫一扫，看课件

模块二
心理学基础知识

【学习目标】

1. 掌握心理的实质；感觉、知觉、记忆、思维、想象、注意的概念、分类及特征；感觉和知觉的关系；情绪、情感的关系；个性、气质、性格和能力的概念；气质的分类、性格的分类及气质和性格的关系。

2. 熟悉心理现象的构成；感觉与知觉的分类；艾宾浩斯遗忘曲线规律；情绪和情感的分类；个性的结构。

3. 了解提高记忆效率的方法；情绪对健康的影响；意志品质的培养。

项目四　心理现象

心理学是研究心理现象发生、发展规律的科学，既研究动物的心理，也研究人的心理，以人的心理现象为主要的研究对象。

心理现象是时刻都在产生的，因而也是每个处于清醒状态的人所熟悉的。人在一切活动如劳动、工作、学习中都会有心理现象。人类心理现象多种多样，纷繁复杂。心理现象与物理现象不同，它不具有实体性，是人的内部主观世界的精神生活，目前仍无法直接进行观察，但是通过对人类行为的观察和分析，可以比较客观地研究人类的心理。

一、心理现象的构成

日常生活中，人们会接触到各种各样的现象，包括自然现象如彩虹、地震、雷雨等，也有社会现象如选举、集会等；还有一些心理现象，如看见壮丽的山河，人会感到心旷神怡、心情舒畅。心理现象（Mental phenomena）是个体心理活动的表现形式。包括心理过程和个性心理。心理现象构成如下（图2-1）：

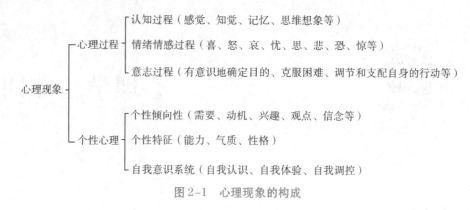

图2-1　心理现象的构成

二、 心理过程

心理过程包括认知过程、情绪情感过程和意志过程。人的心理是一种动态的、发生发展的活动过程，也是脑对现实的反映过程。它从不同的角度能动地反映着客观世界的事物及其关系。认知过程是人获得信息及加工和处理信息的过程，包括感觉、知觉、记忆、思维、想象等，是为了认识事物的性质和规律而产生的心理活动。人对客观世界的认识开始于感觉和知觉，并因此获得事物的个别属性和特征。人们通过感知觉所获得的知识经验储存在人们的头脑中，并且在需要时能再现出来，这就是记忆。人不仅能直接感知个别、具体的事物，认识事物的联系，还能运用头脑中已有的知识经验间接地、概括地认识事物，揭示事物的本质联系和内在规律，这就是思维。

人在认识客观事物的时候，由于客观事物及其与人的关系不同，会产生不同的态度或体验，如满意或不满意、愉快或不愉快等，会有爱慕或厌恶、憎恨等主观体验。这些复杂多样的态度或体验称为情绪和情感。符合人的需要的客观事物会使人产生积极、肯定的情绪，反之则产生消极、否定的情绪。客观事物是情绪体验的客观来源，而人的需要是情绪产生的主观原因。

人不仅能认识事物，体验对事物的态度，而且还能为了满足某种需要自觉地、有目的地、有计划地克服重重困难，努力实现改造世界的目标，这就是人的意志过程。这种自觉的能动性，是人和动物的本质区别。意志常常与克服困难相联系，并对人的行为具有发动和制止作用。发动即激励个体去从事达到目的所必需的行为；制止即抑制与预定目的不相符合的行为。正是由于意志的调控作用，人才可能达到预定的目的。

人由于先天素质不一样，生活的环境和受到的教育也存在差别。人在活动的过程中，会表现出其各自的独特特点，这些特点就是他的人格特点。人格是稳定的心理特征的综合。人的心理过程和人格是相互密切联系的。人格是通过心理过程形成的；同时，已经形成的人格又会制约心理过程的进行，并表现在心理活动过程中，从而对心理过程产生重要影响，使得每一个人在认知、意志、情感等方面表现出明显的人格差异。

三、 个性心理

个性，又称人格，是个体在社会生活事件中形成的相对稳定的各种心理现象的总和。包括个性心理倾向、个性心理特征和自我意识系统三个部分。

项目五 心理的实质

人的心理现象是丰富多彩的。究竟什么是心理？心理是如何产生的？不同观点的人有着不同的回答。主观唯心主义者认为心理是一种主观存在；客观唯心主义者则认为心理是一种"绝对精神"；机械唯物主义者认为心理是由物质派生的；这些理解都是错误的。只有辩证唯物主义者才科学地揭示了心理的实质：心理是脑的机能，人的心理是脑对客观现实的主观的、能动的反映。

一、 心理是脑的机能

从物种发生史来看，心理是物质发展到高级阶段的属性，是物质的反映形式之一。一切物质都具有反映属性，随着物质由低级向高级不断发展，其反映形式也随着物质的发展而发展，无生命物质仅具有物理的、化学的反映形式，而有生命物质不仅具有无生命物质的反映形式，而且还出现了生物的反映形式，生物体最早出现的反映形式是感应性，随后出现感受性、知觉，到灵长类动物出现了思维的萌芽，到人类就产生了意识。所以，心理是物质的一种反映形式，是物质世界长期发展进化的产物。

神经系统的发展水平决定着心理发展水平，动物心理发展是以脑的进化为物质基础，随着神经系统和脑的逐渐发展，心理活动也越来越丰富和复杂，动物的心理发展可分为三个阶段：①感觉阶段，无脊椎动物，如腔肠动物、环节动物和节肢动物，它们的神经系统结构很简单，只有一条神经索，只能认识事物的个别属性，心理活动发展水平很低，属于低级感觉阶段。②知觉阶段，从无脊椎动物到脊椎动物，其生活环境更加复杂化，神经系统日益复杂和完善，形成脊髓和脑，能够对事物外部的整体加以认识，于是产生了更为复杂、更为高级的反映形式——知觉；灵长类动物，只有到了人类，才有了思维，有了意识，人的心理是心理发展的最高阶段，因为人的大脑是最复杂的物质，是神经系统发展的最高产物。所以，从心理现象的产生和发展的过程，也说明了心理是神经系统，特别是大脑活动的结果。神经系统，特别是大脑，是从事心理活动的器官。③思维的萌芽阶段，哺乳动物的神经系统发展趋于完善，大脑皮质出现沟回，脑的不同部位执行着不同的功能，例如，狗和猫不仅知觉水平有了长足的发展，而且有一定记忆能力，哺乳动物进化到灵长类，像猩猩、猴子，尤其是类人猿，大脑有了相当高度的发展，心理发展达到最高水平，能够认识事物的外部联系，不仅有多种感、知觉，还有各种情绪反应，能解决一些复杂的问题，有了思维的萌芽，但是还不能认识到事物的本质和事物之间的内部联系。例如，黑猩猩为了获取食物，能把箱子摞在一起，登高取物。事实证明，动物心理的发展是以脑的进化为物质基础的。

从个体发生发育过程来看，心理的发生和发展也是以脑的发育为物质基础的，大脑解剖学有关资料证明，新生儿的大脑皮质已分为六层，神经细胞的数量与成人相近，但他们的皮质比成人薄，沟回比成人浅，重量也比成人轻，新生儿的脑重量为390g，9个月可达660g，2～3岁增加至900～1000g，7岁时脑重达1280g，12岁时与成人的脑重接近，而一个人正是随着其脑的结构不断发育，心理活动才得以不断完善和发展的。有关大脑研究的资料表明，随着个体脑重量的增加和脑皮质细胞功能的成熟，人的心理活动水平也从感知觉阶段发展到表象阶段，从形象阶段发展到抽象阶段。现代科学证明，心理依赖于脑，从经典的解剖生理学方法与知识来看，所有心理活动均与大脑不同部位有着直接联系，通常的做法是刺激脑的一定区域或损毁脑的某一部位，观察其心理和行为有何改变。临床研究显示，人脑一定部位的损伤会引起相应的心理功能丧失。如枕叶的损伤会使人视觉功能衰退甚至失明；海马的损伤，会使人失去将信息存入长时记忆的能力。明代药物学家李时珍将其概括为"脑为元神之府"，认为脑为自然的王冠，"脑是心理的器官"。解剖生理的研究解决了这个问题，大脑皮层分内外层，内（旧）皮层是低等、高等动物均有的，外（新）皮层是高等动物才有的，而人类特别发达，所以，人脑可产生创造力、思考力。人的眼睛可看到五彩缤纷的世界，耳朵可以聆听优美动听的乐曲，脑可储存异常丰富的知识，事过境迁而记忆犹存，人有堪称"万物之灵"的智慧。这些事实都证实了心理是脑的机能，脑是心理的器官，心理活动和人脑的活动是紧密联系在一起的。

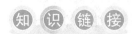

脑是心理的器官

在古代，由于当时科学发展水平的局限，人们往往把心脏当作精神的器官，把精神活动称为心理活动，汉字中与精神活动有关的字都带"心"部，如"恩""情""思""想""怨"等，以及与思考有关的成语如"胸有成竹""满腹经纶""口蜜腹剑""心中有数""心直口快"等都是和这种观点相联系着的。我国古代哲学家孟轲曾说："心之官则思，思则得之，不思则不得也。"把心脏看成思考的器官。古希腊哲学家亚里士多德认为心脏是思想或感觉的器官，而脑的工作，则是使来自心脏的血液冷静而已。直到 18 世纪前后，由于科学的发展和对于脑知识经验的积累，人们才逐渐正确地认识到"脑是心理的器官"。

Broca 和 Wernicke 对于语言中枢的发现大大刺激了生理学家和心理学家，他们希望在脑内找到各种心理活动的中枢。临床观察法、手术切除法、电刺激法、解剖学和组织学法，是当时脑与心理研究的主要方法。1823 年，德国生理学家弗罗伦对切除大脑的鸽子进行观察发现，切除大脑后，鸽子失去了适应环境的能力，从而证明动物的复杂行为与大脑的机能有关。我国清代名医王清任通过解剖尸体得到大量的资料，于 1830 年提出"脑髓说"，明确指出脑髓是心理的器官，脑髓通过经络与全身联系。脑电图的研究发现，人在闭目养神、无忧无虑与努力学习、工作或睡眠状态时出现的脑电波是不同的。所有这些临床与科学的实例都表明：脑是心理的器官，没有人脑这块物质基础，人的心理活动就不能产生。

二、 心理是脑对客观现实主观的、 能动的反映

心理是脑的机能，脑是心理活动的器官。没有脑或脑停止发育，则心理不可能发生，也就是说没有脑的心理，或者说没有脑的思维是不存在的。正常发育的大脑为心理的发展提供了物质基础。但也并非有了人脑就一定有心理。它还依赖于客观世界的刺激，脑本身并不能凭空产生心理活动，存在于外界的客观现实才是心理的源泉和内容，五彩缤纷的世界为心理活动所必需的视、听、嗅觉提供了丰富的刺激源，没有客观世界的刺激就不会有脑的发育。

1. 客观现实是心理活动的源泉　健全的大脑给心理现象的产生提供了物质基础，是对客观原材料进行加工的场所。但是，大脑只是从事心理活动的器官，有反映外界事物产生心理的机能，心理并不是它自身所固有的。假如没有一定的客观现实作原材料，刺激作用于大脑，那么脑是无法加工出任何心理活动的产品，心理现象是客观事物作用于人的感觉器官，通过大脑活动而产生的。所有心理活动的内容都是由客观现实决定的，而不是无端产生的。所以客观现实是心理的源泉和内容。离开客观现实来考察人的心理，心理就变成了无源之水，无本之木。客观现实泛指一切自然现象和社会现象，只有当客观现实作用于人脑时，人脑才能形成对外界的映像，产生心理现象。例如，人们的颜色视觉是对可见光谱中光波长度的反映，人们的音高听觉是对振动物体的频率的反映。对人来说，客观现实既包括自然界和人类社会，无论是感觉、知觉，还是记忆、思维，无论是性格、气质，还是兴趣、动机，无一不是客观现实在人脑的反映。因此，从艾瑞克森的心理社会发展理论来看，人生任何一个阶段都不可以离开人类社会，否则，就会像狼孩、鲁滨逊那样，心理得不到正常的发展。在印度加尔各答的森林里发现的两个"狼孩"，尽管有正常的人脑，

周围有自然环境，但因脱离了人类社会，尽管后来经过教育、改造，但仍只具有狼的本性而没有正常人的心理。奥斯罗杰斯救回鲁滨逊时的日记里说，他没有想到鲁滨逊的英语忘得如此厉害，以至于被救时无法用言语表达内心的感受，由此可见，客观现实是心理活动的源泉。

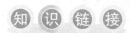

艾瑞克森（1902—1994）的心理社会发展理论（人生 8 个阶段）

1. 出生至 12~18 个月：基本信赖对不信赖。婴幼儿发展出世界是否为一善良与安全的地方之感受。

2. 12~18 个月至 3 岁：自主对羞愧与怀疑。儿童在独立与自主胜过于羞愧与怀疑之间发展出平衡。

3. 3~6 岁：积极主动对罪恶感。儿童发展出尝试新鲜活动之主动性，不被罪恶感所淹没。

4. 6 岁至青春期：勤勉对自卑。儿童必须学习她们文化的技能，并面对无力胜任感。

5. 青春期至成人期早期（约 11~20 岁）：认同对认同混淆。青少年必须决定自己的自我意识或者经历角色的混淆。

6. 成人期早期（约 20~40 岁）：亲密对孤立。个人会寻求对他人的承诺，如果不成功，则需面对孤立与自我接纳。

7. 成人期中期（约 40~65 岁）：创造对停滞。成熟的成人关注于确立与指引下一代，或者感觉个人的贫乏。

8. 成人期晚期（约 65 岁以上）：整合对绝望。老年人完成对自己的生命及死亡的接纳或者对无法再活一次感到绝望。

2. 心理是客观现实主观的、能动的反映　人对客观现实的反映并不是机械的、被动的，而是主观的、能动的。个人态度和经验会影响人脑对客观现实的反映从而使反映带有个体主观性，不同的人对同一事物的反映都会有所不同，如同样是一轮月亮，在不同的词人的笔下则出现不同的意境。同一个人在不同时间、不同环境对同一事物的反映也会有所不同，如遭遇失败和获得成功之后对同一工作中的问题的难易度判断可能会有差异。心理的能动性表现在心理反映具有选择性，能够根据主体的需要、兴趣而有选择地进行。而且人脑不仅能够认识客观世界，还能够调节自身的行动，改造客观世界。

项目六　心理过程

一、认知过程

认知过程是人们获取知识或应用知识的过程，也是人最基本的心理过程。包括感觉、知觉、记忆、思维和想象等心理活动。通过认知活动人类可以认识客观事物规律。

（一）感觉

感觉（Sensation）是人脑对直接作用于感觉器官的客观事物的个别属性的反映，是最基本的认知过程。它是我们认识客观事物的第一步，感觉给我们提供了内外环境的信息，保证了机体与环境的信息平衡，它是一切较高级、较复杂的心理现象（如思维、记忆）的基础。感觉是最简单的心理现象，人对客观事物的认识就是从感觉开始的。

通过感觉获得客观事物的颜色、声音、气味等各种信息，在感觉获得信息的基础上，一切较高级、较复杂心理现象，如知觉、思维、情感、意志等才得以产生。离开了感觉，人的心理现象是不可想象的。1954年，加拿大麦克吉尔大学的心理学家首先进行了"感觉剥夺"实验：实验中给被试者戴上半透明的护目镜，使其难以产生视觉；用空气调节器发出的单调声音限制其听觉；手臂带上纸筒套袖和手套，腿脚用夹板固定，限制其触觉。实验结果表明，受试者独处在实验室里，几小时后开始感到恐慌，有的人甚至产生幻觉。实验持续进行三四天后，被试者的心理会产生异常，例如，出现幻觉，注意力涣散，思维迟钝等，实验后需数日方能恢复正常。由此可见，感觉是其他心理现象的基础。

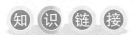

感觉限制疗法

研究发现，过多、过强的刺激可导致心理紧张，采用各种放松技术可以松弛过度紧张的情绪，缓解应激引起的不良效应。限制环境刺激技术就是一种有效的方法，它的原理是使受试者浸浴于温水池中，隔音、避光，以隔绝环境刺激，时间为20～30分钟。现在有人将其制作成一种专用装置，浴液中可增加清热解毒、养心安神等中草药液，称之为漂浮疗法。实验表明，漂浮疗法对高血压及其他应激性疾病有益。

1. 感觉的分类　根据引起感觉的来源不同，可以把感觉分为外部感觉和内部感觉两类（表2-1）。外部感觉是由外部刺激作用于感觉器官引起的感觉，包括视觉、听觉、嗅觉、味觉和皮肤觉。内部感觉是由机体内部的刺激所引起的感觉，包括运动觉、平衡觉和内脏感觉，其感受器在机体的内部。

（1）外部感觉

视觉：视觉是光刺激于人眼所产生的感觉。是人类对外部世界进行认识的最主要途径。人类所接受的信息有80%来自于视觉。视觉能使人们快速意识到环境中刺激物的变化，并做出相应的行为反应。视觉的适宜刺激是波长为380~780纳米可见光波。

听觉：听觉是声波作用于耳所产生的感觉。听觉是人类另一重要感觉。听觉的适宜刺激是16~20000赫兹的声波。

嗅觉：嗅觉是由有气味的气体物质作用于鼻腔黏膜中的嗅细胞所引起的。研究人员发现不同的气味对人体可以产生不同的作用。如，一些芳香物质可以使人精神振奋，减轻疲劳，提高工作效率；天竺葵花的香味具有镇静作用，能使人安然入睡。

味觉：味觉的感觉器官是舌头上的味蕾，能够溶于水的化学物质是味觉的适宜刺激。一般认为，人有酸、甜、苦、咸四种基本味觉，其他味觉都是由它们混合产生的。实验证明，人们的舌尖对甜味最敏感，舌中部对咸味敏感，舌两侧对酸味敏感，而舌根部则对苦味最为敏感。

皮肤觉：皮肤觉的感受器在皮肤上呈点状分布，在身体不同部位的数目不同。皮肤觉对人类的正常生活和工作有重要的意义。人们通过接触认识物体的软、硬、粗、细、轻、重，盲人用手指认字，就是利用皮肤觉的感受来完成的。

（2）内部感觉：是接受来自个体内部传来的信息刺激，反映机体状态的感觉，如平衡感觉、运动感觉和内脏感觉等。

表2-1 主要感觉的适宜刺激及感受器

类别	感觉名称	适宜刺激	感受器
外部感觉	视觉	可见光波	视网膜的椎体细胞和棒体细胞
	听觉	可听声波	耳蜗内的毛细胞
	味觉	溶于水、唾液或酯类的化学物质	舌面和口腔黏膜上的味蕾细胞
	嗅觉	有气味的挥发性物质	鼻腔黏膜上的嗅细胞
	肤觉	物体机械的、温度的作用或伤害性刺激	皮肤和黏膜上的冷点、温点、痛点、触点
内部感觉	运动觉	骨骼肌运动，身体各部分位置变化	肌肉、肌腱、韧带、关节中的神经末梢
	平衡觉	头部及身体相对运动的速度和方向	内耳前庭器官中的细胞
	机体觉	内脏器官活动状态	内脏器官壁上的神经末梢

2. 感觉的特征

（1）感受性与感觉阈限：感受性也叫感觉的敏锐程度，是感受器对刺激的敏锐程度。

感觉总是由一定的刺激引起，但并非所有的刺激都能让人感觉到。例如，落在手背上的灰尘，我们是感觉不到的，但是一个小石子落在手背上我们就能感觉得到。感受性的高低用感觉阈限大小来测量。感觉阈限是衡量感觉能力的客观指标，可分为绝对感觉阈限和差别感觉阈限。我们把刚刚能引起某种感觉的最小刺激量称为绝对感觉阈限，刚刚能引起差别感觉的刺激的最小的变化量是差别感觉阈限。感受性高低和感觉阈限大小成反比关系，即感觉阈限越小，感受性越大。感受性可以通过练习来提高，如中医可以通过望诊分辨出不同的舌象。

人的感受性受年龄、身体状态、情绪状态、个人意向等因素的影响。如人的一生中感受性随年龄增长呈现先上升后下降的趋势，儿童时期感受性发展快，青年期达到高水平，而到老年期感受性普遍下降，对视、听、味、嗅觉越来越迟钝，但对痛的感觉有上升的趋势。当人患病时，可能产生感觉异常，变得对声、光、温度、气味等非常敏感。因此，护士对患者感受性变化应有正确认识，在临床护理中应引起重视，并采取措施尽量减少患者感觉不适的刺激，如病房管理中将光线调柔和，尽量减少或放低谈话声、脚步声等。

（2）感觉的适应：刺激物持续作用于同一感觉器官而使感受性发生变化的现象叫感觉的适应。适应可引起感受性的增加，也可引起感受性的下降。"入芝兰之室，久而不觉其香；入鲍鱼之肆，久而不觉其臭"是指嗅觉的适应。视觉的适应有明适应和暗适应。从适应的难易程度和速度来看，触觉最容易适应，温度觉和嗅觉次之，听觉比较慢，痛觉则很难适应。感觉适应对于机体来说具有积极的意义，包括难以适应的痛觉，机体能够在变化的环境中不断感知外界事物，进而调整自己，以便更好地适应。

（3）感觉的对比：指同一感受器在不同刺激作用下，感受性在强度和性质上发生变化的现象。例如，同一灰色图形放在白色背景上显得暗，放在黑色背景上显得亮。感觉的对比分为两类：同时对比和继时对比。如，同时将右手和左手分别放入热水和冷水中，右手会感觉热，而左手感觉冷，这种对比属于同时对比。一段时间后，双手同时放在温水盆里，右手感觉冷左手感觉热，这也是同时对比，而对于同一只手而言，不同时间的感觉的对比属于继时对比。

（4）感觉的相互作用：指一种感觉在其他感觉的影响下发生感受性的变化。一般情况下弱的刺激能提高另一种感觉的感受性，而强的刺激则能降低另一感觉的感受性，如闭上眼睛听音乐，其效果会好于睁开眼睛，其原因是视觉和听觉的相互作用，当视觉接受强的刺激时，听觉的感受性会因为感觉的相互作用而减弱，而弱的视觉刺激使听觉的感受性增强。

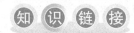

知 识 链 接

粉红色具有安抚情绪的效果

粉红色象征健康，是美国人常用的颜色，也是女性最喜欢的色彩，具有放松和安抚情绪的效果。有报告称，在美国西雅图的海军禁闭所、加利福尼亚州圣贝纳迪诺市青年之家、洛杉矶退伍军人医院的精神病房、南布朗克斯好动症儿童学校等处，都观察到了粉红色安定情绪的明显效果。例如把一个狂躁的患者或罪犯单独关在一间墙壁为粉红色的房间内，被关者很快就会安静下来；一群小学生在内壁为粉红色的教室里，心率和血压都会下降。

（5）感觉补偿：指某种感觉缺失后，促使其他感觉的感受性增强，起到部分弥补作用的现象。例如，盲人由于不能用眼睛来了解这个世界，因而他们多依赖于听觉、触觉等来获得信息，于是，盲人的听觉、触觉比一般人要敏锐，他们可以依靠触觉识别人民币、盲文，可以凭着手杖敲击地面的声音来判断路况。聋哑人丧失听觉后，通过视觉的高度发展来加以补偿。他们能"以目代耳"学会看话甚至学会"讲话"等等。不同感觉之间之所以有补偿作用，是因为在一定条件下，各种感觉间不同形式的能量可以互相转换。根据这一原理，人们制作了"声纳眼镜""电子助听器"等产品，开辟了人工感觉补偿的领域。

（6）联觉：指一种感觉引起另一种感觉的心理现象。颜色会有冷暖、轻重的联觉。联觉不是人们随意想象出来的，它带有普遍性。联觉的这些普遍的特征可被用在护理工作中，如护士的白色工作服给患者整洁的联觉，粉色工作服则让人觉得温暖。

（7）感觉后像：指在刺激作用停止后，感觉在短暂的时间内仍不消失的现象。后像在视觉中表现得特别明显。例如我们看电影和电视就是依靠后像，可以是断续的刺激引起连续的感觉。视觉后像有两种，即正后像和负后像。后像的品质与刺激物相同叫正后像；后像的品质与刺激物相反叫负后像。例如，在注视电灯后闭上眼睛，眼前会出现黑色背景上的一点光亮形象，这是正后像；如果继续注视，便会有一个黑色的像出现在亮的背景上，这就是负后像。其他感觉如听觉、触压觉都有后像，"余音绕梁，三日不绝"，指的就是听觉后像。

（二）**知觉**

知觉（Perception）是人脑对直接作用于感觉器官的客观事物的整体属性的反映。它是一系列组织并解释外界客体和事件产生的感觉信息的加工过程。例如，一个物体，摸着圆圆的、硬硬的，闻着香香的，尝着甜甜的，人们综合着多种感觉知道它是一个苹果，这就是知觉。知觉时，头脑中产生的不是事物的个别属性或特性，而是由各种感觉结合而成的具体事物的印象——如房子、车子、机器、树木等。人们对客观事物的反映是以整体的形式出现的，事物的个别属性总是离不开事物的整体而存在。感觉到的事物的个别属性和部分越丰富，对事物的知觉就越完整、越正确。知觉是在感觉的基础上产生的，但不是感觉的简单相加与堆积，而是各种感觉的有机整合。知觉对客观现实的反映比感觉更真实、更完整。

1. 知觉的分类　知觉是多种分析器协同活动的结果。根据不同感受器在知觉过程中占主导地位的不同，可以将知觉分为视知觉、听知觉、嗅知觉、味知觉等；根据事物的空间、时间和运动特点，可以把知觉分为空间知觉、时间知觉和运动知觉。空间知觉处理物体的大小形状、方位和距离信息；时间知觉处理事物的延续性和顺序性的信息；运动知觉处理物体在空间位移等信息。知觉还有一种特殊的形态叫错觉。

（1）空间知觉：是人对客观物体的空间特性的反映，是视觉、触觉、动觉等多种感觉系统协同活动的结果，是在人的后天实践中形成、发展和完善起来的，其中视觉起着重要的作用。空间知觉在人与周围环境的相互作用中有重要作用。一个人不能认识物体的形状、大小、方位、距离等空间特征，就不能正常地生活。空间知觉有：①形状知觉：指对物体形状特征的反映。②大小知觉：物体大小特性在人脑中的反映。③方位知觉：对物体的空间关系位置和对机体自身在空间所处的位置的知觉。④深度知觉：物体的凹凸、远近这种三维空间特性在人脑中的反映。

（2）时间知觉：是人对客观事物的延续性和顺序性的反映，即知觉客观事物持续的长短和先后顺序。时间知觉有四种形式。①对时间的分辨：例如，先开会，再吃饭，接着去听报告，能够按时间顺序把这些活动区别开来，这就是对时间的分辨。②对时间的确认：例如，知道今年、去年、前年等年度等。③对持续时间的估量：例如，知道某个月已经过去了多少天等。④对时间的预测：例如知道再有一个多月就是某个节日。

影响时间知觉的因素有很多，大致包括以下几种。①感觉通道的性质：在判断时间精确性方面，听觉最好，触觉其次，视觉较差。②事件的数量性质：在一定的时间内，事件发生的数量越多，性质越复杂，时间估计得越短。反之，人们倾向于把时间估计得越长。例如，同是一节45分钟的课，如果内容丰富，饶有趣味，学生会觉得时间过得很快；相反，如果内容贫乏，枯燥乏味，学生会觉得时间过得很慢。在回忆往事时恰恰相反：同样一段时间，经历越丰富，越觉得时间长；经历越单调，越觉得时间短。③主体的兴趣和情绪：人对自己感兴趣的事情，会感觉不到时间，从而产生对时间的低估；相反，人对自己没兴趣的事情，会觉得时间流逝缓慢，从而产生对时间的高估。在期待某种事件时，会觉得时间过得很慢；在力图逃避某种即将发生的事件时，会觉得时间过得很快。

（3）运动知觉：是人对物体空间移动和移动速度的知觉。运动知觉包括真动知觉和似动知觉，真动知觉是人对一个相对运动物体的知觉，如飞行的小鸟；似动知觉是把静止的物体看成是运动的，如浮云中的月亮，好像月亮在移动；或把客观上不连续的位移看成是连续的运动，如电影的播放，看似连续的画面实际是由许多静止的照片构成。

2. 知觉的特性

（1）知觉的选择性：是个体根据自己的需要与兴趣，有目的地把某些刺激信息或刺激的某些方面作为知觉对象而把其他事物作为背景进行组织加工的过程（图2-2）。其影响因素不仅与客观刺激物的物理特性有关，还与知觉者的需要和动机、兴趣和爱好、目的和任务、已有的知识经验以及刺激物对个体的意义等主观因素密切相关。即知觉的选择性既受知觉对象特点的影响，又受知觉者本人主观因素的影响。

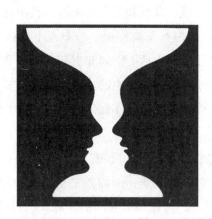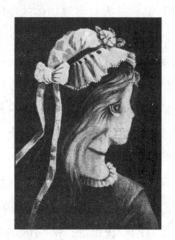

图2-2　知觉的选择性

（2）知觉的整体性：是指知觉系统把感觉到客观事物的个别特征、个别属性整合为整体的功能的特性（图2-3）。知觉的整体性与过去经验有关，还与知觉对象本身的特征有关，如对象的接近性、相似性、连续性、封闭性等。一般来说刺激物的关键部分，强的部分在知觉的整体性中起着决定作用。临床医生根据患者疾病的典型特征做出正确的诊断就是知觉整体性的体现。

（3）知觉的理解性：人在感知当前的事物时，不仅依赖于当前的信息，还要根据自己过去的知识经验来理解，赋予一定的意义，这就是知觉的理解性（图2-4）。知觉的理解性使人的知觉更为深刻、精确和迅速，会受到情绪、意向、价值观和定势等的影响，在知觉信息不足或复杂的情况下，需要语言的提示和思维的帮助。知识、经验不同，对知觉对象的理解也不同。

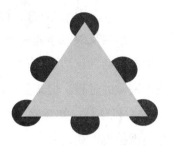

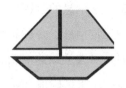

图 2-3　知觉的整体性　　　　　　　　图 2-4　知觉的理解性

（4）知觉的恒常性：当知觉对象的刺激输入在一定范围内发生变化时，知觉形象并不因此发生相应的变化，而是维持恒定，这种特性称为知觉的恒常性（图 2-5）。例如，一个人从不同角度看篮球板上的篮筐，视觉形象均不同，但也仍然以篮筐是圆的而不是椭圆的形状来知觉。知觉的恒常性有利于人们正确地认识和适应环境。可以使我们保持对事物本来面目的认识，保持对事物的稳定不变的知觉，从而更好地适应不断变化的环境。

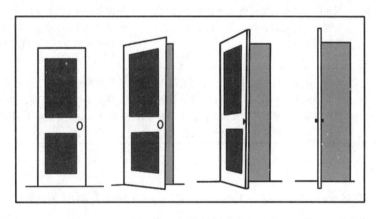

图 2-5　知觉的恒常性

3. 错觉　当你坐在正在开着的火车上，看车窗外的树木时，会以为树木在移动；当我们在大路上行走时，放眼向远方望去，路两边的树木仿佛相汇在一起，两条等长的线段，一条垂直于另一条的中点，那么垂直线段看上去比水平线段要长一些，这些现象都是错觉。错觉（Illusion）是在客观事物刺激作用下产生的对刺激的主观歪曲的知觉，是不正确的知觉。在生活中常见的错觉有大小错觉，形状错觉、形重错觉、倾斜错觉、运动错觉、时间错觉等。

4. 感觉和知觉的关系　两者既有联系又有区别（表 2-2）。感觉是知觉的基础，知觉是感觉的深入。感觉和知觉是人认识客观事物的初级阶段，是人的心理活动的基础。没有感觉对事物个别属性的反映，人们也就不可能获得对事物整体的反映，知觉的产生必须以各种形式的感觉为前提，并且与感觉同时进行。感觉和知觉都是客观事物在人脑中的反映，都要有客观事物直接作用于感觉器官这一前提，一旦离开客观事物对感觉器官的直接作用，感觉和知觉也就停止了。感觉是对客观事物个别属性的反映，是通过某一感觉器官摄取事物单个属性信息的过程；而知觉是多种感官协同参与活动，结合以往经验，在头脑中将事物多种感觉信息、多种属性整合为有意义的整体映像的过程。但知觉又不是感觉的简单综合，而是对大量感觉信息进行综合加工后形成的有机整体。知觉除了依赖感觉外，还依赖于个体的过去经验或知识；还受到个体的各种心理特点，如兴趣、需要、动机、情绪和态度等影响，使个体的知觉具有一定的倾向性。比如说，医科学生尚未学会读 X 片时，只能"感觉"到团团阴影；学会读片之后，才"知觉"到判别某种病变。

表2-2 感觉与知觉的关系

	项目	感觉	知觉
区别	反映内容	反映的是事物的个别属性	反映的是对客观事物的整体属性
	反映机制	是单一感受器活动的结果	是多种感受器协同活动的结果
	依赖主体因素的程度	反映内容简单，主要依赖外界事物的刺激特性以及感觉器官的状态，对主体因素的依赖程度不高	反映内容更为复杂，它的产生不仅依赖于外界事物的刺激特性以及感觉器官的状态，而且更多地依赖主体因素。尤其是主体的知识经验，会对知觉的结果产生很大影响
联系		都属于认识过程的初级阶段，是对直接作用于感受器的事物的反映，当客观事物在我们感官所及的范围之内消失，感觉和知觉也就随之停止；感觉是知觉的基础，知觉是感觉的深入。没有对事物个别属性的反映，就无法产生对事物整体的反映。对事物个别属性反映越精确越丰富，对该事物的知觉也就越正确越完整	

（三）记忆

1. 记忆的概念及作用　记忆（Memory）是过去经验在人脑中的反映。人们感知过的事物、思考过的问题、体验过的情绪、从事过的活动，都会不同程度地被保留在头脑中，在一定条件下能够恢复，这就是记忆。当识记过的材料在一定条件下，不能再认和回忆，或是错误地再认和回忆时，就被称为遗忘。

记忆与感知觉不同，感知觉是人对当前直接作用于感官的事物的认知，相当于信息的输入，而记忆是对信息的编码、存储和提取。例如，分别多年的老朋友，不在我们眼前时，我们仍然能够想起他的音容笑貌、言谈举止，当再见到他时还能认得出来；儿时的小伙伴，虽然已多年不见，不清楚他或她现在的模样，但是仍然能凭借一些线索从很多面孔中辨认出来。

记忆作为一种基本的心理过程，是和其他心理活动密切联系着的。在知觉中，人的过去经验有重要作用，没有记忆的参与，人就不能分辨和确认周围的事物。在解决复杂问题时，由记忆提供的知识经验，起着更大的作用。

记忆在个体的心理发展过程中，也有重要作用。人们要发展动作技能，如行走、奔跑和各种劳动技能，就必须保存动作的经验。人们要发展各种语言表达能力和思维能力，也必须保存已学习过的词和概念。可见，没有记忆，就没有经验的积累，也就没有心理发展。另外，一个人某种能力的培养，习惯的养成，行为方式和人格特质的培养，也都是以记忆活动为前提的。

记忆连接着人们心理活动的过去和现在，丰富着人们的学习、工作和生活。学生凭借记忆，才能获得知识与技能，不断增长自己的才干；演员凭借记忆，才能准确地表达各种情感、语言和动作，完成各种精彩的艺术表演。离开了记忆，个体就什么也学不会，其行为只能由本能来决定。所以，记忆对人类社会的发展也有重要的意义，没有记忆和学习，就没有现在的人类文明。

2. **记忆的分类** 记忆可以从不同的角度进行分类，主要有以下两种分类方式。

（1）根据记忆的内容可以分为：形象记忆、逻辑记忆、情绪记忆和运动记忆。

形象记忆是以感知过的事物形象为内容的记忆。这种记忆所保持的是事物的具体形象。例如，对生活中见过的人、物、景象等形象的记忆。

逻辑记忆是以逻辑思维过程为内容的记忆，也可以说是以事物内在规律性为线索的记忆。例如，概念、公式、定理、规律、法则的记忆。

情绪记忆是以体验过的某种情绪或情感为内容的记忆。例如，人们对快乐、悲伤、愤怒、恐惧、热爱、憎恨等体验的记忆。

运动记忆指以过去做过的运动或动作为内容的记忆。例如，游泳、骑自行车及护理操作等。体育运动和某些劳动技巧的熟练掌握都是以运动记忆为基础的。

（2）根据记忆内容保持时间的长短不同可以分为：瞬时记忆、短时记忆和长时记忆。

瞬时记忆又称感觉记忆，当刺激停止后，感觉信息有一个非常短暂的停留，这就是瞬时记忆。其特点是：信息保持时间短，0.25～2秒；形象鲜明，信息储存量大，但容易消失；感觉到的信息，如果进一步受到注意，则会进入短时记忆。

短时记忆又称工作记忆，其特点是：信息在头脑中保持时间不超过1分钟，信息储存容量有限，一般为7±2个单位，信息经过复习可进入长时记忆。例如，人们拨完一个原本陌生的电话号码后，如果不再复述该号码，就会忘记，如果重复几遍，则会记住。

长时记忆的信息储存在1分钟以上，也许是几小时、几天，也许是数月、数年，甚至是保持终生。它的信息来源是对短时记忆内容的加工复述。其特点是：信息保持时间长，信息储存量很大，主要根据意义进行编码。

感觉记忆、短时记忆和长时记忆的区分只是相对的。它们之间是相互联系、相互影响的。任何信息都必须经过感觉记忆和短时记忆才可能转入长时记忆，没有感觉记忆的登记和短时记忆的加工，信息就不可能长时间储存在头脑中。

3. **记忆的基本过程** 包括识记、保持、再认和回忆三个基本环节。从信息论的观点看，记忆也是对信息的输入、编码、储存和提取过程。

（1）识记：识别并记住事物的过程，是记忆的初始环节。①根据有无明确的目的，可将识记分为有意识记和无意识记。无意识记是指没有明确目的、不需要意志努力的识记。如日常生活中一件不经意的事情、某种愉快或者痛苦的经历等，都可以被自然而然地记住。无意识记不需要意志努力，精力消耗少，但它缺乏目的性，不能获得系统的科学知识。有意识记是指有明确目的并运用一定方法，需要一定的意志努力的识记。如人们的看书、听课、查找资料等都是有意识记。这种识记方法使人的记忆内容和信息更全面、更完整、更系统、更实用。心理学的实验证明，有意识记的效果优于无意识记。②根据识记材料的性质以及对材料是否理解，可将识记分为机械识记和意义识记。机械识记是指根据事物的外部联系，主要依靠机械地重复进行的识记。识记材料无内在的联系，或学习者不理解材料的意义往往采用机械识记。例如，识记电话号码、历史年代等必须依靠机械识记。意义识记是指在对材料理解的基础上，根据材料的内在联系进行的识记。实验证明，在识记的速度、全面性、精确性和巩固性等方面，意义识记比机械识记效果好。

（2）保持：是把识记过的事物在头脑中储存、巩固的过程。保持是记忆的中心环节，也是实现再认和回忆的重要保证。能否保持以及保持时间的长短，是记忆力强弱和记忆品质优劣的重要标志。经验在头脑中的保持是一个动态过程，并不像保险柜里保存的文件一样原封不动，而是会发生一些变化。发生变化的原因，主要是由于受主体原有的知识经验、兴趣爱好、情绪状态、任务要求和创造性等主观因素的影响。

（3）再认和回忆：是指人从头脑中提取信息的过程。识记过的事物再度出现时，能把它认出来称再认。过去经历过，但现在不在眼前的事物能在头脑中重现称为回忆。回忆是记忆的高级表现，能再认的未必能够回忆，能回忆的一定可以再认。如考试时，选择题和判断题主要是通过再认作答，名词解释、填空题和问答题主要是通过回忆解答。

4. 遗忘　记忆保持的最大变化是遗忘，遗忘和保持是矛盾的两个方面。

（1）遗忘的概念：遗忘（Forgetting）是指记忆的内容不能保持或者提取时有困难。如识记过的事物，在一定条件下不能再认和回忆，或者再认和回忆时发生错误。遗忘有多种情况：能再认不能回忆叫不完全遗忘；不能再认也不能回忆叫完全遗忘；一时不能再认或再现叫临时性遗忘；永久不能再认或回忆叫永久性遗忘。

（2）遗忘规律：德国心理学家艾宾浩斯（Hermann Ebbinghaus）（1850—1909）（图2-6）在19世纪80年代对遗忘现象作了系统的研究。研究结果表明：遗忘的发展进程是不均衡的，在识记后的最初阶段遗忘速度最快，后逐渐缓慢，稳定在一个水平上，几乎不再有更多的遗忘。从而发现了遗忘发

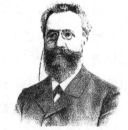

图2-6　德国心理学家
Hermann Ebbinghaus

展先快后慢的规律。这一规律的曲线被称为艾宾浩斯遗忘曲线（The curve of forgetting）（图2-7）。

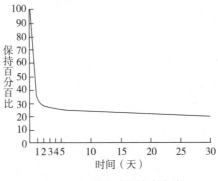

图2-7 艾宾浩斯遗忘曲线

（3）影响遗忘速度的其他因素：遗忘的进程不仅受时间因素的影响，还受其他重要因素的影响。如识记材料的性质、识记材料的学习顺序、个体的学习程度和学习态度等。

第一，识记材料的性质与数量。

一般认为，对熟练的动作和形象的材料遗忘得慢；对有意义的材料比对无意义的材料遗忘要慢得多，在学习程度相等的情况下，识记材料越多，忘得越快，材料越少，则遗忘较慢。因此，学习时要根据材料的性质来确定学习的数量，一般不要贪多求快。

第二，学习的程度。

一般认为，对材料的识记没有一次能达到无误背诵的标准，称为低度学习；如果达到恰恰能成诵之后还继续学习一段时间，称为过度学习。实验证明，低度学习的材料容易遗忘，而过度学习的材料比恰能背诵的材料记忆效果要好一些。当然过度学习有一定限度，花费在过度学习上的时间太多，会造成精力与时间的浪费。

第三，识记材料的系列位置。

人们发现在回忆系列材料时，材料的顺序对记忆效果有重要影响。在一项实验中，实验者要求被试学习32个单词的词表，并在学习后要求他们进行回忆，回忆时可以不按原来的先后顺序。结果发现，最后呈现的项目最先忆起来，其次是最先呈现的那些项目，而最后回忆起来的是表的中间部分。在回忆的正确率上，最后呈现的词遗忘得最少，其次是最先呈现的词，遗忘最多的是中间部分。这种在回忆系列材料时发生的现象叫系列位置效应（图2-8）。最后呈现的材料最易回忆，遗忘最少，叫近因效应。先呈现的材料较易回忆，遗忘较少，叫首因效应。这种系列位置效应已被许多实验所证实。用电视新闻节目为材料进行的回忆实验，也发现了系列位置效应。但由于节目的重要性有所不同，系列位置效应表现得更复杂。

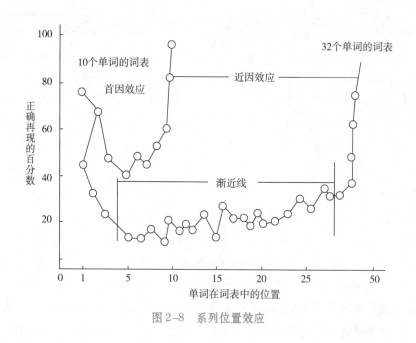

图 2-8 系列位置效应

第四，识记者的态度。

识记者对识记材料的需要、兴趣等，对遗忘的快慢也有一定的影响。专注、坚持、认真、讲策略的学习态度记忆效率最高。在人们的生活中不占重要地位的、不引起人们兴趣的、不符合需要的事情，容易出现遗忘。

（4）提高记忆效率的方法：如上所述，影响记忆效率的因素有很多，要提高记忆效率，减缓遗忘速度，应采取有效的学习策略和方法，以排除干扰，保持记忆内容。主要有以下几种：

第一，及时复习并分配好时间。

与遗忘进行斗争的首要条件是组织识记后的复习。复习在保持中有很大的作用。前面我们讲过，刺激物的重复出现是短时记忆向长时记忆转化的条件，没有复述的信息是不可能进入长时记忆的。根据艾宾浩斯遗忘曲线，学习后前五天遗忘的速度最快，因此一定要在前五天内及时复习巩固，以减缓遗忘速度，此时复习事半功倍，与之相比，五天后复习的效率可能会事倍功半。俄罗斯著名教育家乌申斯基（1824—1870）曾经指出，我们应当"巩固建筑物"，而不要等待去"修补已经崩溃的建筑物"。

复习在时间上的正确分配对识记效果有很重要的影响。连续进行的复习称为集中复习；复习之间间隔一定的时间称为分散复习。很多实验证明，分散复习比集中复习的效果好。在一项实验中，让四年级的小学生反复阅读一首诗，甲组集中复习，乙组每日复习两次，直到记住为止。实验结果表明，分散复习优于集中复习。分散复习时间间隔的长短，要根据材料的性质、数量、识记已经达到的水平等确定。一般认为开始复习时，时间间隔要短，以后可以长一些。

第二，反复阅读与试图回忆相结合。

反复阅读与试图回忆重现交替进行，可以提高复习的效率。重现能提高学习者的积极性，看到成绩，增强信心，发现问题和错误，有利于及时纠正，抓住材料重点和难点，使复习更具有目的性。实验也证明，这种复习方法比一直诵读的效果好。在一项实验中，让被试识记无意义章节和传记文，各用 9 分钟进行识记，其中部分时间用于重现。由于阅读与试图回忆时间的分配比例不同，记忆的效果有明显的差异。

第三，注意排除前后材料的影响。

当学习同一性质的材料越多时，序列位置效应越明显，即中间部分的学习内容越易遗忘。因此，要注意学习内容的顺序安排，最好选择性质不同的科目交替复习。例如，自主复习时数学和语文交替复习。

第四，利用外部记忆手段。

为了更好地保持记忆的内容，人们还可采取一些外部记忆的手段，如将重点难点做笔记、卡片记录或编写提纲，有时还可将需要保持的内容存入计算机等。这些方式有助于我们保持识记的内容。

第五，注意脑的健康和用脑卫生。

人脑的健康状况直接影响记忆的好坏，严重营养不良，特别是缺乏蛋白质，将使记忆力下降。用脑过度、睡眠不足也会导致记忆力严重减退。另外，吸毒、酒精中毒及脑外伤等，都会给记忆带来不良的影响。保证营养均衡和睡眠充足，脑力劳动时注意劳逸结合，是保证脑健康的必要条件。

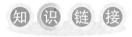

记忆与特定脑部位有关

研究发现，丘脑下部组织（透明隔、乳头体）及部分边缘系统受损时，个体的短时记忆会出现明显的障碍，他们对自己的记忆没有信心，对材料的叙述零乱而不连贯，有时甚至漏掉部分有意义的内容。另外，网状激活系统对记忆也有重要的作用。它能保证记忆所要求的最佳皮层紧张度或充分的觉醒状态。这是进行选择性记忆和痕迹保持的重要条件。

麦克高夫等人在实验中还发现，让猴子注视实验者和两个容器，并把食物放在其中的一个容器中，相隔一定时间之后，才允许猴子去取食物。结果，已破坏前额区的猴子，不能摄取食物，只要延缓超过几秒钟，它们的选择性反应就发生混乱。用人进行的研究还表明，人脑左半球言语运动区受损伤，将造成言语记忆的缺陷，患者能记住别人的面貌，但记不住单词。相反，右额叶受损伤后，非语言刺激的记忆发生困难，而对言语记忆的影响却不大。临床观察还发现，当额叶受到严重损伤时，患者会表现出缺乏计划的能力，不能形成牢固的行为动机，也不能进行有目的的回忆。

（四）思维

1. 思维的概念 思维（Thinking）是对客观事物概括的和间接的反映，是认识的高级形式，是借助语言、表象或动作实现的。它能揭示事物的本质特征和内部联系，并主要表现在概念形成、问题解决和决策等活动中。思维不同于感觉、知觉和记忆。虽然都是人脑对客观现实的反映，但它是通过间接地概括事物的本质属性，内在联系和发展规律，揭示事物之间的关系，形成概念，利用概念进行判断、推理，解决人们面临的各种问题。因此，间接性和概括性是思维的两大特征。

从动物心理的发展进程来看，无脊椎动物只具有某种感觉；脊椎动物发展出各种感觉，对事物外部的各种属性有了比较全面的认识，产生了知觉；灵长类的动物虽然能够认识到事物之间的外部联系，但还不能认识到事物的本质和事物之间的内在联系，只能是达到了思维的萌芽阶段。只有人类能透过事物的外部现象，认识到事物的本质，认识到事物之间的内在联系，才能产生思维。所以，思维是心理发展的最高阶段。

2. 思维的操作过程 是人们在头脑中，运用存储在长时记忆中的知识经验，对外界输入的信息进行分析、综合、比较、抽象和概括的过程，也称之为思维操作（Thinking operation）。

（1）分析与综合：是思维的基本过程，是指在头脑中把事物分解为各个部分或各个属性。如把一篇文章分解为段落、句子和词；把一棵树分解为根、茎、叶和花等。人们对事物的分析往往是从分析该事物的特征和属性开始的。综合是在头脑中把事物的各个部分、各个特征、各种属性结合起来，了解它们的联系，形成一个整体。例如，把文章的各个段落综合起来，就能把握全文的中心思想。综合是思维的重要特征，只有把事物的部分、特征、属性等综合起来，才能把握事物的联系和关系，抓住事物的本质。

分析与综合是相反而又紧密联系的同一思维过程的不可分割的两个方面。分析是把部分作为整体的部分，从它们的相互关系上来进行分析。只有这样，分析才有意义，才有方向。综合是通过对各部分、各特征的分析来实现的，所以分析又是综合的基础。任何一种思维活动既需要分析，又需要综合。

（2）比较与分类：比较是在头脑中确定对象之间差异点和共同点的思维过程。分类是根据对象的共同点和差异点，把它们区分为不同类别的思维方式。比较是分类的基础。比较在认识客观事物中具有重要的意义。只有通过比较才能确认事物的主要和次要特征，共同点和不同点，进而把事物分门别类，揭示出事物之间的从属关系，使知识系统化。在人们的日常生活中，有比较才能有鉴别，人们通过比较才能辨别货物的真假，人心的善恶；也才能找到要探索的科学问题，做出恰当的研究结论。

（3）抽象与概括：抽象是在思想上抽出各种事物与现象的共同的特征和属性，舍弃其个别特征和属性的过程。例如，石英钟、闹钟、座钟、挂钟都能计时，因此，"能计时"就是它们的共同属性。这种认识是通过抽象得到的。日常生活中人们使用的高度、重量、面积、年龄以及忠诚、勇敢、勤劳等概念，也都是思维抽象的结果。

在抽象的基础上，人们就可以得到对事物的概括的认识。概括有初级概括与高级概括之分。一般认为初级概括是在感觉、知觉、表象水平上的概括。这种概括水平相对较低。高级的概括是根据事物的内在联系和本质特征进行的概括。例如，一切定理、定义、概念等都是高级概括的产物。

3. 思维的分类

（1）根据任务的性质和解决问题的方式可以分为：直观动作思维、具体形象思维和抽象逻辑思维。

直观动作思维又称为实践思维，是一种依据实际动作解决问题的思维过程，它具有明显的外显性特征。即通常是以直观的、具体形式的实际行动表现出来。例如，自行车出了毛病，不能正常骑了，问题在哪里呢？人们必须通过检查自行车的相应部件，才能确定是车胎没气了还是轴承坏了，找出故障进行修理，才能排除故障。一个学生能够熟练掌握静脉注射的理论要领，是否就一定能具备高超的实际操作能力呢？未必如此，只有多次动手操作，将理论用于实践，才能熟能生巧，掌握扎实的实践操作能力。否则就是纸上谈兵。我们经常在生活中看到，3岁之前的婴儿对身边的物体充满好奇，喜欢用手触摸，如他们将玩具拆开，又重新组合起来，动作停止，他们的思维就停止了。这是因为他们只能在动作中思考，基本上以直观动作思维去认识和解决问题。

具体形象思维：是指凭借事物的具体形象和表象的联想来进行的思维。成人在理解抽象概念、解决复杂问题时，往往需要具体形象思维的帮助。例如，去陌生的地方旅行时，我们事先会在头脑中预想多种路线，经过分析和比较，最后选择一条适合自己的路线。艺术家、作家、导演、设计师等进行创作时更多依赖这种思维。

抽象逻辑思维：是运用概念，以判断、推理等形式进行的思维。它是人类特有的复杂而高级的思维形式，是对事物本质属性、内在联系的反映。对事物发展规律的认识，都要通过抽象思维。例如，医生将患者的症状、体征及实验室检查等因素结合在一起，进行全面思考进而得出临床诊断。

一般情况下，成人在解决问题进行思维时，往往是三种思维相互联系，交叉运用的。由于任务不同，三种思维参与的程度也不同。

（2）根据思维探索答案的方向可以分为：聚合式思维和发散式思维。

聚合式思维（Convergent thinking）：也称求同思维，是指把可以解决问题的各种信息聚合起来，得出一个确定的或最佳的答案。例如，标准化考试试题中的单项选择题，就是在几个备选答案中选择一个最佳答案。

发散式思维（Divergent thinking）：也称求异思维，是指根据已有的信息，从不同角度、不同方向思考，寻求多样性答案的一种展开性思维方式。例如，一题多解，在思维过程中需要重新组织现有的信息及记忆中已有的信息，产生多个可能的答案。当问题没有现成的答案，或者不止一个方法时，就需要利用发散思维，尝试不同的方法解决问题。

（3）根据思维是否具有创造性分为：创造思维和再造思维。创造思维是指用独创的方法解决问题的思维，是智力水平高度发展的表现，而且可以带来更高的社会价值。例如，生活中电子产品的更新换代让我们的生活更加便利。再造思维是用已知的方法解决问题的思维，这种思维在解决问题时既规范又可以节约时间。

4. 问题解决的思维过程 认知心理学研究思维的一个途径就是问题解决。问题解决是一个非常复杂的心理过程，其中最为关键的是思维活动。解决问题的思维过程，可分为发现问题、分析问题、提出假设和检验假设四个阶段。

（1）发现问题：是解决问题的开始阶段，是看清楚问题，并产生解决问题的需要和动机。这个与个体的认知水平、知识经验、需要和动机等因素有关。认知水平高、知识经验丰富、求知欲旺盛的人，容易发现问题。

（2）分析问题：是找出问题的关键所在，找出问题的主要矛盾和矛盾的主要方面。通过这些分析，可以把握问题的实质，确定解决问题的方向。

（3）提出假设：是根据问题的性质、已有的知识经验、以前解决类似问题所用的策略等因素，找出解决问题的原则、途径和方法。提出假设不一定一次成功，往往要经过多次尝试之后，才能找到正确的解决方案。

（4）检验假设：要查明假设是否正确，必须通过实践证明。如果假设在实践中多次验证获得成功，问题得到了解决，证明假设是正确的。反之，证明假设是错误的，就需要另外寻找解决问题的方案，重新提出假设。

在现实中，不能机械地去用以上所说的问题解决的步骤，因为实际的思维过程不会按照一个步骤接着一个步骤那样按部就班地进行，而是一个反复的、曲折的过程。

5. 问题解决的策略

（1）算法策略：是在问题空间中随机搜索所有可能的解决问题的方案，直至选择出一种有效的方案解决问题的方法。采用算法策略可以保证问题的解决，但是需要花费大量的时间和精力进行反复的尝试。这个方法费时费力。

（2）启发法：是根据一定的经验，在问题空间内进行较少的搜索，以达到问题解决的一种方法。启发法不能保证问题解决的成功，但这种方法比较省时省力。启发法有手段-目的分析法、逆向搜索法及爬山法。手段-目的分析法是将需要达到问题的目标状态分成若干子目标，通过实现一系列的子目标最终达到总目标的方法；逆向搜索是从问题的目标状态开始搜索，直至找到通往初始状态的通路或方法；爬山法是采用一定的方法，逐步降低初始状态和目标状态的距离，以达到问题解决的一种方法。

6. 影响问题解决的心理因素　影响问题解决的因素有自然因素、社会因素和心理因素。其中心理因素有以下几种。

（1）迁移：是指已有的知识、经验和技能对学习新知识、获得新经验、掌握新技能产生的影响。如果这种影响是有利的、积极的，就是正迁移。如果这种影响是阻碍的、消极的，就是负迁移。如学习汉语拼音会妨碍英语的学习，这是负迁移。

（2）定势：是指从事某种活动前的心理准备对后边活动的影响。已有的知识经验，或者刚获得的经验都会使人产生定势。定势可以使我们在从事某些活动时，当达到熟练甚至自动化程度，节省很多时间和精力。但是，定势也会束缚人们的思维，使人们只用常规方法去解决问题，而不求用其他"捷径"突破，因而也会给解决问题带来一些消极影响。不仅在思考和解决问题时会出现定势，在认识他人、与人交往的过程中也会受心理定势的影响。

（3）原型启发：从实际生活中受到启发而找到问题解决的途径或方法叫原型启发。产生启发作用的事物叫原型。例如，瓦特看到水开时产生的蒸汽把壶盖顶起来，受到启发，发明了蒸汽机。但不是有了原型就一定会有原型启发。

（五）想象

1. 想象的概念　想象（Imagination）是人脑对已有的表象进行加工改造而形成新形象的过程。例如，《西游记》中孙悟空、猪八戒的形象；以及一些科幻片和魔幻剧中各种角色的形象等，都是人脑对已有表象重新组合而创造出来的。

2. 想象的分类　根据产生想象时有无目的、意图，可以把想象分为无意想象和有意想象。

（1）无意想象：是指没有预定目的，不自觉的想象。例如，学生上课时"走神儿"就是一种无意想象。无意想象是最简单、最初级的想象。梦是无意想象的极端情况，是无目的、不由自主的想象，做梦是人脑的正常功能。

（2）有意想象：是根据一定的目的，自觉地进行的想象。根据内容的新颖性、创造性的不同，将有意想象分为两种：一是再造想象，根据词语描述或图形描绘，在头脑中形成新形象的过程。例如，通过解剖挂图想象实体的形态结构等都是再造想象。二是创造想象，不依据现成的描述而在头脑中独立地创造出新形象的过程。例如，作家与艺术家的构思与创作，工程师的蓝图设计，科学家的发现、发明等活动，都包含有创造想象的成分。

（六）注意

1. 注意的概念　　注意（Attention）是指心理活动对一定对象的指向和集中。指向性和集中性是注意的两个特性。指向性是指心理活动有选择地反映某个对象，同时离开其他对象。集中性是指在选择对象的同时，将心理活动稳定地维持在所选择的对象上，使被反映的对象更清晰和更完善。当人们的注意集中于某一事物或活动时，经常会出现对无关的事物"视而不见""听而不闻""食而不觉其味"等现象。

2. 注意的种类　　根据注意时有无目的性和意志努力的程度，可把注意分为三类。

（1）无意注意：指事先没有预定目的，无需意志努力的注意。无意注意往往是在周围环境发生变化时由刺激物的直接作用而产生的。例如，安静的自习教室，突然有人推门而入，大家会不约而同地抬头张望；嘈杂的大街上突然有人大声喊叫或狂奔，会引起路人的注目等，这些客观刺激的出现和变化使我们不由自主地去注意它，这就是无意注意。

（2）有意注意：指有预定目的，需要做出意志努力的注意。有意注意是一种主动地服从于一定活动任务的注意，它受意识的自觉调节和支配。例如，学生听课、科学家做实验、医生做手术等所保持的注意就是有意注意。长时间的有意注意会使人感到疲劳，而使注意力分散。

（3）有意后注意：指有预定目的，但不需要意志努力的注意。有意后注意是有意注意在一定条件下转化而来的。例如，初学习铺床法的护生，最初由于生疏需要保持有意注意，但经过一段时间训练，操作熟练后，可以边与患者聊天边铺床，这时有意注意就转化为有意后注意。有意后注意是一种高级类型的注意，具有高度的稳定性，对完成长期任务有积极的意义。

3. 注意的品质

（1）注意的广度：又叫注意的范围，是指在一瞬间人能清晰把握的对象的数量。能够清晰地注意到或知觉到的对象的数量多，就是注意广度大，反之，则注意广度小。实践证明，物体越集中或者越有序地排列，注意的广度就扩大；杂乱无章的物体使注意广度缩小。对不熟悉的事物，注意广度会小，而对熟悉的事物，注意广度就大。例如，有的人看中文小说可以一目十行，但是看外文小说时注意的范围就小很多。

（2）注意的稳定性：又叫注意的持久性，是指在较长时间内，把注意保持在某一对象或某一活动上的能力。例如，医生连续数小时全神贯注地做手术，学生聚精会神地听课等都是注意稳定性的表现。而实际上，人的注意是很难长时间保持固定不变的，在注意的稳定性中经常包含着注意的起伏现象。注视图2-9，会觉得中间的方框时而凸出，像个方形漏斗；时而凹进，像个空荡荡的房间。这种

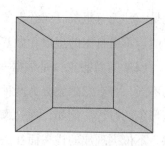

图2-9　注意的起伏

注意强弱程度的周期性变化就叫注意的起伏。

（3）注意的分配：是指在同一时间内进行两种或两种以上活动的能力。例如，护士在给患者进行疾病护理时，既要进行操作，又要观察患者的反应等。注意的分配能力是在生活实践中培养起来的，随着人们知识经验的不断丰富和某些技术的不断完善、熟练，注意的分配能力也会有所提高。

（4）注意的转移：指有目的地根据需要主动地把注意从一个对象或活动转到其他对象或活动上。比如，门诊医生在给一个患者诊治结束后，要将注意力集中到另一个患者身上。注意的转移不同于注意的分散或者分心。前者是有意识地根据任务的需要把注意从一个对象转到另一个对象上；后者是在需要注意稳定时，受到无关刺激的干扰，注意中心离开了需要注意的对象，如有的学生上课经常走神、开小差，这是注意的一种障碍或缺陷。

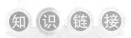

多动症的症状及治疗

注意缺陷与多动障碍又称儿童多动综合征（Hyperkinetic syndrome），简称多动症。特发于儿童学前时期，活动量多是明显症状。主要表现为注意缺陷、活动过多、冲动性反应过多、学习困难、神经系统异常和行为品行问题六大症状。主要采用的治疗方式有认知行为治疗和药物治疗。

二、情绪情感过程

（一）情绪和情感概述

1. 情绪和情感的概念　情绪（Emotion）和情感（Feeling）是指客观事物是否符合个体需要而产生的态度体验。当客观事物能满足个体需要时，就会产生趋向这些事物的态度，如满意、愉快等；当客观事物不能满足个体需要时，则会产生背向于这些事物的态度，如烦恼、厌恶等。

情绪、情感是由独特的主观体验、外部表现和生理唤醒三部分组成。

（1）主观体验：指个体对不同情绪、情感的自我感受。

（2）外部表现：指情绪、情感发生时，在姿态表情、面部表情、语调表情等方面的表现。

（3）生理唤醒：指伴随情绪、情感发生时的生理反应，它涉及一系列生理活动过程，如神经系统、循环系统、内分泌系统等活动。

2. 情绪和情感的关系　情绪和情感是同一心理过程的两个不同方面，一般情况下人们对情绪和情感并不做严格的区别，多用"情绪"，但情绪与情感是两个不同的概念。

（1）情绪和情感的区别：①从需要的角度看，情绪是与机体的生理需要相联系的体验，如人们对水、空气、运动等需要所产生的是较低级的、简单的体验；而情感是与人们的社会性需要相联系的体验，如道德感、理智感等所引起的是高级、复杂的体验。②从发生的角度看，情绪是人和动物均具备的，它带有本能的特点，如婴儿无需学习就会对巨大的声响表现出恐惧；但情感则是人类独有的心理现象，是个体在社会生活中逐渐发展起来的。③从反映的角度看，情绪带有情境性、短暂性和不稳定性的特点，它往往随着情境的改变而改变；而情感则具有较大的稳定性、深刻性和持久性，是人对事物稳定态度的反映。④从外部表现看，情绪较为强烈，冲动性较大，具有明显的外部表现；而情感一般较微弱，较少冲动，外部表现不明显。

（2）情绪和情感的联系：情绪和情感虽然不尽相同，但却是不可分割的。一般来说，情感是在多次情绪体验的基础上形成的，并通过情绪表现出来；反过来，情绪的表现和变化又受已形成的情感的制约。因此，情绪是情感的基础和外部表现，情感是情绪的深化和本质内容。

3. 情绪的功能

（1）适应功能：情绪能够使个体针对不同的刺激事件产生灵活自如的适应性反应，并调节或保持个体与环境间的关系。如羞怯感可以加强个体与社会习俗的一致性；同情、喜欢、友爱等情绪，也能起到构建和保持社会关系的作用。它们可以增强群体内的凝聚力，而且有提高个体的社会适应能力的作用。

（2）动机功能：是指情绪对个体的活动起发动、促进和调控的作用。适度的情绪兴奋，可以使身心处于活动的最佳状态，进而推动个体有效地完成任务。从情绪的动力性特征看，情绪分为积极增力的情绪和消极减力的情绪。快乐、热爱、自信等积极增力的情绪会提高人们的活动能力，而恐惧、痛苦、自卑等消极减力的情绪则会降低人们活动的积极性。

（3）组织功能：情绪作为脑内的一个检测系统，对其他心理活动具有组织的作用。这种作用表现为积极情绪的协调作用和消极情绪的破坏、瓦解作用。当人处在积极、乐观的情绪状态时，容易注意事物的美好方面，其行为比较开放，愿意接纳外界的事物；当人处于消极情绪状态时，容易失望、悲观，放弃自己的愿望，甚至产生攻击性行为。

（4）信号功能：情绪的信号功能表现在个体将自己的愿望、要求、观点、态度通过情感表达的方式传递给别人，它是非言语沟通的重要组成部分，在人际沟通中具有信号意义。如点头微笑、轻抚肩膀表示赞许；摇头皱眉、摆手表示否定；面色严峻表示不满或者问题严重等。所以，表情作为情感交流的一种方式，被视为人际关系的纽带。

（二）情绪和情感的分类

1. 根据情绪的内容分为基本情绪和复合情绪

（1）基本情绪：是人和动物所共有的，每一种基本情绪都有其独立的生理反应、内心体验和外部表现。一般认为四种基本情绪包括快乐、愤怒、恐惧和悲哀。

（2）复合情绪：是由基本情绪派生而来的，构成了多种复杂的情绪状态。如由愤怒、厌恶和轻蔑组合起来的复合情绪形成敌意。

2. 按情绪状态分为心境、激情和应激

（1）心境（Mood）：又称心情，是一种微弱、持久、带有弥散特点的情绪状态。它构成了个体心理活动的背景，影响着个体的整个精神活动。

心境具有弥散性和长期性的特点。心境的弥散性是指当人具有了某种心境时，这种心境表现出的态度体验会朝向周围的一切事物。"忧者见之而忧，喜者见之而喜"，即是心境弥散性的表现。心境的长期性是指心境产生后要在相当长的时间内主导人的情绪表现，有的人总觉得命运对自己不公平，则总是保持着抑郁愁闷的心境。

（2）激情（Intense emotion）：是一种爆发强烈而持续时间短暂的情绪状态，如狂喜、狂怒、深重的悲痛和异常的恐惧等。和心境相比，激情在强度上更大，但维持的时间一般较短暂。引起激情的原因可以是生活中的重大事件和强烈刺激，如亲人死亡或极端的喜悦，突发的意外变化，过度的抑制和兴奋都可能导致激情的发生。

激情对人的影响有积极和消极两个方面：一方面，激情可以激发内在的心理能量，成为行为的巨大动力，提高工作效率并有所创造；但另一方面，激情也有很大的破坏性和危害性，如激情犯罪等。

（3）应激（Stress）：是出乎意料的紧张和危急情况引起的情绪状态。如在日常生活中突然遇到火灾、地震等，这些突发事件常常使人们心理上高度警醒和紧张，并产生相应的反应。这个生理反应的具体过程为：紧张刺激作用于大脑，使得下丘脑兴奋，肾上腺髓质释放大量肾上腺素和去甲肾上腺素，从而大大增加通向体内某些器官和肌肉处的血流量，提高机体应付紧张刺激的能力。

在应激状态中，个体可能有两种反应：积极的应激反应表现为沉着冷静、急中生智，全力以赴地去排除危险，克服困难；消极的应激反应表现为惊慌无措、一筹莫展，或者发动错误的行为，加剧了事态的严重性。这两种截然不同的行为表现，既同个人的能力和素质有关，也同平时的训练和经验积累有关。

3. 社会性情感主要分为道德感、理智感和美感

（1）道德感（Moral feeling）：是根据一定的道德标准在评价自己或他人的思想、意图和行为时所产生的主观体验。如果个体的言行符合道德标准，就会产生幸福感、自豪感和欣慰感；否则，就会感到不安、自责、内疚等。道德感对个体的言行有巨大的推动、控制和调节作用，是一个重要的自我监督力量。

（2）理智感（Rational feeling）：是在智力活动过程中，在认识和评价事物时所产生的情感体验。例如，人们在解决问题过程中出现的迟疑、惊讶以及问题解决后的喜悦，由于违背和歪曲了事实真相而感到羞愧等，都属于理智感。

（3）美感（Aesthetic feeling）：是根据一定的审美标准评价事物时所产生的情感体验，包括自然美感、社会美感、艺术美感等。美丽的自然现象如桂林山水、苏州园林等引起人们的自然美感；美好的社会现象如纯朴善良、见义勇为等引起人们的社会美感；美妙的艺术作品如绘画、音乐、文学等引起人们的艺术美感。美感是人们欣赏美、展示美和创造美的动力。

（三）情绪理论

1. 詹姆斯-兰格的情绪外周理论 是美国心理学家詹姆斯（James W）和丹麦生理学家兰格（Lange C）分别于 1884 年和 1885 年提出的基本观点相同的理论，他们强调情绪的产生是自主神经系统活动的产物。詹姆斯认为，情绪是对身体变化的知觉。因此他提出："更合理的说法是：因为我们哭，所以愁；因为动手打，所以生气；因为发抖，所以怕。并不是我们愁了才哭，生气了才打，怕了才发抖。"兰格认为情绪是内脏活动的结果。他特别强调情绪与血管变化的关系，他说："血管运动的混乱，血管宽度的改变以及与此同时各个器官中血液量的改变，乃是激情的真正的最初的原因。"

詹姆斯-兰格理论看到了情绪与机体生理变化的直接关系，强调自主神经系统在情绪产生中的作用，有其合理的一面，但存在一定的片面性。

2. 坎农-巴德的情绪丘脑理论 美国心理学家坎农（Cannon W. B）认为，情绪并非外周生理变化的必然结果，情绪产生的机制不在外周神经系统，而在中枢神经系统的丘脑。外界刺激引起感觉器官的神经冲动，经传入神经传至丘脑，再由丘脑同时向上、向下发出神经冲动。向上传至大脑皮层产生情绪的主观体验；向下传至交感神经引起机体的生理变化。因此，情绪体验和生理变化是同时发生的，他们都受丘脑的控制。坎农的这一观点得到巴德（Bard PA）的支持和发展，所以后人称为坎农-巴德理论。

坎农、巴德发现了丘脑在情绪发生中的作用，驳斥了詹姆斯-兰格的情绪外周理论，提出了情绪的中枢理论，是对情绪理论的发展。但是，坎农-巴德理论过分强调丘脑在情绪中的作用，而忽视了大脑皮层的作用。

3. 情绪的认知理论 情绪的认知理论是由沙赫特（Schachter S）和辛格（Singer J）提出的。沙赫特认为情绪的产生不单纯决定于外界刺激和机体内部的生理变化，而是外界刺激、机体的生理变化和认知过程三者之间共同作用的结果，其中认知因素起着重要的作用。

沙赫特等人曾经用实验来证明这种理论。他们给志愿参加实验的大学生注射肾上腺素。在注射时，对第一组告知，药物的作用将使你感到心悸、手抖和脸部发热；对第二组告知，药物的作用将使你感到身上有轻度发痒，手脚有点发麻，此外别无其他作用；对第三组不给予任何说明。注射药物后，让三组被试分别进入预先安排好的情境中休息：一种是惹人发笑的愉快情境；另一种是惹人发怒的情境。根据主试观察和被试自述，发现第二组和第三组的大多数被试，在愉快和发怒的情境中分别表现出相应的情绪，而第一组被试不因情境的影响而表现相应的情绪。可见由于三组被试均受相关的外界环境的影响，由内部刺激引起的激动状态也相同，因此个体对生理反应的认知性解释对情绪体验起着决定性的作用。

4. 情绪的动机–分化理论　汤姆金斯（Tomkins S）和伊扎德（Izard C. E）20 世纪 60 年代提出，情绪并不是伴随着其他心理活动产生的一种副现象，而是一种独立的心理过程。这种观点被称为情绪的动机–分化理论。汤姆金斯直接把情绪看作是动机。他认为，内驱力的信号需要通过一种放大的媒介，才能激发有机体去行动，而情绪正是起着这种放大作用的心理过程。伊扎德进一步指出，情绪的主观成分，即体验就是起动机作用的心理机构，各种情绪体验是驱动有机体采取行动的动机力量。伊扎德还认为，情绪是新皮质发展的产物，随着新皮质体积的增长和功能的分化，情绪的种类不断增加，面部肌肉的分化也越来越精细。

情绪的动机–分化理论既说明了情绪的产生根源，又说明了情绪的功能，为情绪在心理现象中确立了相对独立的地位，具有创新性和极大的说服力，但是动机–分化理论缺乏对情绪与认知联系的具体论证和阐述。

（四）情绪与身心健康

1. 情绪与健康　所有的心理活动都是在一定情绪的基础上进行的，因而情绪是心身联系的桥梁和纽带；同时情绪具有明显的生理反应成分，直接关系到人们的心身健康。乐观、开朗等正性情绪能提高神经系统的活力，使体内各器官的活动协调一致，可充分发挥整个有机体的潜能，有利于心理和生理健康。焦虑、抑郁等负性情绪常常会损害人的消化、内分泌、免疫、心血管等功能，严重时可导致胃溃疡、高血压、冠心病等多种心身疾病。情绪研究在临床护理中具有重要的理论和实践意义，护理心理学研究的许多问题，包括疾病的心理病因学、心理评估、心理护理和康复心理等都涉及情绪问题。

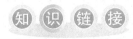

情绪性过敏症

心理学家研究发现：人在激动时皮肤会潮红发热，在愤怒、紧张时皮肤会苍白冰冷。人的情绪突然剧变，可导致皮肤过敏，甚至影响到附在皮肤上的毛发。

为什么会发生情绪过敏呢？科学研究表明，人是一个高度精密的统一体，当由各种原因引起急躁、激动、焦虑和抑郁等情绪波动时，会引起内分泌和神经系统的功能紊乱，从而影响皮肤表面密布的微血管的收缩和舒张的平衡，皮毛营养不足，引起皮肤和毛发的病理表现。特别是情绪突然剧变时，可使神经末梢释放大量的乙酰胆碱，而乙酰胆碱则可直接作用于皮肤血管，引起血管扩张，促使组织胺释放，而引起过敏反应。

这类情绪性过敏反应，用药物往往难以奏效，只有通过劝慰、开导等，或采取暗示和催眠疗法才可收到良好的效果。对于患者来说，出现情绪过敏症时，要控制自己的感情，以稳定"内分泌系统"和"神经系统"的功能。平时生活中也要注意锻炼自己的心理承受能力，真正做到临危而不乱，方可闻变而不惊。

2. 情绪的调节

（1）调整行为目标：情绪与人的需要是否满足有关。从理论上说，建立起理想和现实尽可能一致的生活或行为目标，将会有利于需要的满足，减少个体负性情绪的发生。

（2）改变认知评价方式：认知决定情绪发生的性质和强度。实际生活中人们会遇到各种各样能引起情绪反应的刺激，在个人的认知水平上做一定的调整往往可有效地减少负性情绪的发生，甚至改变情绪反应的性质。

（3）改变或转变情境：情绪具有情境性。人在情绪不好的情况下，改变一下工作和生活环境，改善人际关系的结构，可以防止负性情绪的发生，或有利于情绪的调整。也可强迫自己转移心理活动指向的对象，变换情境来进行调节。例如，在愤怒难忍时，可以暂时离开引起愤怒的环境，做一些放松的事情，如散步、听音乐等，以缓和与平衡情绪。

（4）心理防御或应对：对负性情绪的心理防御或积极应对，可以消除情绪对个人的心身影响。如采用注意转移、行动转移、心理释放等方法。对于他人的原因，要尽量换位思考，"得饶人处且饶人"；对于属于自己的过失，也不要过分自责，以"吃一堑，长一智""塞翁失马，焉知非福"等进行自我安慰，这样就会感到天宽地阔，心情舒畅。

（5）自我控制与求助：人通过自我认识和评价来调控自己的情绪，情绪是人们的主观体验，人们不仅能意识到这种体验，而且还能有意识地调整和改变它。如以机体的某些随意反应去改变机体另一些非随意反应，用心理过程影响生理过程，以解除紧张和焦虑等负性情绪。情绪的调节也可以求助于别人的帮助，如通过心理咨询、心理热线电话等方式，在心理医生的指导下进行情绪调整。

三、 意志行为过程

（一）意志概述

1. **意志的概念**　意志（Will）是指有意识地支配和调节行为，通过克服困难，以实现预定目的的心理过程。意志是人类特有的现象，是人类意识能动性的集中体现，对人的行动起着调节和控制作用。

2. **意志的基本特性**　意志总是表现在人们的实际行动中，因此也称为意志行为。但并不是人的一切行为都是意志行为，如人的一般性的行为习惯、自动化的动作、无意识的动作等就不是意志行为。意志行为具有如下特点：

（1）明确的目的性：自觉地确定目标是意志的重要特征。个体一切无意识的行动都不是意志行动，离开了自觉的目标，意志便失去了存在的前提。意志行动的目标越明确、越高尚、越远大，意志水平就越高，行为的盲目性和冲动性就越小。

（2）以随意动作为基础：个体的动作根据是否受意识的调节和支配分为随意动作和不随意动作两种。不随意动作是指不受意识调节和支配的动作，如自动化的习惯性动作、睡眠状态的动作等。随意动作是指受意识的调节和支配的动作，具有一定目的的动作，是在后天的生活实践中学习获得的，如教师的板书、运动员的加速冲刺等。随意动作是意志行为的必要组成部分。

（3）与克服困难相联系：克服困难是意志行为的核心所在。意志行动本身就是有目的的行动，在实现目的的过程中总会遇到来自内部与外部的困难，只有克服了这些困难才能够实现目的。因此，战胜困难、克服困难的过程，也就是意志行动的过程。

3. **意志与认识过程、情感过程的关系**

（1）意志与认识过程的关系：认识过程是意志产生的前提和基础。首先，意志的重要特征是具有自觉目的性，而人们只有在认识了客观事物的发展规律，并运用规律去改造客观世界时，才能确定行动目的，并选定实现目的的计划和方法。其次，意志行动还要随形势的变化不断调整，分析主客观条件，以决定是加速意志行动过程，还是调整意志行动的进程和方向。再次，意志行动是与克服困难相联系的，而对困难性质和大小的估计，是离不开认识过程的。

意志对认识过程也会产生重要影响。人对外部世界的认识活动，总是有目的、有计划的，离不开精细的观察、持久的注意和专注的思考，没有意志的参与，这些都是无法做到的。另外，在认识过程中常常还会遇到各种困难，要克服这些困难，也需要意志的努力。

（2）意志和情感过程的关系：首先，情感过程推动或阻碍着意志行动的实现。积极的情感可以使人斗志旺盛，对人的行动起促进作用；消极的情感则会削弱人的斗志，阻碍人的意志行动的实现。其次，意志对情感也具有调节作用。良好的意志品质可以控制不良情绪的影响，保持积极乐观的心境。我们说"理智战胜情感"，也是指在理智认识的基础上靠意志的力量去克服和抑制不合理智的情感。反之，意志薄弱的人常常受情感左右，或者是一次失败就情绪低落，一蹶不振，或者是难以控制不良情绪，导致背离理智的冲动行为。

（二）意志行动的心理过程

1. 采取决策阶段 是意志行动的初始阶段，也是内部决策阶段，对具体行动的发动和活动目的的实现有极其重要的作用，主要包括以下四个环节。

（1）动机冲突：人的意志行动是有自觉目的性的，单纯的动机使得行动目的单一而明确，意志行动可以顺利实现，但现实生活中确定活动目的并非总是这样简单而直接，复杂的生活环境常常造成利益冲突，使得人们同时产生几个不同的目标或多种愿望，这又导致内心的矛盾冲突，引起动机冲突。

（2）确定行动目的：在动机斗争获得解决之后，或明确了行动的主导动机之后，行动的方向和目的就容易确定。作为意志行动都要有预先确定的行动目的，这是意志行动产生的重要环节。

（3）选择行动方法：确立行动目的之后，就需要选择适宜的行动方式和方法。首先要比较不同方式和方法的优缺点，能否顺利有效地达到行动目的。其次还要考虑行动方式和方法是否符合公众利益和社会道德。

（4）制订行动计划：在选定了行动目的和方法之后，在采取决定之前，还有一个步骤是制订行动计划。计划的制订要在调查研究的基础上，要综合考虑主客观因素，力争周密而严谨。因为一个切实、合理的计划将为执行决定打下一个良好的基础。

2. 执行决策阶段 是意志行动的关键，是意志行动的完成阶段。它使头脑中的意图、愿望、计划和措施在行动中具体化，它是达到预定目的的重要阶段。

（1）克服困难执行计划：在执行计划的过程中，必然会遇到许多困难。因而，能否勇敢地同困难作斗争，能否有效地排除内部和外部困难，成为执行决定的关键。

（2）实事求是修正计划：执行计划的坚定性，并不意味有机械刻板地行动。在执行计划过程中要实事求是，根据具体情况调节计划。有了这种坚定性和灵活性相结合的意志品质，才能推动人们有效地克服困难，实现既定目标。

（三）意志的品质

意志品质是指一个人在实践过程中所形成的比较明确的、稳定的意志特点。

1. 自觉性 是指行动者对其行动的目的及意义有正确而深刻的认识，并能自觉地支配自己的行动，使之服从活动的目的的心理品质。与自觉性相反的表现是易受暗示和独断。易受暗示指缺乏主见，人云亦云，没有独立的见解和敢为天下先的勇气；独断指容易从主观出发，一意孤行，刚愎自用，听不进中肯的意见和合理的建议。

2. **果断性** 是指一个人能明辨是非，迅速而合理地做出决定并执行决定的品质。果断性必须建立在自觉性的基础上。与果断性相反的是优柔寡断和武断。优柔寡断的人遇事缺乏主见、难以取舍、当断不断、错过时机；武断是不仔细分析具体情况，不考虑主、客观和行动的后果，草率做出决定的鲁莽行为。

3. **坚韧性** 是人在执行决定的过程中，坚持不懈，百折不挠地克服一切困难，以实现预定目的的品质。与坚韧性相反的品质是动摇和执拗，其实质都是不能正确对待行动中的困难。动摇是不肯付出智力和体力的代价，遇到困难就畏缩不前，不断改变或放弃自己的决定；执拗是不能分析实际情况，固执己见，执迷不悟，往往受到客观规律的惩罚。

4. **自制性** 是指一个人善于管理自己，克制情绪并能有意识地调节和支配自己的思想和行动，约束自己与目标相违背的言行。与自制性相反的品质是任性和怯懦。前者容易受情感左右，缺乏理智，常在需要克制冲动的时候任意为之，意气行事；后者表现为在需要采取行动，迎接挑战的时候却临阵退缩，不敢有所行动。

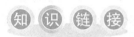

坚强的意志可以创造奇迹

葛林·康宁汉 Glenn Cunningham（1909—1988）博士，8 岁时在一次火灾中不幸被烧成重伤，经医院全力抢救后脱离了生命危险，但他的下半身却毫无行动能力，而他却没有哭泣，反而大声宣誓："我一定要站起来！"

从那以后，他每天都要抓紧篱笆墙练习走路。可时光一天天地过去了，他的双腿始终绵软无力，毫无知觉地垂着。在无边的黑夜里，他一边捶打着自己麻木的双腿，一边握紧拳头告诉自己：未来的日子一定要靠自己的双腿来行走！

终于，在一个清晨，当他再一次拖着无力的双腿紧拉着篱笆行走时，一阵钻心的疼痛从下身传了过来。从此，他双腿的知觉开始苏醒了，可以慢慢地站起来，扶着篱笆走上几步。两年后，他凭借自己的坚韧和毅力，走到了离家几公里外的湖边。接着，他又开始练习跑步，把农场上的牛马当作追逐对象，数年如一日，寒暑不放弃。后来，他的双腿就这样"奇迹"般地强壮了起来。到他读大学的时候，他还被选进了田径队，于 1933 年获得"James E. Sullivan Award"的美国最佳业余运动员。拥有过室外一英里赛、室内 800 米、室内 1500 米和室内一英里赛的世界纪录。

（四）意志品质的培养

1. **积极主动** 主动的意志力能让人们克服惰性，把注意力集中于未来。在遇到阻力时，想象自己在克服它之后的快乐；积极投身于实现自己目标的具体实践中，就能够坚持到底。

2. **目标明确** 在生活道路的每一阶段，每个人都可以给自己设置一个可接受的、具体的、有一定困难的目标，制订相应的计划，在实现目标的过程中培养自己的意志。

3. **意志力培养** 坚强的意志是在逐渐积累的过程中一步步地形成，中间还会不可避免地遇到挫折和失败，必须找出使自己斗志涣散的原因，才能有针对性地解决。

4. **乘胜前进** 每一次成功都将会使意志力进一步增强，如果你用顽强的意志克服了一种不良习惯，那么就能获取与另一次挑战决斗并且获胜的信心。

项目七 个性心理

海伦·凯勒能成长为受世人赞誉的学者的原因，与其有强烈的和命运挑战的勇气和意志分不开，与其有不怕困难、积极的心态和信心等个性特征也密不可分。在日常的交往中，有的人笑口常开，有的人却悲观失望；有的人沉着冷静，有的人焦虑不安，这都是不同个性的体现。本项目通过对个性相关知识的介绍，旨在让护生了解个性概述、个性倾向性、个性心理特征、自我意识、个性与疾病，能准确地把握患者的个性特点，最大限度地确保治疗效果和护理质量。

一、概述

个性（Personality），又称人格，指一个人的精神面貌，即具有一定倾向性的、比较稳定的心理特征的总和。个性是多层次、多侧面的，由复杂的心理特征的结合构成的整体。个性心理主要包括个性倾向性、个性心理特征和自我意识系统三部分。

（一）个性的结构

个性心理倾向是推动人进行活动的动力系统，主要包括需要、动机、兴趣、理想、信念和世界观。个性心理特征是一个人经常地、稳定地表现出来的心理特点，能集中反映一个人的独特性和精神面貌，主要包括能力、气质和性格。能力是人顺利完成某种活动所必须具备的心理特征，体现着个体活动效率的潜在可能性与现实性。气质是指表现在人的心理活动和行为的动力方面的反应特征。性格是人对现实的稳定的态度和习惯化的行为方式。正是这些心理特征，使得一个人的心理活动与他人的心理活动彼此区别开来。自我意识系统是个体在同他人交往的社会实践活动中产生的，是人格中内控系统或自控系统，包括自我认知、自我体验、自我控制。自我意识的作用是对人格的各种成分进行调控，保证人格的完整、统一与和谐。

（二）个性的一般特征

1. **整体性** 个性是人的整个精神面貌的表现，是个性倾向性和个性心理特征的有机结合。这些成分或特性不是孤立地存在着，也不是机械地联合在一起，而是相互联系、相互制约，组成一个多层次、多维度，多侧面且有高低、主次之分的，完整的复杂的个性系统。整体性表现为人格内在的统一，使人的内心世界、动机和行为之间保持和谐一致。

2. 稳定性和可变性　只有在社会实践的过程中，经常的、一贯表现出来的心理特征才是一个人的个性；它对人的行为影响始终如一，不受时间和地点限制，所谓"江山易改，禀性难移"，说的就是这个意思。个性的稳定性使我们能够预料个体在一定情况下会有什么样的行为举止，从而将一个人和另一个人在精神面貌上区别开。但这种稳定性是相对的，当一定的心理活动的外部条件与内部条件发生变化时，如发生了重大生活事件或在某些疾病的影响下，人的个性也会有所变化。

3. 独特性和共同性　个体在不同的神经系统活动作用下，或在不同的外界刺激下，个性会表现为极大的差异即独特性（表2-3），这与每个人遗传素质、生长环境、经历相关；个性的共同性是在一定的自然环境、社会环境和群体环境的影响下，逐渐形成的一致性。如一个民族或者一个阶级的人，他们对人、对事、对己所持的态度和价值判断，都容易形成相似的或相同的心理特点。人格的独特性和共同性的关系，就是共性和个性的关系，个性包含共性，共性通过个性表现出来。

表2-3　患者的不同个性在护理情境中的呈现

病例呈现	护理人员收集信息	个性呈现
护士在依次为患者肌内注射黄体酮	观察患者外部行为表现和情绪状态，分析他们的行为特点	
患者甲："哎呦，慢点推药，我都疼死了。"		兴奋性高，自我抑制力弱
患者乙："护士辛苦了，今天的药物是不是特殊，我怎么感觉这么疼啊?"		灵活性较高
患者丙默默地忍受注射的疼痛		情绪不外露，不够灵活
患者丁："我们来治病都是交钱的，应该享受上帝般待遇，打针要讲究技巧才能减轻疼痛。"		情绪体验深刻，细腻又持久

4. 生物制约性和社会制约性　人的个性既具有生物属性又具有社会属性，即它受到自然和社会的双重制约。人的生物属性（先天或遗传的属性）是个性形成的基础，必定受复杂的社会关系的制约，脱离人类社会的实践活动，个性不可能形成，所以个性的本质是社会性。"狼孩"的例子就充分说明了这一点。

（三）个性的影响因素

生物遗传因素是个性形成和发展的基础，但不能决定个性的发展。社会环境、家庭环境、文化环境等环境因素才是个性形成和发展的决定因素。如古代有"孟母三迁"，讲孟子的母亲为了孟子成长，寻找良好环境的故事；满足孩子的皮肤饥饿感，对孩子的个性形成有较大影响，在能够满足皮肤饥饿感的关爱的家庭，孩子的智商、情商都较高；现代的电视、电影和文艺读物等对人格潜移默化的影响也十分明显。

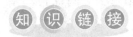

肌肤饥渴症

你知道吗？人体的肌肤和胃一样需要进食以消除饥饿感，这就是传说中的"肌肤饥渴症"。

"肌肤饥渴症"学说的创立缘于 20 世纪 40 年代初，纽约市一名儿科医生为了挽救濒死的早产儿，要求所有的医护人员每天都要抱抱襁褓中的宝宝，结果婴儿死亡率迅速下降趋近于零。美国迈阿密接触研究机构负责人菲尔德指出：人体的肌肤和胃一样需要进食以消除饥饿感，而进食的方式便是抚爱和触摸。

著名的动物学家哈罗曾研究过人类的近亲恒河猴，他将幼猴同猴妈妈分开，然后让其分别与一个金属网编成的猴形妈妈及另一个用绒布做成的猴形妈妈呆在一起。幼猴从两个妈妈身上都可以吃到乳汁。结果，在绝大部分时间内，幼猴都是与绒布妈妈在一起。更为严格的实验研究发现：人不仅对舒适的触摸感到愉快，而且会对触摸对象产生情感依恋。在未出生前，人体浸泡在羊水中，全身的皮肤被温暖接触着。出生后离开母体，皮肤一下处于空虚之中，对触摸的渴望不是皮肤本身的需求，而是一个人内在心理获得安全感和亲密感的需要。渴望作为一种情绪，其重要的特征就是跟身体的联结，心理的需要通过身体的需要进行表达，而身体的需要通过情绪呈现，最后被我们的意识认知到；按照心理动力的观点，不难想象，在婴幼儿期未得到充分拥抱和抚摸的孩子，由于未建立足够的安全感和良好的依恋关系，会发生一种"固著"，即在心理上停留在渴望皮肤触摸的阶段，这种渴望是对亲密依恋关系的渴望，是更底层和必须的需要。

此外，人的个性不可能离开实践活动单独存在，个体的自我调控也起到了主观能动的作用。即遗传奠定了个性发展的可能性，环境决定了个性发展的现实性，实践活动尤其是教育起到了关键性作用，自我调控则是重要的内部决定因素。因此，从某种意义上说，个性也是自己塑造的。

二、 个性心理倾向性

（一）需要

1. 需要的概念　需要（Need）是有机体内部的某种缺乏或不平衡的状态，是个体的心理活动与行为的基本动力。当人通过活动使原有的需要得到满足时，人和周围现实的关系就发生了变化，又会产生新的需要。

2. 需要的分类

（1）按需要的起源：可分为生物性需要和社会性需要。生物性需要是指保存和维持有机体生命和种族的延续所必须的一些需要，与生俱有，体现了需要的自然属性，例如，饮食的需要、睡眠和休息的需要、排泄的需要、性的需要等。动物也有这类需要，但需要的内容、对象和满足的手段都不同，本质区别在于人的需要具有社会性即满足需要的方式受具体的社会历史条件的制约，且受到意识的控制和调节。社会性需要是个体在成长过程中，通过各种经验的积累所获得的一种特有的需要，是后天形成的人的高级的需要，体现了需要的社会属性，如劳动需要、交往需要、爱与归属的需要等。这些需要源于人类的社会生活，对维系个体的社会生活，乃至推动整个社会进步都能起到十分重要的作用。如劳动需要的满足不仅可以使个人能力得到全面发展，提升个人价值感与成就感，还可以使人获得生活的真谛，提升思想境界，继而促进社会的发展。

（2）按指向对象的不同：需要可以分为物质需要和精神需要。物质需要是指向并占有社会生活中的各类物质产品从而获得满足的需要；精神需要是指向并占有社会生活中的各类精神产品从而获得满足的需要，例如，对知识和创造的渴求，对美的享受和交往、友谊等的需求。

3. 需要层次理论　由美国人本主义心理学家马斯洛提出，他将人的需要从低到高分为五个层次（图2-10）。

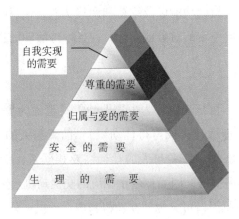

图2-10　马斯洛需要层次理论

（1）生理需要：即保障个体生存的基本需要，如对食物、水和氧气等的需要。

（2）安全需要：包括物质上和心理上的安全保障，如对和平稳定的社会环境、温馨和睦的家庭环境的需要。

（3）归属和爱的需要：如对友谊、爱情、集体归属感的需要。

（4）尊重的需要：既包括自己具有的内在的自尊心，又包括受到他人尊重的需要。

（5）自我实现的需要：是指通过努力，使自己的潜能得以发挥，实现对生活的期望的需要。

马斯洛需要理论的基本要点是：人的需要是天生的、内在的、下意识的，并且只有未满足的需要能够影响行为，满足了的需要就不能再成为激励因素。关于低级需要和高级需要之间的关系他认为，需要的层次越低，力量越强，潜力越大。低级需要得到最低限度满足后，才会追求高级需要的满足，逐级而上。人类进化的过程中，低级需要出现的较早，高级需要出现的较晚。高级需要比低级需要更为复杂，满足高级需要必须要有更好的外部条件。

马斯诺的需要层次理论系统地探讨了需要的实质、结构、发生发展的过程以及在人类社会生活中的作用，是一套比较完整的需要理论。但也还存在着一些问题，例如把基本需要统统看作是先天的、与生俱来的，未看到后天环境和教育对需要的发生发展所起的作用，这就模糊了人的生物需要与社会需要的差别；强调没有低级需要的满足便不可能有高级需要，却未充分认识到高级需要对低级需要的调节作用，而这恰恰是人和动物的本质区别。

（二）动机

1. **动机（Motivation）** 是激发和维持个体进行活动，并导致活动朝向某一目标的心理倾向或动力。动机是在需要的基础上产生的，是推动人活动，并使活动朝向某一目标的内部动力，具有激发功能、指向功能以及维持和调整功能，这意味着动机能够激发起个体产生某种活动，使行为指向一定的对象或目标，并且维持活动的进行，调节着活动的强度和持续时间。

2. **动机的分类**

（1）根据动机的起源，可把动机分为生物性动机（也称为生理性动机或原发性动机）和社会性动机（也称为心理性动机或习得性动机）：前者与人的生理需要相联系，例如，饥、渴、疼痛、性欲、睡眠等。后者与人的社会需要相联系，例如，人有社会交往的需要、成就的需要、认识的需要等，因而产生了相应的交往动机、成就动机和认识动机等。

（2）根据引起动机的原因，可分为外在动机和内在动机：外在动机是指活动动机是由外在因素引起的，是追求活动之外的某种目标。内在动机是指活动动机出自于活动者本人并且活动本身就能使活动者的需要得到满足。例如，个别护士为患者服务的目的是获得患者的认可和表扬，而更多护士则是出自于对患者的同情心及为了全人类的健康事业贡献自己的力量。在一定条件下，外部动机可以转化为内部动机。

（3）根据动机的影响范围和持续作用时间，可把动机分为长远的、概括的动机和短暂的、具体的动机：前者持续作用时间久，比较稳定，影响范围广；后者易受情绪影响，不够稳定，只对个别具体行动一时起作用。例如，周恩来总理为中华之崛起而读书，这种动机是长远的动机，相反如果只是为了应付考试而学习，那么这种动机就是短暂的。

3. **动机冲突** 指动机结构中同时存在性质和强度相似或相互矛盾的动机，使人难以取舍。动机冲突主要有四种形式：

（1）双趋冲突：两个或两个以上的目标有同样的吸引力，产生同等强度的动机，但只能从中选择一个。此时个体表现出难于取舍的矛盾心理。例如，周末既想去图书馆自习，又想上街购物。

（2）双避冲突：两种或两种以上的目标都是对个人造成威胁或厌恶感的，使人产生逃避动机，但由于条件和环境的限制，不得不选择其中的一个。例如，既不想吃药，又不想打针。

（3）趋避冲突：同一个目标既对个体产生吸引，又使个体想要回避，从而导致内心产生冲突，例如，为了治愈疾病必须手术但又害怕做手术引起的疼痛等。

（4）多重趋避冲突：指在实际生活中，人们面对着两个或两个以上的目标，而每个目标又分别具有吸引和排斥两方面的作用，人们必须进行多重的选择而左顾右盼，难以抉择的心态即为多重趋避冲突。例如，有的大学生想多选修一些有吸引力的课程以拓宽自己的视野，但又害怕减少了必修课程的学习时间而考试失败；想参加校排球队为学校争光，但又害怕训练时间过长，耽误学习；想参加学校的创业协会增加创业经验，但又怕选不上而丢面子。这种复杂的矛盾心理，就是多重趋避冲突。

4. **动机与工作效率的关系** 耶克斯和多德森通过研究发现了动机与工作效率之间的关系，有趣的是动机与工作效率之间并非大多数人事先所预想的线性关系，而是呈现出倒"U"形，即中等强度的动机，活动效率最高；过高或过低的动机强度，都会导致活动效率的下降。例如，过强的学习动机，使人长期处于焦虑和紧张中，不能激起学习的积极性，降低了学习的效率。进一步的研究表明，每一种活动都存在一个最佳的动机水平，动机的最佳水平随着任务性质的不同而有所区别，较为容易的任务中，工作效率随着动机的提高而上升；而随着任务难度的逐渐增加，动机的最佳水平逐渐下降，这意味着在难度较大的任务中，较低的动机水平反而有利于任务的完成。

（三）兴趣

1. **兴趣的概念** 兴趣（Interest）是个体积极探究客观事物的心理倾向，表现为对某一事物的选择性态度和肯定的情绪。兴趣以人的需要为基础，并和认识紧密联系，能够促使个体主动的关注和感知与这一事物有关的一切。兴趣能够扩大人们的知识面，丰富人们的精神生活，提高人们活动的能力。

2. **兴趣的分类** 根据指向目标的不同，可以把兴趣分为直接兴趣和间接兴趣：前者是对活动本身的兴趣，后者是对活动结果的兴趣；根据内容的不同，还可以把兴趣分为物质兴趣和精神兴趣；根据社会伦理评价的不同，可以把兴趣分为高尚的兴趣和低级兴趣，高尚的兴趣有利于人的身心健康和社会发展，低级的兴趣则相反。

3. 兴趣的品质

（1）兴趣的指向性：指人对于什么事物产生兴趣。例如，有的人对书法感兴趣，有人对舞蹈感兴趣。

（2）兴趣的广度：即兴趣的范围，有人兴趣广泛，有人兴趣单一。

（3）兴趣的持久性：指对事物感兴趣持续时间的长短即稳定程度。

（4）兴趣的效能：是指兴趣推动活动的力量。当一种兴趣能够转化成一种力量，成为工作和学习的推动力，并产生实际的效果时，这一兴趣才是有效能的。

（四）理想、信念、世界观

1. 理想（Ideal）　是指符合客观规律的，同奋斗目标相联系的，并有可能实现的想象。理想是对奋斗目标的向往与追求，这一奋斗目标，人既对它含有生动的想象内容、明确的思想认识，又怀有喜爱、赞扬等肯定的情感体验，并决心努力实现。

2. 信念（Faith）　是指人坚信某种认识的正确性，并以此来支配自己的行为的个性倾向。信念受社会文化环境的影响，建立在个体知识经验的基础上，在社会实践的过程中逐渐形成。信念指引着人的思想和行为，具有巨大的激励作用。信念是相对稳定的，一旦形成不会轻易改变，为了实现自己的信念，人们愿意付出努力，甚至可以牺牲生命。

3. 世界观（World view）　是指信念的体系，是个人对客观世界的总的、根本的看法和态度。世界观是个性倾向性最高的表现形式，它是言行的总动力，指引和制约着人的思想倾向和整个心理面貌。

三、个性心理特征

个性心理特征是指在心理活动过程中表现出来的比较稳定的特点，它集中反映了人的心理面貌的独特性，主要包括能力、气质和性格。

（一）能力

1. 能力的概念　能力（Ability）是直接与活动有关并影响活动效率的一种个性心理特征，是人顺利完成某种活动所必须具备的心理条件。具体而言包括个体已经表现出来的实际能力和潜在的能力两个方面。

能力与活动紧密相连，一方面能力是在活动过程中发展起来并在活动中得到表现的。另一方面，从事某种活动必须有一定的能力为前提条件。离开活动，人的能力就无法形成与发展，并失去了它存在的作用与意义；而缺乏了能力，也难以保证活动的顺利完成。此外，要顺利完成某种活动，往往不是单一能力所能胜任的，而是需要多种能力的结合，如音乐家的活动必须具有听觉记忆力、曲调感、节奏感、音乐想象力等能力的结合。

2. 能力、知识与技能　　三者都是我们保证活动顺利完成的重要条件，但是能力并不等于知识和技能，既有区别，又有紧密联系。能力是人的一种个性心理特征，知识是人类社会历史经验的总结概括，技能是人们通过练习而获得的动作方式和动作系统。能力虽不等于知识、技能，但又与两者有着密切关系。首先，能力的形成与发展依赖于知识、技能的获得。随着人的知识、技能的积累，人的能力也会不断提高。其次，能力的高低又会影响到掌握知识、技能的水平。一个能力强的人较易获得知识和技能，他们付出的代价也比较小；而一个能力较弱的人可能要付出更大的努力才能掌握同样的知识和技能。所以，从一个人掌握知识、技能的速度与质量上，可以看出其能力的高低。综上所述，能力是掌握知识、技能的前提，又是掌握知识、技能的结果。两者是互相转化，互相促进的。

3. 能力的分类　　最常见的分类是将能力分为一般能力和特殊能力

（1）一般能力：是指在多种活动中表现出来的基本能力。包括观察力、记忆力、注意力、思维力、想象力和语言能力等，这些能力是人们完成任何活动所不可缺少的心理条件。而通常所说的智力就是指的一般能力。

（2）特殊能力：是指在从事某种专业活动中所表现出来的能力。它只在特殊活动领域内发生作用，是顺利完成某种专业活动的心理条件。如画家的色彩鉴别能力，音乐家的节奏感知能力，护理人员在工作过程中应具备的应急能力等都属于特殊能力。

一般能力和特殊能力的关系是辩证统一的。它们相互影响，相互制约。人要顺利完成某种活动，既要有一般能力，又要有与其活动有关的特殊能力。一方面，特殊能力总是在一般能力的基础上形成和发展起来的；另一方面，特殊能力发展的同时也会促进一般能力的发展。

4. 能力发展的一般趋势与个体差异

（1）能力发展的一般趋势：在人的一生中，能力发展的趋势大致如下，在12岁以前能力呈直线发展，即能力发展与年龄增长几乎同步，18～25岁之间就达到了顶峰，并保持水平状态直到35岁，36岁以后有下降趋势，到60岁以后能力迅速衰退。

（2）能力发展的个体差异：由于人的遗传素质、后天环境和所受教育以及从事的实践活动不同，人与人之间在能力上存在着个体差异。具体归纳为三个方面。①能力发展结构的差异：能力包含有各种不同的成分，它们可以按照不同的方式进行组合形成不同的能力结构，这样就构成了能力结构上的差异，因而致使人们在能力方面表现出各有所长，各有所短。比如，有的人擅长形象思维，有的人擅长抽象思维；有的人善于形象记忆，有的人善于运动记忆；有的人思维敏捷，反应速度快；有的人则思维迟钝，反应速度慢。②能力发展水平的差异：能力的发展水平差异主要指智力差异。一般来说，整个人群中智力的个体差异呈现出中间大、两头小的正态分布，即智力超常与智力低下的人在总人口中所占比例很小，绝大多数人智力的发展是在常态范围内。③能力表现早晚的差异：人的能力发挥有早有晚。有的人能力表现较早，即所谓"人才早熟"，例如唐朝的王勃，6岁善于文辞，10岁能赋，13岁写出脍炙人口的《滕王阁序》；奥地利作曲家莫扎特，5岁开始作曲，8岁试写交响乐，11岁创作大型歌剧。而有的人则能力表现较晚，即所谓"大器晚成"。例如，我国著名画家齐白石，40岁时才表现出绘画才能；我国著名医生李时珍在61岁时才写成巨著《本草纲目》。

（二）气质

1. **气质的概念**　日常生活当中，我们总是会评价一些人非常有气质。但是这里所讲的气质，跟日常生活中的气质不是一回事。日常生活中的气质一般是指人的谈吐样貌，行为举止，衣着打扮。而心理学中所讲的气质是指一个人生来就具有的，表现心理活动的强度、速度、灵活性、稳定性与指向性等方面的心理特征。比如，有的新生儿爱大声哭闹，而有的则安静乖巧。从通俗意义上理解，气质就是人们常说的"脾气""秉性""性情"。如有的人急性子，脾气暴躁；有的人性子慢，性情温和。气质与性格、能力等其他个性心理特征相比，更具稳定性，但气质在环境和教育的影响下，可能有所改变，只是变化很慢，几乎看不出来。

2. **气质类型**　气质可分为多血质、胆汁质、黏液质和抑郁质四种，各自特征如下：

多血质：属于敏捷好动的类型。这种气质类型的人，活泼好动、反应迅速、动作灵活、思维敏锐、善于交际、适应性强；但往往粗心大意、情绪多变、兴趣易转移、轻率散漫。例如《还珠格格》中的小燕子。

胆汁质：属于兴奋热烈的类型。这种气质类型的人，直率热情、精力旺盛、敏捷果断、反应迅速强烈；但性急暴躁、任性、容易冲动。例如《三国演义》中的张飞。

黏液质：属于缄默而沉静的类型。这种气质类型的人，安静稳重，耐心谨慎，有主见，善于克制，沉默寡言，反应缓慢，情绪隐蔽；但是往往固执、保守、动作迟缓、缺乏生气。例如《红楼梦》中的薛宝钗。

抑郁质：属于呆板而羞涩的类型。这种气质类型的人，敏感多疑，自卑孤僻，动作迟缓、反应缓慢；但感受性强，情绪隐蔽而体验丰富深刻，富有同情心。例如《红楼梦》中的林黛玉。

上述四种气质均属典型类型，但在实际生活中，典型的气质类型是不多见的，多数是两种或多种气质的混合型。

3. **气质学说**　有许多医学及心理学家致力于关于气质的生理基础的研究，比较有代表性的气质学说有体液说和高级神经活动类型学说。

（1）体液说：由古希腊医生希波克拉底提出。

认为构成人体的体液有四种：血液、黏液、黄胆汁和黑胆汁，这四种体液所占比例的不同，决定了人的心理活动和行为表现。后来罗马医生盖伦发展了希波克拉底的思想，将人的体液与人的气质联系起来，进一步确定了气质类型，把人的气质分成四种典型的类型，即多血质、胆汁质、抑郁质、黏液质，分别由某一种体液在人体内占据优势。即以血液为主的是多血质；以黏液为主的是黏液质；以黄胆汁为主的是胆汁质；以黑胆汁为主的是抑郁质。

（2）高级神经活动类型学说：是由前苏联生理学家巴甫洛夫创立的。

认为气质类型是高级神经类型在人的行为方式上的表现，个体所有活动都是在兴奋和抑制这两种神经过程协同活动的支配下进行的，并指出高级神经活动有三个基本特性，即强度、灵活性、平衡性，巴甫洛夫根据这三种基本特性的不同组合，把动物高级神经系统活动划分成以下四个基本类型：

强、不平衡型：特点是兴奋过程强于抑制过程，是一种易兴奋、奔放不羁的类型，也称"不可遏制型"，对应胆汁质。

强、平衡、灵活型：特点是反应灵敏、好动活泼，能很快适应外部环境，也称"活泼型"，对应多血质。

强、平衡、不灵活型：特点是较容易形成条件反射，但不易改造，是一种坚毅而行动迟缓的类型，也称"安静型"，对应黏液质。

弱型：特点是兴奋和抑制过程都很弱，表现为胆小怕事，在艰难工作面前，正常的高级神经活动易受破坏而产生神经症，也称"抑制型"，对应抑郁质。

巴甫洛夫认为，高级神经活动类型是气质类型的生理基础，气质是神经系统类型的心理表现，其对应关系如下（表2-4）。

表2-4 高级神经活动类型与气质类型对应关系

高级神经活动类型	气质类型
强、不平衡型（不可遏制型）	胆汁质
强、平衡、灵活型（活泼型）	多血质
强、平衡、不灵活（安静型）	黏液质
弱型（抑制型）	抑郁质

4. 气质的意义　虽然人的气质主要受生物遗传因素的影响，具有相对稳定的特点，但认识和了解气质类型的差异，在教育、管理及医疗护理等领域有重要的意义和应用价值。

（1）气质本身并无好坏之分：每一种气质类型都具有其积极和消极一面，即气质具有双重性。我们不能简单地断定哪一种气质是最好的。因为不管是哪一种气质，它虽有各自的胜人之处，也有各自不足。即气质虽各异，并不分优劣。例如，多血质的人活泼开朗，但又缺乏稳定性，性格多变；胆汁质的人热情、勇敢但又较为暴躁和冲动。所以我们要正确对待自己的气质类型。要注意克制气质的消极方面，发扬气质的积极方面，扬长避短，发挥自身的气质优势。

（2）气质不决定人的能力水平和社会价值：每一种气质类型的人都有可能在事业上取得成就。例如，俄国四位著名文学家中普希金属于胆汁质，赫尔岑属于多血质，克雷洛夫属于黏液质，果戈里属于抑郁质。

（3）气质可作为择业和选拔人才的一种依据：气质研究对职业选择有一定意义，不同特性的工作或职业对人的心理品质有不同的要求。某些气质特征往往能为一个人从事某种职业活动提供有利条件，这决定了每种气质类型的人都有适合干的工作，只有人职匹配的时候，其能力、主动性、创造性才能得到最大的发挥，工作的效果和绩效也最佳。例如典型的多血质气质类型的人适合做社交性、文艺性、多变性的工作，如公关、律师、记者、演员、推销员等，而不太适合做按部就班、一成不变的工作；典型的黏液质气质适宜从事有条不紊、刻板平静、耐受性较高、原则性较强的工作，如研究员、教师、医生、护士、会计、人事等，但不太适应从事激烈多变的工作。

（4）气质影响健康：研究表明，人的气质与人的心身健康关系密切。不同气质类型的人，由于其情绪兴奋性不同，适应环境的能力不同，进而会影响健康。情绪不稳定、易伤感、易冲动等特征不利于心身健康，有些可成为心身疾病的易感因素。超强的精神刺激或过度紧张，往往使胆汁质的人抑制过程更弱，兴奋过程更强，从而导致神经衰弱或心身疾病等。而对抑郁质的人，巨大的挫折、不顺的社会环境或个人的极大不幸都会使脆弱的神经无法忍受而导致癔症、强迫症或心身疾病。因此，克服气质中的消极方面，有利于身心健康。

5. 气质与临床　不同气质类型的人对待疾病、治疗，尤其是对待痛苦的态度是不一样的。例如，同样对待病痛，不同气质类型的人表现不一样。胆汁质的人可能表现为无所谓；多血质的人则有丰富的痛苦表情；黏液质的人能忍耐；而抑郁质的人则可能叫苦不迭、焦虑不安。因此，在具体临床工作中，医护人员应注意观察了解患者的气质特点，因人施治或施护，以便因势利导，有效减少医患、护患矛盾。例如，对多血质的患者，应使用热情、关切、劝导的语言容易奏效；对胆汁质和抑郁质的患者，言语要谨慎、耐心，以免造成医患、护患纠纷；对黏液质的患者，既要给予精神安慰，又要想方设法消除其思想顾虑，更要有行动，使安慰的行动多于安慰的语言，从而获得患者的信赖，使其积极主动地配合治疗。同样，在心理护理的程序中需要分析患者的气质类型，从而有针对性地拟定护理措施，提高护理工作的质量。

（三）性格

1. 性格的概念　性格是个体在社会生活过程中形成的，对客观现实稳定的态度及与之相适应的习惯化的行为方式。性格是人格中最重要的心理特征，最能反映一个人的生活经历，体现一个人的本质属性。它是在实践活动中形成和发展起来的，并体现在对自己、对别人、对事物的态度和所采取的言行上。因此，性格是个体在活动中与特定社会环境相互作用的产物。

2. 性格的特征 性格是由许多特征组成的复杂心理结构。由于每个人的性格特征组合及表现形式不同，因而形成了千差万别的性格。从总体上看，性格结构具有以下四个方面的基本特征：

（1）态度特征：是指个体在对现实生活各个方面的态度中表现出来的一般特征。主要表现在：对社会、集体和他人的态度；对待工作、学习和生活的态度；对待自己的态度。例如，在对待社会和集体方面，关心社会和集体，乐于履行对社会、集体的义务；在对待他人方面，待人诚恳、正直、诚实，或待人虚伪、狡诈；护士对待患者天使般的爱等。

（2）意志特征：是指个体在对自己行为的自觉调节方式和水平方面表现出的心理特征。表现为行动目的是否明确，对行为的自觉控制能力，以及紧急困难时处理问题的特点。如自觉性、果断性、自制性、坚韧性、勇敢、沉着或盲目性、依赖性、软弱、冲动等都属于这类特征。

（3）情绪特征：是指个体在情绪表现方面的心理特征，主要体现在情绪活动的强度、稳定性、持久性和主导心境等方面。如强度方面，有的人情绪高涨，富于激情；有的人情绪体验比较微弱，情绪安宁。稳定性方面，有的人情绪比较平稳，情绪易控制；有的人易激动，情绪起伏很大，情绪的控制力弱。持久性方面，有的人持续的时间短，对身体、工作和生活的影响也较短；有的人持续的时间长，对身体、工作和生活的影响也较大。在主导心境方面，有的人欢乐、愉快；有的人抑郁、低沉。

（4）理智特征：是指人们在感知、记忆、思维、想象等认识过程中表现出来的心理特征。如在感知方面，能按照一定的目的任务主动地观察，属于主动观察型；有的则明显地受环境刺激的影响，属于被动观察型；有的倾向于观察对象的细节，属于分析型；有的倾向于观察对象的整体和轮廓，属于综合型。

3. 性格的类型 是指一类人身上所共有的性格特征的独特结合。由于性格的复杂性，对于性格的分类目前还未达成共识。主要的观点有：

（1）从心理倾向划分性格类型——内倾型与外倾型：瑞士精神分析心理学家荣格根据力比多（Libido，来自本能的力量）的流向把人区分为内倾和外倾两种基本类型。内倾型的人兴趣和关注点指向主体自身，表现为感情深沉、处事谨慎、缺乏决断力、交际面窄、适应环境能力差；外倾型的人兴趣和关注点指向外部客体，表现为活泼开朗、自由奔放、爱交际、独立性强、容易适应环境变化。

（2）按个体独立性程度划分性格类型——场依存型和场独立型：美国心理学家威特金通过知觉来研究人的性格，根据个体独立性程度分为场依存型和场独立型两种类型。他认为这两种类型的人是按照两种对立的信息加工方式进行工作的。场依存型的人倾向于以外在参照物作为信息加工的依据，他们易受附加物的干扰，易受他人意见左右，过分地注意和依赖他人提供的社会线索，好社交，与别人交往的时候能够较多考虑对方的感受；而场独立型的人则倾向于利用内在的、自身的参照系，不易受外来事物的干扰，他们具有坚定的信念，能独立判断事物、发现问题、解决问题，易于发挥自己的力量，关心抽象的概念和理论，不善于社交，与人交往时也很少能体察入微。

（3）按性格与工作压力的关系划分性格类型——A型、B型、C型性格

A型性格：急躁，没有耐心；情绪容易波动；争强好胜，求胜心切，追求成就，有很强的事业心；时间观念强，动作敏捷，把工作日程排得满满的，试图在极少的时间里，做极多的工作；终日忙忙碌碌、紧紧张张，不知道放松自己，极不情愿把时间花在日常琐事上；对人有戒心；缺少运动。由于A型性格是"急性子"，生理学和心理学家研究表明，A型的人容易罹患高血压、冠心病等心身疾病。

B型性格性：情随和，不喜欢与人争斗；生活怡然自得，不争名利，易满足，对成败得失和成就大小态度淡然；对待工作生活从容不迫，有理有条；时间观念不是特别强。

C型性格：主要反映在愤怒的表达方式上，压抑和否定自己的愤怒情绪。C型性格的人在生活中表现为：性格内向，与别人过分合作，过分有耐心，回避冲突，委曲求全，多愁善感，情绪压抑，常常克制自己的情绪，特别是愤怒。该类型是一种容易罹患癌症的性格。

4. 性格与气质、能力的关系

（1）性格与气质的关系：既有区别，又有联系。两者的区别在于：首先，气质更多地受个体高级神经活动类型的制约，主要是先天的，无好坏之分；而性格更多地受社会生活条件的制约，主要是后天的，社会评价上有好坏之分。其次，气质形成早，可塑性小，变化慢；性格形成晚，可塑性较大，变化较快。第三，在年幼的儿童个性结构中，性格特征还未完全成熟，气质特点起着重要作用；成人气质成分的作用渐减，性格特征逐渐起到核心作用。两者的联系在于：首先，气质可按自己的动力方式渲染性格，使性格具有独特的色彩，例如同是友善的性格特征，胆汁质的人表现为热情豪爽，抑郁质的人表现出温柔。其次，气质会影响性格形成与发展的速度。如胆汁质的人容易形成勇敢、果断、主动性的性格特征，而黏液质的人就较困难。第三，性格对气质有重要的调节作用，在一定程度上可掩盖和改造气质，使气质服从于生活实践的要求。如护理人员在临床护理工作中培养起来的认真细致的性格掩盖了多血质气质原本粗心马虎的特征。

（2）性格与能力：是在一个人统一实践过程中发展起来的，二者之间相互影响、相互联系。首先，性格制约着能力的形成与发展。一方面，性格影响能力的发展水平。另一方面，优良的性格特征又往往能够补偿能力的某种缺陷，"勤能补拙"就是说性格对能力的

补偿作用。但不良的性格特征，也会阻碍能力的发展，甚至使能力衰退。其次，能力的形成与发展也会促使相应性格特征随之发展。

四、 自我意识系统

自我意识是人格中的内控系统或自控系统，由自我认识、自我体验和自我控制（或自我调节）三个子系统构成，其作用是对人格的各种成分进行调控，保持人格的完整、和谐统一。

1. 自我认识　是对自己的洞察和理解，包括自我观察和自我评价。自我观察是指对自己的感知、思想和意向等方面的察觉；自我评价是指对自己的想法、期望、行为及人格特征的判断与评估，这是自我调节的重要条件。

2. 自我体验　是伴随自我认识而产生的内心体验，是自我意识在情感上的表现。自尊心、自信心是自我体验的具体内容。自尊心是指个体在社会比较过程中所获得的有关自我价值的积极的评价与体验。自信心是对自己的能力是否适合所承担的任务而产生的自我体验。自信心与自尊心都是和自我评价紧密联系在一起的。

3. 自我控制（或自我调节）　是自我意识在行为上的表现，是实现自我意识调节的最后环节。它包括自我检查、自我监督、自我控制等。自我检查是主体在头脑中将自己的活动结果与活动目的加以比较、对照的过程。自我监督是一个人以其良心或内在的行为准则对自己的言行实行监督的过程。自我控制是主体对自身心理与行为的主动的掌握。

五、 个性与疾病

对个性与疾病的研究可追溯到希波克拉底和盖伦。盖伦认为抑郁质妇女比多血质妇女容易患癌症。19 世纪，一些临床医生也在各自观察的基础上提出类似的观点。20 世纪 40 年代，在弗洛伊德、巴甫洛夫等的影响下产生了心身医学，将个性与心身疾病相联系进行研究。但这些研究只是流于表面，并没有形成自己特有的理论模型。到 20 世纪 50 年代末，美国心脏病学家弗里德曼和罗森曼在临床观察中发现，患有冠心病的患者行为特征与正常健康的人有很大差异，一般冠心病患者具有竞争性和好胜心强，易怒、行动快，时间紧迫感强等行为特征，他们把这些行为特征称为"A 型人格"，也称"急躁好胜型"。与之相对的 B 型人格则竞争性弱，容易满足，安于现状，比较没有主见和上进心，但往往健康状况良好。A 型行为模式于 1977 年在国际心脏和血液病学术会议上被确认为冠心病的一个独立的危险因素。目前国内对 A、B 型人格的研究多见于临床和健康心理学领域，普遍认为 A 型人格不仅在冠心病，在其他一些心身疾病的发生发展过程中也起重要作用。

20 世纪 80 年代，英美等国学者发现癌症患者具有某些人格特征，这些特征易使人得癌症，由此提出了癌症易感性行为特征——C 型人格，也称"忍气吞声型"，医学专家以 Cancer（癌）的第一个字母 C 为其命名。这种人格的特征主要表现为抑制自己的愤怒，过分忍耐，尽量回避冲突，屈从权威，过分焦虑，克制姑息等。调查表明，C 型人格者患癌症的危险性比一般人高 3 倍。这类人群应学会自得其乐，及时疏导和发泄不良情绪，增强自信心。

20 世纪 90 年代，荷兰学者提出了 D 型人格的概念，D 型人格又称"忧伤人格"，其最明显的表现是消极忧伤和孤独压抑。他们经常感到烦躁、紧张，无缘无故的担心，对自我抱有消极观念，这种人康复起来速度慢，更容易复发心血管疾病，且死亡率比其他患者高。现有的研究表明，D 型人格也是冠心病的一种独立危险因素。D 型人格的提出，既是对以往与疾病相关的 A、B、C 型人格概念的扩展，也是对已有人格和心血管疾病关系研究证据的整合。

复习思考

一、单项选择题

1. 下列属于内部感觉的是（　　）

    A. 味觉   B. 听觉   C. 嗅觉

    D. 皮肤觉   E. 视觉

2. 当知觉对象的刺激输入在一定范围内发生变化时，知觉形象并不因此发生相应的变化，这就是知觉的（　　）

    A. 选择性   B. 理解性   C. 恒常性

    D. 整体性   E. 适应性

3. 错觉是指（　　）

    A. 神经症患者的知觉   B. 外部感觉   C. 人的一种心理缺陷

    D. 对事物的不正确知觉   E. 虚幻的知觉

4. 老年患者随着年龄的增加，记忆能力逐步减退。在询问病史时最容易出现的是（　　）

    A. 表述不清   B. 症状隐瞒   C. 记忆不确切

    D. 反应迟钝   E. 答非所问

（2015 年护士资格考试试题）

5. 信息储存在 1 分钟以上，也许是几小时、几天，也许是数月、数年，甚至是保持终生的记忆，称为（　　）

    A. 感觉记忆   B. 长时记忆   C. 情境记忆

    D. 运动记忆   E 情绪记忆

6. 艾宾浩斯遗忘曲线揭示的遗忘规律是（　　）

    A. 遗忘速度先慢后快　　　B. 遗忘速度先快后慢　　　C. 遗忘速度保持不变

    D. 遗忘速度不受学习材料性质影响　　　E. 以上都不对

7. 人类心理发展的最高阶段是（　　）

    A. 知觉　　　　　　　　　B. 思维　　　　　　　　　C. 想象

    D. 记忆　　　　　　　　　E. 注意

8. 有预定目的，但不需要意志努力的注意称为（　　）

    A. 无意注意　　　　　　　B. 有意注意　　　　　　　C. 有意后注意

    D. 有意前注意　　　　　　E. 随意注意

9. "人逢喜事精神爽"指的是（　　）

    A. 心境　　　　　　　　　B. 激情　　　　　　　　　C. 美感

    D. 应激　　　　　　　　　E. 理智感

（2015 年人民卫生出版社《护理心理学基础》试题）

10. 汽车正在行驶中，一名儿童突然冲向马路对面，司机急刹车，汽车在发出刺耳的刹车声后停住，儿童在车前的半米处跑过。这时司机顿感心跳加快，头上冒汗，手足无力，这种情绪状态是（　　）

    A. 心境　　　　　　　　　B. 激情　　　　　　　　　C. 情感

    D. 应激　　　　　　　　　E. 情操

11. 根据坎农-巴德情绪学说，情绪的中心位于（　　）

    A. 内脏　　　　　　　　　B. 外周神经系统　　　　　C. 杏仁核

    D. 丘脑　　　　　　　　　E. 脑干

12. "人是因为哭了才发愁，因为动手打了才生气，因为发抖才害怕"，这是（　　）的观点

    A. 情绪的外周理论　　　　B. 情绪的丘脑理论　　　　C. 情绪的认知理论

    D. 情绪的动机-分化理论　E. 情绪的 ABC 理论

13. 强调情绪的发生都是由外界环境刺激、机体的生理变化和对外界环境刺激的认识过程三者相互作用的结果的情绪理论被称为（　　）

    A. 坎农-巴德学说　　　　B. 伊扎德的情绪理论　　　C. 詹姆斯-兰格情绪理论

    D. 沙赫特-辛格的情绪理论E. 阿诺德的"评定-兴奋"理论

14. 意志行动通过（　　）来实现的

    A. 一系列随意运动　　　　B. 一系列倾向性运动　　　C. 一系列目的性运动

    D. 一系列主观性运动　　　E. 一系列心理活动

15. 意志活动总是与（　　）相联系

  A. 克服困难   B. 处事风格   C. 身体状况

  D. 心情状态   E. 社会实践

16. 与意志的自觉性相反的品质是（ ）

  A. 武断、优柔寡断 B. 受暗示性、一意孤行 C. 动摇、执拗

  D. 任性、怯懦   E. 墨守成规、虎头蛇尾

17. 能力分为一般能力和特殊能力，属于一般能力的是（ ）

  A. 色彩辨别力   B. 音色分辨力   C. 手指敲击速度

  D. 记忆力   E. 绘画能力

18. 某人聪明、好动、热情、反应敏捷，且容易兴奋和激动，但常常缺乏耐心和毅力。他的气质类型属于（ ）

  A. 黏液质   B. 多血质   C. 抑郁质

  D. 胆汁质   E. 以上都不是

19. 根据巴甫洛夫的高级神经活动类型说，胆汁质的神经过程基本特征是（ ）

  A. 强、不均衡   B. 弱   C. 强、均衡、灵活

  D. 强、均衡、不灵活 E. 强、不均衡、不灵活

20. 一个人所表现出的同情心或自私、诚实或虚伪的性格特征属于（ ）

  A. 性格的态度特征 B. 性格的理智特征 C. 性格的情绪特征

  D. 性格的意志特征 E. 性格的行为特征

21. 具有争强好胜、追求成就、攻击性强、缺乏耐心、醉心于工作等行为特征的性格类型称为（ ）

  A. B 型性格   B. A 型性格   C. C 型性格

  D. D 型性格   E. E 型性格

二、简答题

1. 简述心理的实质。

2. 你认为影响遗忘速度的因素有哪些？

3. 生活中你有哪些提高记忆效率的方法或技巧？

4. 简述情绪和情感的区别与联系。

5. 结合学习、生活中的具体事例，谈谈意志行为的培养。

三、案例分析

  发生于 2016 年 4 月 14 日的"辱母案"中，于欢在母亲苏银霞和自己被 11 名催债人长达 1 小时的侮辱后，情急之下用水果刀刺伤了 4 人，其中 1 人因失血过多休克死亡。

  1. 于欢所处的这种情绪状态是什么？

  2. 青年大学生如何预防这种情绪状态下的犯罪行为？

四、实践指导

1. 请结合"气质量表""A 型行为类型评定量表"和"EPQ 人格量表"测试结果，从心理学角度分析自己的现有人格。（"我"是什么样的人？"我"有什么样的人格特点？"我"为什么会成为现在的"我"？）

2. 临床护理工作中，护理人员在执行心理护理时首先要判断患者属于哪种气质类型，然后采取相应的技术措施，有针对性地实施心理护理，从而达到事半功倍的效果。而临床中判断患者的气质类型主要采用观察法，细心观察构成患者气质类型的各种心理反应特征，以及构成气质生理基础的高级神经活动的基本特征，才有利于气质类型的判断。因此，请细心观察临床中多血质、胆汁质、抑郁质和黏液质四种典型气质类型患者的临床表现，并探索总结相应的心理护理原则。在掌握某一种典型气质类型患者的心理护理原则后，才能举一反三，触类旁通地对混合型气质类型的患者进行行之有效的心理护理。

扫一扫，知答案

扫一扫，看课件

模 块 三

心理健康与应激

【学习目标】

1. 掌握心理健康的概念及标准；心理挫折、心理防御机制的概念；应激与应激源概念、应激的处理方法；心理危机干预技术、心身疾病的概念。

2. 熟悉维护心理健康的方法；心理挫折的常见表现及常见心理防御机制；应激的中介机制、常见应激反应；心理危机概念、标准及心理危机干预的概念、原则，心身疾病的诊断、治疗原则及预防。

3. 了解心理社会因素在健康和疾病中的作用；心理挫折的原因与影响其程度的因素；应激理论模式；心理危机结局、常见的心身疾病。

项目八 心理健康

随着社会的飞速发展，人们的生活节奏日益加快，激烈的竞争与挑战，给人们的心理健康提出了更严峻的考验，心理社会因素对人们心身健康的影响也日益突出。因此，帮助人们树立正确的健康观、弄清心理社会因素与健康的关系，采取有效措施缓解各种压力，已成为医务工作者促进和维护健康的重要内容。

一、 健康与疾病的概念

健康是人类的基本权利，是人人都希望拥有的最大财富，也是一个随着时代的推移而不断演变的概念。

传统的健康观认为，"健康就是无病、无伤、无残"。《辞海》对健康的描述是："人体各器官系统发育良好，功能正常，体质健壮，精力充沛并具有良好活动效能状态。"

随着现代医学的发展以及人们关于健康观念的转变，人们越来越意识到，心理的、社会的和文化的因素同生物生理的因素一样，与人的健康、疾病有非常密切的关系，单纯的生物医学健康观正在被生物–心理–社会的"立体健康观"所替代。

所以，世界卫生组织（WHO）1948 年就把健康概念定义为："健康不仅是没有疾病和虚弱，而且是一种个体在身体上、心理上、社会上完全安好的状态。"1989 年WHO 对健康又给出了新的定义，即"健康不仅是没有疾病，而且包括躯体健康、心理健康、社会适应良好和道德健康。"（图 3–1）

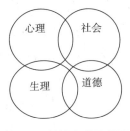

图 3–1　新健康观示意图

由于概念过于抽象化和理性化，世界卫生组织（WHO）又提出了衡量健康的具体标准：①精力充沛，能够从容不迫地应付日常生活和工作；②处事乐观，态度端正，积极承担任务不挑剔；③睡眠良好，适度休息；④适应能力较强，能够适应各种外界的变化；⑤对一般较轻的疾病有一定的抵抗力；⑥体重适当，体态均匀，头、臂、臀比例协调；⑦头发有光泽，无头皮屑；⑧眼睛明亮，反应敏锐，眼睑不发炎；⑨牙齿清洁，无缺损、无出血、无疼痛，牙龈颜色正常；⑩皮肤、肌肉富有弹性，走路轻松。

同样，对疾病的界定也不应该单纯依据生物学标准来定义，因为患病的主体是人，一个生病的人不仅在身体上有生物学改变，而且更有其心理的感受和社会功能的改变。因此，患者的角色具有三种含义：第一，躯体器官功能性和器质性病变的客观症状和体征，即所谓疾病（disease）；第二，心理上有主观的不适感觉，称之为病感（illness）；第三，生病后往往难以履行自己应负的许多社会责任，例如不能正常学习、工作，生活需别人照顾等，称之为病患（sickness）。

显然，即使从疾病的角度看，健康更应包含生理、心理和社会三个方面。此外，健康与疾病不是相互对立的概念，二者之间没有一条绝然分界的鸿沟，而是个体的生理、心理与环境相互作用的连续生命过程（图 3–2）。

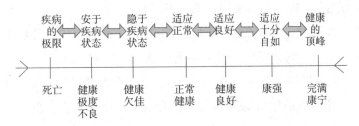

图 3–2　健康–疾病的连续过程示意图

二、 心理社会因素概述

影响人类健康的因素有很多，分为生物因素和非生物因素，生物因素是指人的生理状况；非生物因素又称心理社会因素，包括心理因素和社会因素。在现代生物-心理-社会医学模式下，临床诊断、治疗和护理过程中，不但要考虑生物因素对健康的影响，同时要考虑心理社会因素对健康的影响。

（一）心理因素

所谓心理因素是指影响人类健康和疾病过程的认知、情绪、人格特征、价值观念以及行为方式等。一般认为，心理因素赋予个体某些易病倾向，从而在社会文化等环境因素作用下易于表现出某些心理障碍和躯体疾病。

1. 认知能力 个体认知能力不足、歪曲或认知障碍均可使个体不能对外界刺激做出正确的评价，不能采取有效的应对方式，导致受挫折机会增加，从而产生心理偏差或心理障碍。严重的认知障碍，甚至会损坏人格的完整性和协调性，出现人格异常。

2. 情绪因素 人的心理活动通过情绪表现出来。愉快、平稳而持久的积极情绪能使人的大脑及整个神经系统处于良好的活动状态，同时也有利于保持身体各器官系统功能正常，使人的身心和谐。反之，消极的情绪一般对人的身心产生不利的影响，损害人的身心健康。与情绪有密切关系的疾病有：癌症、高血压、心脏病、胃肠疾病等。

3. 人格特征 许多研究结果表明，某些躯体疾病在发病前具有一些独特的人格心理特征。美国学者 Friedman 和 Rosenman（1959）发现具有"A 型行为类型"（TABP）特征的男性成年人高发冠心病；而与哮喘有关的人格特征是过分依赖、幼稚、希望受人照顾、暗示性高；与癌症有关的人格特征是过分自我克制、情绪压抑、行为退缩等。

4. 动机与需要 个体的行为动机过强或过弱，需要太高或太低，都有可能使个体经历更多的环境刺激或内心体验到更高的压力，影响个体的健康。

（二）社会因素

与人类健康和疾病有关的社会因素包括政治、经济、文化、工作生活状况、医疗条件等。个体接触社会越多，面对的社会因素就越多。

1. 环境因素 生活中恶劣的物质条件、过分拥挤、噪音、工作环境不良、劳动时间过长等因素会使人处于焦虑、愤怒、失望等紧张状态；同时，社会环境本身的动荡和变迁，如政治动荡、制度更迭、战争、经济变革等，都会影响和损害人类的身心健康。

2. 生活事件 个人生活中的遭遇和变故，包括负性事件和正性事件。负性事件如意外事故、患病、死亡、失业等；正性事件如事业上的成功、晋升、获奖、结婚等，都可引起心理的不良反应，进而对有机体造成伤害。

3. 社会文化因素 每个社会成员都在一定的社会文化环境中生活，面临大量社会文化因素的挑战。这些社会文化因素主要有：①社会道德规范、行为准则；②不同的人生观、价值观；③语言环境的改变；④异地的风俗习惯、生活习惯；⑤不同的宗教信仰等。从而要求每个成员做出应对和选择，适应者健康，反之有碍于健康。

4. 社会支持　指个体处于危机情况时，得到来自不同群体者的帮助、关心与支持。Duck（1992）把社会支持分为三类：①情感支持；②能力支持；③网络支持。一般认为，社会支持能够有效地抵消负性生活事件的影响，从而促进个体对社会环境的适应，保持乐观、积极向上的健康心态。

三、 心理社会因素在健康与疾病中的作用

据我国在 1982~1983 年间的流行病学调查结果表明，被调查的 19262 例死亡原因中，引起死亡的前三位疾病是心脏病、脑血管病和肿瘤，三者占死亡总数的 67.59%。而与死因相关的四个因素中，生物学因素仅占 1/3 左右，一半以上的因素与环境和生活方式、行为模式有关，因此，WHO 把冠心病、血管病、糖尿病等归为与人类生活方式及应激相关的非传染性疾病，充分说明了心理社会因素的重要意义。按照生物-心理-社会医学模式的观点，我们应该从三个方面理解心理社会因素在健康和疾病中的作用。

（一）心身统一

一个完整的个体应包括心身两个部分，两者是相互依存、相互影响、相互制约的统一体。因此，在考虑个体的健康和疾病时，要注意心身两个方面的反应，不能只注意一方面而忽视另一方面。

（二）人与环境的统一

一个完整的个体，不仅是生物学意义上的人，也是自然环境和社会环境中的一部分。面对外界的刺激，同时要考虑其生物学特性和自然环境、社会环境的影响，从而使个体达到古人所谓的"天人合一"的最佳健康状态。

（三）失衡与适应的统一

生活在自然和社会环境中的个体，不可避免地要遭遇到许多自然的和社会的不利因素，引起个体心身失衡。这时，个体要主动调节自己的行为，适应环境的改变，在失衡与适应中保持一种动态的平衡。

四、 心理健康的概念及标准

（一）心理健康的概念

生理健康是健康的重要基础，心理健康是健康的根本和关键。对于心理健康的内涵，国内外学者由于所处的社会文化背景不同，研究问题的立场、观点和方法相异，迄今为止尚未有统一的意见。

精神病学家麦灵格（Karl. Menninger）认为，心理健康是人们对于环境及相互间具有最高效率及快乐的适应情况。心理健康的人能适应外部世界，保持平稳的情绪，在各种心理品质中具有愉快的性情。

《简明不列颠百科全书》指出，心理健康是指个体心理在本身及环境条件许可范围内能达到的最佳功能状态，但不是指完美的绝对状态。

1946 年第三届国际心理卫生大会认为："心理健康是指在身体、智能以及情感上与他人心理健康不相矛盾的范围内，将个人心境发展到最佳状态。"

在诸多观点的基础上，我们提炼出它们的共同特点，即所谓心理健康，是指个体在与环境的相互作用中，能不断调整自身心理状态，自觉保持心理上、社会上的正常或良好适应的一种持续而积极的心理功能状态。

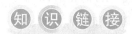

幸福必备十大要素

美国著名的健康心理学家戴维·迈尔斯博士提出获得幸福的十大要素是：

1. 必须拥有健全的身体和健康的体魄，这是幸福的基石。吃食不挑剔，说话有条理，走路稳健。

2. 切合实际的目标和期望，这是幸福的内在驱动力。一个人如果没有目标追求，幸福的河水就会在懒散中干涸。

3. 自尊，这是幸福的支架，也是幸福的赐予。

4. 控制感情，这是幸福的规则。过分地压抑或放纵自己的感情，会和幸福相悖。

5. 乐观，是幸福的源泉。保持乐观，就能繁衍幸福。

6. 豁达，是幸福的开阔地。

7. 益友，是幸福的开心果。

8. 合群，人缘好，幸福自会来。

9. 挑战性的工作和活动性的消遣，这样的一张一弛，才会有幸福交替出现。

10. 团队意识，这是幸福的蓄水池。

（二）心理健康的标准

由于诸多因素的影响，人的心理活动不是一成不变的，因此人的心理健康状况也处于动态变化之中。可见，心理健康标准也只是一种相对的衡量尺度。

美国心理学家马斯洛（Maslow）和麦特曼（Mittleman）认为，正常心理应具有：①充分的适应能力；②充分了解自己并对自己的能力有适当的评价；③生活的目标能切合实际；④与现实环境保持接触；⑤能保持人格的完整与和谐；⑥具有从经验中学习的能力；⑦具有良好的人际关系；⑧适当的情绪发泄和控制；⑨能做有限度的人格发挥；⑩个人的基本要求符合社会规范，并有恰当的满足感。

世界卫生组织的心理健康标准：①身体、智力以及情感十分调和；②适应环境；③有幸福感；④在工作中能发挥自己的能力，过着有效率的生活。

国内的心理学工作者根据各方面的研究成果，结合我国的具体实际情况，确定心理健康有以下几个标准：

1. 智力正常　是胜任正常学习、适应周围环境变化的最基本的心理条件，是衡量心理健康的首要标准。

2. 情绪良好　情绪在人的心理健康中起核心作用。心理健康者能经常保持愉快、开朗、自信的心情，善于从生活中寻求乐趣，对生活充满希望；并能够调整负性情绪，保持情绪稳定。

3. 人际和谐　是心理健康必不可少的条件，也是增进心理健康的重要途径。人际关系和谐主要表现为：乐于交往和善于交往，有广泛而稳定的人际关系；在交往中保持独立而完整的人格，有自知之明，不卑不亢；能客观评价别人，取人之长补己之短，乐于助人等。

4. 适应环境　适应变化着的社会环境是判断个体心理健康与否的重要基础。能适应环境主要指有积极的处世态度，与社会广泛接触，对社会现状有较清晰正确的认识，其心理行为能顺应社会改革变化的进步趋势，勇于改造现实环境，以达到自我实现与社会奉献的协调统一。

5. 人格完整　心理健康的最终目标是培养健全的人格，保持人格完整。人格健康完整表现在：人格结构不存在明显缺陷与偏差；有清醒的自我意识；以积极进取的人生观作为人格核心，有相对完整的心理特征。

上述标准简便、易于理解，但并非绝对。心理健康是较长一段时间内持续的心理状态，一个人偶尔出现的一些不良的心理、行为并不意味着就一定是心理不健康。在心理健康标准的把握中，应注意三个方面：即相对性、整体协调性和发展性。

五、心理健康的维护

维护心理健康的方法很多，总的指导思想是：立足保健，强化预防，发掘潜能，提高免疫力，主动调适自己的健康心态。

（一）认识自己，悦纳自己

苏轼："人之难知，江海不足以喻其深，山谷不足以配其险，浮云不足以比其变。"知人难，知己更难。自我认识的肤浅，是心理异常形成的主要原因之一。而心理健康的人既能了解自己，又能接受自己，具有自知之明。明白自己的长处，可以发扬光大；明白自己的短处，可以及时改正；明白自己的特点，可以顺利择业；明白自己的兴趣，可以集中力量前进。于是可以制定切合实际的生活和工作目标，避免焦虑情绪和心理冲突的产生。

（二）结交知己，与人为善

乐于与人交往，和他人建立良好的关系，是心理健康的必备条件。人是群居动物，与人群一起不只是可得到帮助和获得信息，还可以使我们的苦、乐和能力得到宣泄、分享和体现，从而促使自己不断进步，保持心理平衡、健康。在与人相处时，应使自己积极的态度（如同情、友善、信任、尊敬等）多于消极的态度（如猜疑、嫉妒、敌视等）；要学会换位思考，设身处地地为别人着想；要认可别人存在的重要性，学会尊重别人。总之，交往使人多知，友情使人欢悦。

（三）热爱生活，乐于工作

良好的生活习惯既是强身健体的前提，也是日常心理保健的需要。首先，生活要有规律，生活缺乏规律，会导致身体机能衰退，损害身心健康。其次，合理安排自己的业余生活，发展自己的兴趣爱好，适度进行体育锻炼。

工作不仅是谋生的手段，更是个体人生价值的体现。心理健康的人能够从工作的成果中获得满足和激励，把工作看作是乐趣而不是负担。在心理治疗方法中，也有所谓工作治疗法或职业治疗法，其目的就是经由工作或职业活动，使心理异常者获得工作成就的满足感，发现自我价值，从而达到对正常生活的重新适应。

（四）面对现实，适应环境

能否面对现实是心理正常与否的一个客观标准。心理健康者总是能与现实保持良好的接触。一则他们能发挥自己最大的能力去改造环境，以求外界现实符合自己的主观愿望；另则在力不能及的情况下，他们又能另择目标或重选方法以适应现实环境。心理异常者最大的特点就是脱离现实或逃避现实。他们可能有美好的理想，但却不能正确估价自己的能力，又置客观规律而不顾，因而理想成了空中楼阁。于是怨天尤人或自怨自艾，逃避现实。

（五）调控情绪，心境良好

主动应对心理困境，学会自我调控是增进个体心理健康的有效途径。心理健康的人愉快、乐观、开朗、满意等积极情绪状态要占据优势，虽然也会有悲、忧、愁、怒等消极的情绪体验，但一般不会长久。他们能够适当地表达和控制自己的情绪，喜不狂、忧不绝、胜不骄、败不馁、自尊自重，对于无法得到的东西不过于贪求，对于自己能得到的一切感到满意，从而保持愉快的心境。

（六）拓宽途径，寻求支持

与志趣相投的朋友在一起，进行思想的沟通和情感的交流，不但能够从中得到启发、支持和帮助，而且能够使人获得安全感、信任感和满足感，从而大大地增强生活、学习和工作的信心，最大限度地减少心理应激和心理危机感。

当人们无法通过以上方法解决心理困扰时，就应当积极求助心理咨询机构。心理咨询者运用专业的心理学知识和技术，通过两者的交流、磋商和指导的过程，找出问题的症结，为求助者提供可行性建议，从而让求助者恢复心理平衡，提高对环境的适应能力，增进身心健康。

项目九　心理挫折与心理防御机制

个体都有不同类型、不同层次的需要，为了满足这些需要，就会产生各种各样的欲望、愿望、理想、信念等，即动机。当需要和动机不能顺利满足时，个体会产生心理挫折。为保持心理平衡，个体便采取各种心理防御机制进行应对。

一、心理挫折

（一）心理挫折的概念

心理挫折（Mental setback）是指个体在从事有目的的活动过程中，遇到无法克服的障碍或干扰，致使个体动机不能实现、需要不能满足的一种情绪状态。引起心理挫折的要素包括：具有必要的动机、需要和目标；具有满足动机、达到目标的手段或行动；达到目标的道路上存在无法克服的障碍；主观知觉障碍无法克服；应对挫折产生紧张状态与情绪反应。

📚 **案例导入 3-1**

草地上有一个蛹，被一个小孩发现并带回了家。过了几天，蛹出现了一道裂缝，里面的蝴蝶挣扎了好长时间，身子似乎被卡住了，一直出不来。孩子看到蛹中的蝴蝶痛苦挣扎的样子十分不忍，于是他拿起剪刀把蛹捅破，让蝴蝶脱蛹而出。然而，由于这只蝴蝶没有经过破蛹前必须经过的痛苦挣扎，身躯臃肿，翅膀干瘪，根本飞不起来，不久就死了。这则故事说明了什么道理？

人生难免有挫折，挫折是把双刃剑。一方面，挫折能提高个体认识，激发斗志，使人迸发出力量，提升解决问题的能力，引导人们以更合理的方法满足需要，走向成功，即所谓"吃一堑长一智"；另一方面，挫折往往给人带来痛苦、压力和打击，若遭受的挫折过大，超出个体承受范围，则可引起紧张状态，情绪紊乱，甚至导致身心疾病。

（二）心理挫折的原因与影响其程度的因素

1. **心理挫折的原因**　引起心理挫折的原因多种多样，总的来说，可分为外部因素与内部因素。

（1）外部因素：包括自然环境因素与社会环境因素。

①自然环境因素：遭受无法克服的自然环境条件限制，例如，无法预测的突发事件、自然灾害、意外事故、疾病、亲友的生离死别等，使个体需要不能得到满足，动机和目标无法实现。

②社会环境因素：遇到社会生活中的社会制度、经济条件、道德、宗教、风俗习惯、种族、人际关系等环境因素限制，使个体动机和目标无法实现，这往往比自然环境因素的影响大。

（2）内部因素：包括生理因素与心理因素。

①生理因素：指个体因某些生理条件限制而无法达到目的引起心理挫折。例如，残疾者想报考军校受阻。

②心理因素：指心理动机的冲突，即生活中因多种需要而产生多种动机，由于无法同时满足而产生心理失衡状态。另外个体智力低下、能力或知识经验不足等也是造成心理挫折的原因。

2. 影响心理挫折程度的因素　个体心理挫折程度受多种因素影响。

（1）生理因素：身体健康的人比体弱多病的人更容易承受挫折。比如，前者不怕偶尔的饥寒交迫，可以熬夜，也可以长时间工作而不感到疲劳，因而可能经受更大的挫折；挫折会引起人的情绪及生理反应，给人心理带来压力及紧张感，会加重体弱多病者身体不适，甚至发生意外。

（2）心理因素

①人格特点：一个人的性格特征、兴趣、世界观等均能影响心理挫折的程度。性格开朗、乐观、坚强、自信的人，挫折承受力强，挫折程度减弱；性格孤僻、懦弱、内向、心胸狭窄的人挫折承受力低，挫折程度增强。当人们对某事有浓厚的兴趣时，一心钻研，在别人看来很苦的事，他们却乐在其中，挫折承受力就强，挫折程度减弱。

②认知因素：认知是指我们对自己和周围事物的想法和观点。挫折刺激正是通过人的认知而发挥作用，产生心理行为反应。由于认识不同，同样的挫折情境，对每个人造成的打击和心理压力是不同的。建立积极自我认知的个体，面临挫折时容易客观正确地看待挫折并合理运用心理防御机制，化解挫折并将挫折转化为动力；而自我认知不足的个体遭遇挫折时容易走极端，陷入困境。

③心理预期：是指个体对自己所要达到目标的期望值。一般来说，个体对自我的心理预期越高，目标越难实现，发生挫折的机会越多，遭受挫折的心理承受能力越弱，出现挫折感越重。

④动机重要性：一般来说，越是被个体重视的动机受到阻碍时，所感到的挫折程度越重。"早年丧父，中年丧妻，老年丧子"是人生重大不幸，即是这个道理。

（3）社会因素

①挫折频率："屋漏偏逢连夜雨，船破又遇顶头风"，如刚刚失恋不久，考试又未通过，没几天又心不在焉地把手机丢了，接连遭受挫折，频率过高，挫折程度会增强。

②过去经验与生活阅历：过去经验与生活阅历丰富的人，会逐渐在挫折中成长，承受挫折的能力增强。婴幼儿期所受的挫折，可使成年期的行为更富适应性；而极少受挫折、一贯顺利、总受赞扬的人，没有足够的机会学习和积累对待挫折的经验，遭受挫折程度更重。当然，任何事情都应有个"度"。如果青少年期遭遇的挫折太多、太大，可能形成自卑、怯懦性格，也可能导致缺乏克服挫折的勇气。

③社会支持：一个人拥有的社会资源越多、社会支持系统越完备，获得的心理援助越多，越容易走出挫折情境。人们常说，"一个痛苦两人分担，痛苦就减轻了一半"。当一个人感到有可以信赖的人在关心、爱护和尊重自己时，挫折反应的强度会减轻。

（三）心理挫折的常见行为表现

心理挫折的反应是多种多样的，常见表现如下：

（1）攻击：分为直接攻击和转向攻击两种形式。

①直接攻击：是个体在受到挫折后，愤怒的情绪直接指向造成挫折的人或物，表现为对人讥讽、谩骂，或拳脚相加及损坏物体等形式。

②转向攻击：分三种情况：①对自己缺乏信心，悲观失望，受挫后产生自责，把攻击转向自己；②由于觉察到不可能或不应该对引起挫折的对象直接攻击，而把挫折的情绪发泄到次要的甚至无关的人或物上去；③由于挫折来源不明显，或为日常生活中许多小挫折的积累，也可能为个体内在因素所致，个体找不到明确的攻击对象，于是将攻击目标指向不相关的人或物上去。第二、三种情况常常是借助于一种代替的满足来减少自己遭受挫折后的不平衡。

（2）退行：个体遇到挫折时，心理活动退回到较早年龄阶段的水平，以原始、幼稚的方法应付当前情景，是一种倒退现象。如，已经成年的大学生，受到教师批评或与同学发生争执时，可能会失声痛哭，以哭来表达对挫折的处理。

（3）焦虑：是当人们面临挫折时，最为普遍和常见的心理反应之一。焦虑不是真的遇到危险，而是担心可能会遇到某种危险的紧张、惶惶不安的情绪状态。一个人如果一而再，再而三地遭遇挫折，即使是一个过去很坚强、很自信的人，也可能会慢慢失去自信，产生焦虑反应，如烦躁不安，判断力降低，耐心消失，怨天尤人，无所事事等。长期处于焦虑状态，不仅损害人的心理健康，还会引发躯体疾患。

（4）冷漠：指个体在遭受挫折后，随之产生一种漠不关心与无动于衷的态度。这是一种比攻击更为复杂的挫折反应，其主要原因是个体对引起挫折的对象无法或无力进行攻击，或强行采取攻击后会遭受更大的挫折；同时又找不到适当的替代物来发泄自己的愤怒情绪，并且又看不到环境改变的希望，于是只能做出冷漠的反应来调节自己的心理状态。这种冷漠不排除个体心理上攻击与压抑之间的冲突，并且包含着个体心理的恐惧与痛苦，对心理健康极为有害。

（5）固着：指个体在心理发展过程中，遭受的挫折使心理发展产生了停顿。与固着相关的，是偏执性的强迫行为，指个体反复做某种无效的动作，尽管反复多次毫无效果，仍然继续，而不能以其他更适当的行为取代。

（6）畏缩：指个体受挫后发生的失去自信、消极悲观、孤僻离群、盲目顺从、易受暗示等行为表现。这时个体敏感性、判断力都相应降低。

二、 心理防御机制

心理防御机制简称心理防御（也称自我防御机制，防御机制，防卫机制）（Self - Defense mechanism/Defense mechanism）是弗洛伊德提出的心理学名词，是精神分析学说的一个基本概念，是一种潜意识的心理保护机制。当本我和现实之间，本我和超我之间发生矛盾而造成潜意识心理冲突时，个体会感到焦虑和痛苦，为了保护自己，自我便发展形成了保持心理活动平衡和稳定的心理机制，以一定的方式调整冲突双方的关系，缓解因挫折而产生的焦虑和内心痛苦。简而言之，心理防御机制是指个体面临挫折或冲突的紧张情境时，在其内部心理活动中具有的自觉或不自觉地解脱烦恼，减轻内心不安，以恢复心理平衡与稳定的一种适应性倾向。目前，来自精神分析理论的心理防御机制已逐渐被多派心理学家接受，成为广义的应对策略的一部分。根据防御机制在个体心理发展中出现的先后以及与心理障碍的关系，将心理防御机制分为四大类：自恋型、幼稚型、神经症型、成熟型防御机制（表3-1）。

表3-1　心理防御机制的类型

类型	出现时间及与心理障碍的关系	举例
自恋型	又称精神病性防御机制，特点为不能区分自我与客观现实，常轻易地否定、歪曲事实来保护自己。婴儿期人格发展处于自我中心阶段，常用该型；严重的精神障碍患者也常用；正常人偶尔会暂时使用	否认、歪曲、投射
幼稚型	又称不成熟的防御机制，多见于幼儿期，成人则多见于轻度的精神障碍患者	退行、幻想、内射
神经症型	多见于少年期，成人中神经症患者多用	压抑、合理化、反向、转移、隔离、抵消、补偿
成熟型	人格发展成熟后表现出来，成年人常用，是成功的、有效的、成熟的，不但能有效解除现实困难，满足自我欲望，而且易被社会接受	升华、幽默

（一）自恋型防御机制

1. 否认（Denial）　　是一种比较原始而简单的防御机制，是借着扭曲个体在创伤情境下的想法、情感及感觉来逃避心理上的痛苦，或将不愉快的事件"否认"，当作它根本没有发生，来获取心理上暂时的安慰。这一过程可以使个体逐渐接受现实而不至于一下子承受不了，所以一般情况下，不用戳穿他的"谎言"，因为他可能正处于极度悲伤中。如，一位癌症患者否认自己患了严重的临近死亡的疾病，尽管他自己就是一位通晓该疾病的医生。患者受到突如其来的噩耗消息的打击后，"否认"可以成为缓冲器，帮助他重拾自我。

2. 投射（Projection）　也称为外向投射，是把自己具有而别人不一定具有的冲动、欲望、情绪、情感、理念、观点、态度、信仰等特征投注到他人或外物身上，由此认为他人或外物具有这些特征。它的路径是：由自身发出，投向外部世界。如，一个学生平时学习不努力，考试作弊，则认为别的同学学习也不努力，也一样作弊，而且与自己比较有过之而无不及；词"我见青山多妩媚，料青山见我应如是"，也是投射的例子；著名的罗夏人格测验即以墨汁投射图来分析人的内心所思所想。

3. 歪曲（Distortion）　是一种把外界事实加以曲解、变化以符合内心的需要。因歪曲作用而表现的精神病现象，以妄想、幻觉最为常见。妄想是将事实曲解，并且坚信不移；幻觉是外界并无刺激，而脑子里凭空感觉到声音、影像等，它与现实脱节，严重歪曲了现实。如，明明昨天和女朋友分手，却自以为要和女朋友结婚，甚至还到处向亲朋好友发喜帖。

（二）幼稚型防御机制

1. 退行　个体放弃成人行为模式，让自己退回到儿童状态，意味着可以放弃努力，不用去应付困难，恢复对别人的依赖，彻底逃避成人的责任。

2. 幻想　指个体遇到现实困难时，因为无力实际处理问题，就任意想象应如何处理困难，使自己存在于幻想世界中，以获得心理平衡，这也是思考上退行的表现。这种保护机制常被弱小者所用。如，一名体弱的孩子受到大孩子的欺负时，就幻想自己变成一个大力士，别人都怕他。幻想可以是一种使生活愉快的活动（很多文学、艺术创作都源自幻想），也可能有破坏性的力量（当幻想取代了实际行动时）。

3. 内射（Introjection）　也称内向投射、内投射、内投，与外投射作用相反，个体广泛地、毫无选择地吸收外界事物，将它们内化为自己人格的一部分。内射的仿同对象，常是所爱、所恨和所怕的人。如，当人们失去爱人时，常会模仿爱人的特点，使爱人的举动或喜好在自己身上出现，以慰藉内心因丧失而产生的痛苦；某患者看到人类残害动物，发现自己身为人类真是可耻而对自己感到憎恨，进而出现自残、自杀行为。

（三）神经症型防御机制

1. 压抑（Repression）　是心理防御机制中最基本的方法，指个体把意识中对立的或不被接受的冲动、欲望、想法、情感或痛苦经历，不知不觉地压抑到潜意识中去，以使个体对压抑的内容不能察觉或回忆，以避免痛苦、焦虑，这是一种不自觉的选择性遗忘和主动抑制。与因时间久而自然忘却的情形不同，它是一种"动机性的遗忘"和有目的地遗忘；与否认也不同，它并非有意识地否认事实，而是无意识地"忘却"事实。压抑在潜意识中的内容并未消失，会无意识地影响人的行为。精神分析学派认为，梦是重要的释放压抑的方式，以减少自我的压力，所以，如果做了很荒诞、很不道德的梦，不必自责，不必焦虑，因为你的压抑在梦中得到了释放。

适当的压抑有一定的积极意义。正常人之所以能保持正常的人际关系、社会秩序，是依靠每个人的压抑作用来管制他们的行为的，越是成熟、有修养的人，压抑作用越好。压抑的消极作用是，当压抑的能量淤积时，会严重影响个体为的自主性，当得不到适当的宣泄和利用就会以各种症状表现出来。

2. 合理化（Rationalization）　指当个体的动机未能实现或行为不能符合社会规范时，尽量搜集一些合乎自己内心需要的理由，给自己的所作所为一个合理的解释，以掩饰自己的过失、减免焦虑痛苦和维护自尊免受伤害。合理化可分为三种方式：①酸葡萄心理：当自己所追求的东西因能力不够而无法取得时，就加以贬抑和打击。如，一个体育能力差的学生，说只有四肢发达的人，才会喜欢体育。②甜柠檬心理：是与酸葡萄相反的另一种防御机制，指企图说服自己和别人，自己所做成或拥有的已是最佳的抉择。如，娶了姿色平平的妻子，说她有内在美。③推诿：是指将个人的缺点或失败，推诿于其他理由，使个人心理保持平静。如，学生考试失败，不愿承认是自己准备不足，而说老师教得不好、老师评卷不公或考题超出范围。

合理化是一般人运用最多的一种心理防御机制。事实上，在人生的不同遭遇中，除面对错误外，当我们遇到无法接受挫折时，短暂的采用这种方法以减除内心的痛苦，避免心灵的崩溃，无可厚非。"得意时是儒家，失意时是道家"，就是一种适应生活的哲学。何况在找寻"合理"的理由时，也可能找到解决问题的方法。

3. 反向（Reaction Formation）　指当个体的欲望和动机，不为自己的意识或社会所接受时，唯恐自己会做出此事，乃将其压抑至潜意识，并以相反的行为表现出来。换言之，使用反向者，所表现的外在行为，与内在动机是反的。在性质上，反向行为也是一种压抑过程。如，一位继母不喜欢丈夫前妻所生之子，但恐遭人非议，乃以过分溺爱、放纵方式来表示自己很爱他。

4. 转移（Displacement）　是指原先对某些对象的情感、欲望或态度，因某种原因（如不合社会规范或具有危险性或不为自我意识所允许等），无法向对象直接表现，而把它转移到一个较安全、较为大家所接受的对象身上，以减轻自己心理上的焦虑。如，"踢猫效应"是转移的例子：有位被上司责备的先生回家后因情绪不佳，就借题发挥骂了太太一顿，而做太太的莫名其妙挨了丈夫骂，心里不愉快，刚好小孩在旁边吵，就顺手给了他一巴掌，儿子平白无故挨了巴掌，满腔怒火地走开，正好遇上家中小猫向他走来，就顺势踢了猫。

5. 隔离（Isolation） 是指个体将自己与某种不愉快的情景隔离开来，不去面对伤害或痛苦，避免与自己的真实情感接触，从而避免由此引起的焦虑与不安。如，地震中，有些人的亲人遇难，但他仍能积极救人，这说明他已将自己的情感隔离；医务人员不带情感地面对医院里的生老病死以降低自己内心的焦虑，也是一种隔离。

6. 仪式与抵消（Ritual And Undoing） 无论人有意或无意犯错，都会感到不安，尤其当事情牵连他人，令他人无辜受伤害和损失时，的确会很内疚和自责，倘若我们用象征式的事情和行动来尝试抵消已经发生的不愉快事件，以减轻心理上的罪恶感，这种方式，称为仪式与抵消。如，一位有了外遇的丈夫，买轿车、送钻戒给妻子来消除心中的罪恶感，并以这个行动来证明他是个尽责的丈夫。

7. 补偿（Compensation） 当个体因本身生理或心理上的缺陷致使目的不能达成时，改以其他方式来弥补这些缺陷，以减轻焦虑，建立自尊心，称为补偿。就作用而言，补偿可分为消极性补偿与积极性补偿。所谓消极性补偿，是指个体用来弥补缺陷的方法，对个体本身没有带来帮助，有时甚至带来更大的伤害。如，一个事业失败的人，整日沉溺于酒精中而无法自拔；一个想减肥的人，一遇到不如意的事，就以暴饮暴食来减轻挫折。所谓积极性的补偿是指以合适的方法来弥补其缺陷。

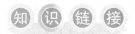

小故事——尼克·胡哲

尼克·胡哲（Nick Vujicic），1982 年生于澳大利亚墨尔本，患"海豹肢症"，天生没有四肢，却拥有两个大学学位，是两个机构的负责人，同时投资房地产和股票。骑马、游泳、打鼓、足球……样样皆能，足迹踏遍世界各地，2005 年获得"杰出澳洲青年奖"。为人乐观幽默，坚毅不屈，热爱鼓励身边的人，接触百万余人，以他自己的生命见证，感动、影响和鼓舞每一个认识他的人，引发大家对生命和自我的深深思考……

（四）成熟型防御机制

1. 升华（Sublimation） 升华一词是弗洛伊德最早使用的，他认为将一些本能的行动如饥饿、性欲或攻击的内驱力转移到自己或社会所接纳的范围时，就是"升华"。如，有打人冲动的人，借锻炼拳击或摔跤等方式来满足。升华是一种很有建设性的心理防御机制，也是维护心理健康的必需品，如果没有它将一些本能冲动或生活挫折中的不满怨恨转化为有益世人的行动，这世界将增加许多不幸的人。

2. **幽默**（Humor）　是指个体面临困境时，并不转移在场其他人的注意力，而是以幽默的方式化解。如，苏格拉底在和朋友讨论学术问题，他的夫人突然跑来，先是大骂，接着泼上一盆水，把他全身弄湿了。而苏格拉底只是笑笑，说："我早知道，打雷之后一定会倾盆大雨。"这本来很尴尬的场面，经此幽默，立即化解。

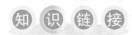

从心理小故事看心理防御机制

你排长队准备取钱，好不容易终于轮到你，你刚要行动，一个年轻姑娘矫健地一闪，捷足先登了。你站在原地，无动于衷——这是"压抑"。姑娘出来了，你刚要行动，一个小女孩像离弦的箭一样抢先钻进去，你在外面心平气和地继续等待，心里还是什么感觉也没有——这是"隔离"。小女孩出来了，你刚要行动，一位老太太夺门而入，你想："年轻人让老人，应该、应该。"——这是"合理化"。老人出来了，你刚要行动，一个孕妇高喊着"对不起，让让我！"一头扎了进去，你咬咬牙对自己暗暗地说："要是换了别人，早上去把她臭骂一顿了，可我不是这样没有涵养的人。"这是"否认"。孕妇出来了，你刚要行动，一个外国女人打着手势正要往里挤，你突然冲上去，怒不可遏地劈手两耳光，咆哮着"你还得寸进尺了？！我对你这种卑劣行径早已经忍无可忍了！"——这是"移情"。警察接到群众举报说你殴打外宾，于是前来干预：他们救走了外国女人，并把你带上了警车，你想："他们只是碍于中外邦交的'面子'而走走过场、骗骗老外而已。其实，他们心里是站在我这边的。"——这是"投射"。你被带进了派出所，出乎你预料的是，警察居然要对你来真格的！于是，你对问题拒不回答，一屁股坐在地上开始又哭又闹撒泼打滚——这是"退行"。你被家人从派出所交罚金领了回来，从此闭门思过，一年后出版一本五万字畅销书《排队引发的人生思考》——这是"升华"。

心理防御机制的积极意义在于能够使个体在遭受困难与挫折后减轻或免除精神压力，恢复心理平衡，甚至激发个体的主观能动性，激励个体以顽强的毅力克服困难，战胜挫折。消极意义在于使个体可能因压力的缓解而自足，或出现退缩甚至恐惧而导致心理疾病。一般来讲，正常人使用"成熟"的心理防御机制为主，也常用"神经症"的心理防御机制，"不成熟"心理防御机制运用较少。

项目十　心理应激与应对

人的一生会面临各种问题与事件，产生不同的反应，可能影响身心健康。这些事件是如何影响健康的？该如何处理？本项目介绍心理应激与应对。

一、应激与应激源概述

（一）应激的概念

应激（Stress）也称压力，是一个不断发展的概念，因研究者的兴趣和学科领域不同而不同，目前还没有统一的概念。应激的含义主要包括：

1. 应激是一种刺激物　这是把人类的应激与物理学上的定义等同起来，当人体承受刺激超过限度会产生不良后果。

2. 应激是一种反应　应激是对不良刺激或应激情境的反应。这是由塞里（Selye，1936）的定义发展而来的。他认为应激是一种机体对环境需求的反应，是机体固有的、具有保护性的适应性功能的防卫反应。

3. 应激是一种觉察到的威胁　拉扎勒斯（Lazarus，1976）提出，应激发生在个体处于无法应对或调节的需求之时。它的发生主要依赖于个体察觉或评估威胁的情境的反应方式。

因此，可将应激定义为：应激是个体察觉各种刺激对其生理、心理及社会系统威胁时的整体现象，会引起生理、心理、社会反应，这些反应可以是适应或不适应的。它是一个连续的动态过程，包括应激源（刺激）、认知评价等中介机制、应激反应三个环节。

（二）应激源的概念、分类及评估

应激源（Stressor）又称应激因素，指任何能产生应激反应的刺激。动物实验中，常见的应激源包括电击、水浸、捆绑、拥挤、恐吓等。在人类，应激源就是各种生活事件，包括来自生物的、心理的、社会的和文化的各种事件。

1. 应激源的分类　由于应激源种类繁多，许多应激源还存在交叉，因此较难对其进行严格的分类，现粗略划分如下：

（1）躯体性应激源：指造成应激反应的直接作用于躯体的理化和生物刺激，如过高过低的温度、强烈的噪声、酸碱刺激、病原微生物等。

（2）心理性应激源：指造成应激反应的激烈的心理冲突、过分强烈的需求或过高期望、自感应对能力不足、对压力性事件的灾难化预测，认知歪曲造成的情绪困扰等心理活动。其中心理冲突的形成是由于个人同时有两种或两种以上的动机无法同时获得满足而引起的。

（3）文化性应激源：指造成应激反应的是发生变化的语言、文字、风俗习惯、生活方式、宗教信仰等文化因素或情境。如，从边远农村迁入大都市，或从城市迁入乡村遇到的生活方式等方面的变迁；迁入他国带来的语言障碍、生活方式的变化；不同价值观与宗教信仰的冲突等。"文化休克"现象，就是因为语言不通、文化环境不适应、生活习惯改变而导致人的心理紧张或心理应激。

（4）社会性应激源：指造成应激反应的是发生变化的社会环境、社会关系和社会事件。主要包含：①家庭环境相关的：如夫妻关系失睦、父母离异、家庭成员之间关系紧张、家庭成员患病或死亡、家庭重大经济困难，以及恋爱、婚姻生活中的人际关系困扰等。②工作或学习环境相关的：如工作学习负担过重、节奏过快或难度过大，以致力不从心；职业或专业与志趣不一致；工作环境单调乏味，与同事或同学关系紧张。③社会环境相关的：如环境污染、交通拥挤、战争、政治动乱、经济危机、宗教冲突和种族歧视。

2. 应激源的评估　应激反应与应激源的刺激有关，所以评估应激源的强度对于估计应激反应程度，指导合理应对有着十分重要的意义。美国华盛顿大学医学院精神病学家 Holmes 及 Rahe 等对 5000 多人进行社会调查，编制了"社会再适应量表"（Social Readjustment Rating Scale，SRRS）（表 3-2），为生活事件作为应激源的强度分析及其与疾病的相关性研究提供了量化工具。该量表列出了 43 种生活变化事件，并以生活变化单位（Life Change Unit，LCU）为指标加以评分。1976 年他们报道，心脏病猝死、心肌梗死、结核病、白血病、糖尿病、多发性硬化等与 LCU 升高有明显关系。心理上丧失感对于健康的危害最大。这种丧失感可以是具体的事或物，如亲人死亡等；也可以是抽象的丧失感，如工作的失败等。其中，尤以亲人（如配偶）丧亡的影响最大。他们的研究证实，LCU 与 10 年内的重大健康变化有关，LCU 的一年累计值的健康预测意义是：超过 300，预示第二年患重大疾病的可能性为 80%；200~300，预示患病可能性为 50%；150~200，预示患病可能性为 33%；不超过 150 个单位，预示生活事件不对其健康构成风险。

表3-2　社会再适应量表（SRRS）

序号	生活事件	压力指数
1	配偶死亡	100
2	离婚	73
3	婚姻失败（分居）	65
4	监禁	63
5	家庭亲密成员死亡	63
6	受到伤害或疾病	53
7	结婚	50
8	被解雇	47

续表

序号	生活事件	压力指数
9	与配偶重修旧好	45
10	退休	45
11	家庭成员健康状况改变	44
12	怀孕	40
13	性生活障碍	39
14	家庭中新成员的增加	39
15	职务重新调整	39
16	收入状况的改变	38
17	亲密朋友死亡	37
18	改行	36
19	与配偶争吵次数改变	35
20	负债超过一万	31
21	贷款或契据取消	30
22	工作中职责变化	29
23	子女离家	29
24	吃官司	29
25	个人杰出的成就	28
26	配偶开始或停止工作	26
27	学业的开始或结束	26
28	生活水平的改变	25
29	个人习惯上的修正	24
30	和上司相处不好	23
31	工作时数或工作条件的改变	20
32	搬家	20
33	转校	19
34	娱乐的转变	19
35	教堂活动的改变	19
36	社交活动的改变	18
37	贷款（少于1万美元）	17
38	睡眠习惯的改变	16
39	家庭联欢时人数的改变	15
40	饮食习惯的改变	15
41	度假	13
42	过圣诞节	12
43	轻微犯法	11

二、 应激理论模式

应激理论模式是可用来解释应激的发生、发展过程的理论体系。本项目介绍两种应激理论模式。

（一）应激过程模式

该模式认为应激是由应激源到应激反应的多因素作用的过程（图3-3）。根据该模式，应激的原因是生活事件，应激的结果是适应的和不适应的反应，从生活事件到应激反应的过程受个体的认知、应对方式、社会支持等多种因素的影响。

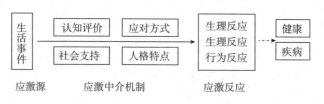

图3-3 应激过程模式图

（二）应激系统模式

该模式认为应激有关因素之间不仅仅是单向的从因到果或从刺激到反应的过程，而是多因素相互作用的系统（图3-4）。

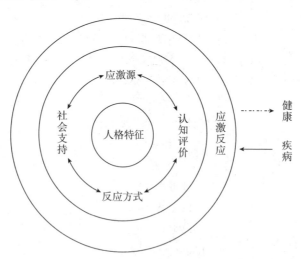

图3-4 应激系统模式图

应激系统模式具有以下特征：①应激是多因素作用的系统；②各因素相互影响，可能互为因果；③各因素之间动态的平衡或失衡，决定个体的健康或疾病；④认知因素在平衡和失衡中起关键作用；⑤人格因素起核心作用。

三、 应激的中介机制

应激的中介机制是指机体将传入信息（应激源或环境需求）转变为输出信息（应激反应）的内在加工过程，是应激的中间环节。主要包括认知评价、人格特征、社会支持和应对方式。

（一）认知评价

认知评价（Evaluation or Appraisal）指个体对遇到的生活事件的性质、程度和可能的危害情况的认知估计。Folkman 和 Lazarus（1984）将个体对生活事件的认知评价过程分为两步：初级评价和次级评价。初级评价是指个体对所遇刺激与情境是否具有威胁以及威胁大小的估计。次级评价是在初级评价的基础上，个体针对存在的威胁，对自身应对能力的有无及有效与否所作的估计。

📚 **案例导入 3-2**

> 有位秀才第三次进京赶考，住在一个以前住的店里。考前两天他做了两个梦：第一个梦是梦到自己在墙上种白菜；第二个梦是下雨天，他戴了斗笠还打伞。这两个梦似乎有些深意，秀才第二天就赶紧去找算命的解梦。算命的一听，连拍大腿说："你还是回家吧，你想想，高墙上种菜不是白费劲吗？戴斗笠还打雨伞不是多此一举吗？"秀才一听，心灰意冷，回店收拾包袱准备回家。店老板非常奇怪，问："不是明天才考试吗，今天你怎么就回乡了？"秀才如此这般说了一番，店老板乐了："咦，我也会解梦的。我倒觉得，你这次一定要留下来。你想想，墙上种菜不是高种（中）吗？戴斗笠打伞不是说明你这次有备无患吗？"秀才一听，更有道理，于是精神振奋地参加考试，结果中了个探花。这则故事说明了什么道理？

认知评价在生活事件到应激反应的过程中起重要的中介作用。认知评价既受其他因素的影响，又会影响其他因素：①个体人格特征会在一定程度上影响其认知评价。如，对同样的生活事件，乐观者往往比悲观者做出更积极的认知评价，案例导入 3-2 的故事中即是如此。②社会支持在一定程度上影响个体的认知评价。③应激反应影响认知评价，如，等待手术期间因过分紧张导致失眠，失眠则可能使手术当日患者的认知趋向于消极。④具有不同应对能力的人，对同一种应激源有可能做出不同的评价，而应对方式受认知评价影响也较明显。如，当人们认为某应激源可控时，往往采用问题应对的方式应对应激源；而认为某应激源不可控时，则往往采用情绪应对的方式应对应激源。

（二）人格特征

人格特征（Personality Characteristics）是应激系统中的核心因素，能影响个体对生活事件的认知评价、应对方式和社会支持，进而影响应激反应强度。

人格影响应激过程有两种机制：①暴露差异假设，即人格因素影响个体暴露于应激源的程度，从而导致应激反应不同。例如，A型人格的个体期望较高，往往对自己提出不切实际的要求，从而使其更多地暴露于应激源；敌意较高的个体往往更多遭受人际冲突应激源。这种效应可称为人格的直接效应。②反应差异假设，即人格因素影响个体对应激源的反应。个体的人格特征影响适应能力。人格发育不健全，对应激事件的应付能力下降。如孤僻、胆小、缺乏独立性的人，对新环境的压力可产生恐惧、不知所措；高傲的人容易过高地估计自己的能力，不能量力而行，会对突然发生的生活事件缺乏足够的心理准备，容易导致失败，甚至造成严重的心理障碍。人格特征还影响个体的应对风格，例如，强迫型人格的人会产生刻板的应对风格，从而难以适应环境的变化，出现人际关系等问题。考巴萨（Kobassa）发现坚韧（Hardness）人格的中年高级经理表现出明显的抗应激能力，愉快、血压不高、很少生病、很少烦恼，在公司业务的压力下仍能胜任很多工作，表现为吃苦、耐劳、勇敢、果断。因此，坚韧人格是对抗应激和职业倦怠的缓冲人格。

（三）社会支持

社会支持（Social Support）是指个体与社会他人或组织产生的精神和物质上的联系程度。社会支持的经常性来源是配偶及其他家庭成员，其次为朋友和同事，后者的支持作用也很重要，是前者所不能取代的。老年人之间的社会联系尤为重要，可以有效减少孤独和抑郁的体验。此外，还有各种社会团体，包括政治团体、宗教团体、慈善组织、休闲组织等给予的社会支持。社会支持可分为客观支持和主观支持。客观支持指个体与社会所发生的客观的联系程度。主观支持指个体体验到尊重感、支持感、接受感和满意感的程度。

研究表明，社会支持是影响应激反应结果的重要中介变量。它具有减轻应激反应的作用，与应激引起的身心反应呈负相关。社会支持影响个体心理健康的机制有两种观点：①独立作用假说：即无论生活事件存在与否，个体是否处在压力状态下，社会支持始终具有一种潜在的维护身心健康的作用。②缓冲作用假说：即认为社会支持对健康的影响表现在能缓冲生活事件对健康的损害，但其本身对健康无直接影响。

社会支持既影响其他因素，又受其他因素影响。①生活事件可以直接影响社会支持。如夫妻经常争吵，会导致社会支持减少。②认知因素影响个体获得社会支持的程度。如不能正确认识周围人的关心，降低了主观社会支持水平。③某些应对方式即为利用社会支持，如倾诉、求助等。④个性特征影响社会支持程度。⑤应激反应影响社会支持程度。如，所谓"久病床前无孝子"。

（四）应对方式

应对（Coping）又称应对策略，是个体对生活事件以及因生活事件而出现的自身不平稳状态所采取的认知和行为措施。Folkman 和 Lazarus（1984）将应对方式分为：问题为中心的应对，即直接指向应激源，通过获得如何行动的信息，改变自己的行为或采取行为，以改善人与环境的关系；情绪为中心的应对，即改变个体对应激事件的反应，努力调节不良情绪。从是否有利于缓冲应激的作用，应对方式可分为积极应对和消极应对。

应对方式既受其他因素的影响，又影响其他因素。生活事件属性的不同，应对方式往往不同。认知评价直接决定个体采用问题中心应对或者情绪中心应对，且个体的认知策略如再评价本身就是一种应对。社会支持在一定程度上可以改变个体的应对方式，个性特征也间接影响个体对特定事件的应对方式。应激反应同样影响应对方式，如长期慢性应激可以使个体进入失助状态，失去积极应对环境的能力。

因此，恰当评估应激事件和自己的应对能力，能较好地适应和应对应激源。过高或过低估计自己的应对能力，或对应激事件缺乏足够的心理准备而导致不能很好地应对应激事件者，则应激强度高。

四、 应激反应

应激反应（Stress Reaction）是指机体受应激源干扰而出现的心身紧张状态，是一种按发展阶段的不同，兼有特异性反应和非特异性反应，涉及生理、心理和行为三方面表现的综合性整体性反应，严重的还会出现创伤后应激障碍。

（一）生理反应

应激源经过大脑皮层的认知评价后，通过神经系统、内分泌系统和免疫系统引起各种生理反应（图 3-5）。

1. 心理-神经系统途径　该途径主要通过交感神经-肾上腺髓质轴起作用。当机体处在急性应激状态时，此轴被激活，儿茶酚胺大量释放，引起肾上腺素和去甲肾上腺素大量分泌，使中枢兴奋性增高，导致心理、躯体、内脏等功能改变。如网状结构兴奋性增强，大脑的警觉性和敏感性提高，骨骼肌系统的兴奋导致躯体张力增强，交感神经的激活引起一系列内脏生理变化，如心率、心肌收缩力和心排血量增加，血液重新分配，血糖升高，脂类分解加强等，为机体适应和应对应激源提供充足的功能和能量准备。而如果应激源刺激过强或持续太久，也可造成副交感神经活动相对增强或紊乱，从而表现为心率变缓、心排血量和血压下降、血糖降低，造成眩晕或休克等。

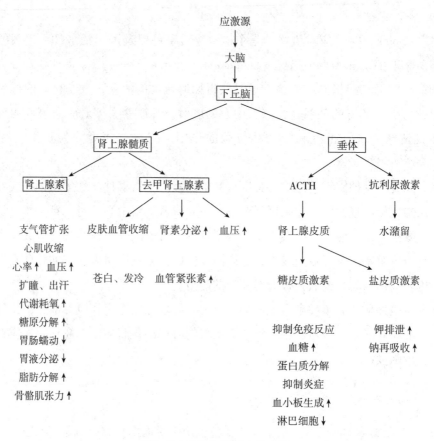

图 3-5　应激生理反应模式图

2. 心理-神经-内分泌途径　该途径主要通过下丘脑-腺垂体-靶腺轴起作用。腺垂体是最重要的内分泌腺，而肾上腺是腺垂体的重要靶腺之一。塞里用一般适应综合征（General Adaptation Syndrome，GAS）来概括下丘脑-腺垂体-肾上腺皮质轴被激活引起的生理反应，包括以下三个阶段：

（1）警戒期：是一个短暂的生理唤醒期，警戒期的应激反应是由交感神经激活引起的搏斗-逃跑反应，是一种特异性、稳态性反应。所谓特异性是指刺激特异性，即刺激不同反应也不同；所谓稳态性是指一旦刺激在此期内消失，机体可恢复稳态。旨在为机体对抗应激源作能量动员，以提高机体对干扰的适应能力，增加危险情境中的生存机会。若应激源继续存在，机体则会进入抵抗期。

（2）抵抗期：前期反应消失，机体进入长期抗衡状态，此时的应激反应以下丘脑-垂体-肾上腺皮质轴为核心；由多种器官参与，如肾上腺、胸腺、肝、肾；涉及多种激素和生物活性物质，其中最重要的是肾上腺素、去甲肾上腺素、糖皮质激素和盐皮质激素，此外还有新的应激激素与免疫因子，如胰岛素、内啡肽、白细胞介素等；针对应激源产生多重反应，如升高血压、抵抗炎症、增强肌紧张、升高血糖。

（3）耗竭期：若长期处于应激状态，机体不能通过休养生息使能量得到补充，可动员的能量终会消耗殆尽，此时，机体便进入疾病状态甚至死亡。

研究发现，在飞行跳伞、阵地作战、预期手术、参加考试等应激情况下，人的上述两个系统即肾上腺皮质和肾上腺髓质都被激活。

3. 心理-神经-免疫途径　该途径通过影响免疫功能起作用。应激反应中，免疫系统与中枢神经系统存在双向调节。一般认为，短暂、不强烈的应激不影响或适当增强免疫功能，但长期较强烈应激可损害下丘脑，使皮质激素分泌过多、机体内环境发生紊乱，造成胸腺和淋巴组织退化或萎缩，抗体反应抑制，巨噬细胞活动能力下降，嗜酸粒细胞减少和中性粒细胞向炎症部位移动受阻等一系列变化，最终导致机体免疫功能抑制。

（二）心理反应

主要有认知反应和情绪反应。

认知反应可分积极反应和消极反应两种。积极的认知反应是指适度的皮层唤醒水平，注意力集中，记忆力增强，思维敏捷。这种反应有利于机体对传入信息的正确认知评价、应对策略的抉择和应对能力的发挥。消极的认知反应是指注意、记忆范围缩小，判断能力降低等。最常见的认知应激是"灾难化"，指对负性事件的潜在后果详加描述和过分强调，以致不仅直接干扰了正常的认知功能，而且还因强烈的情绪和生理唤醒增强总的应激反应。

情绪反应中最常见的是焦虑、抑郁、恐惧和愤怒。

1. 焦虑　是人们对环境中一些即将来临的、可能会造成的威胁和灾祸或对环境变化要做出重大的努力和牺牲进行适应时，主观上引起的紧张、不安、焦急、忧虑的一种不愉快的期待情绪。焦虑与恐惧不同的是，恐惧在面临危险时发生，而焦虑发生在危险或不利情况来临之前。焦虑是最常出现的情绪性应激反应。适度的焦虑可以提高人的警觉水平，促使人投入行动，以适当的方式应对应激源。过度的焦虑则是有害的，它妨碍人准确地认识、分析和考察自己所面临的挑战与环境条件，从而难以做出符合理性的判断和决定。

2. 抑郁　表现为悲哀、寂寞、孤独、丧失感和厌世感等消极情绪状态，伴有失眠、食欲减退、性欲降低等。研究表明，灾难性的生活事件如亲人丧亡、失业、失恋、失助、被诬陷等易产生抑郁反应。抑郁患者常萌发自杀念头。对于患久治不愈躯体疾病、慢性疼痛、预后不良疾病的患者，尤应警惕其并发抑郁的可能。

3. 恐惧　是一种企图摆脱已经明确有特定危险的、可能对生命造成威胁或伤害情境时的情绪状态。伴有交感神经兴奋，肾上腺髓质分泌增加，全身动员，但没有信心和能力战胜危险，只有回避或逃跑。过度或持久的恐惧会对人产生严重不利影响。

4. 愤怒　是与挫折和威胁有关的情绪状态。由于目标受到阻碍，自尊心受到打击，为排除阻碍或恢复自尊，常可激起愤怒，此时交感神经兴奋，肾上腺分泌增加，因而心率加快，心输出量增加，血液重新分配，支气管扩张，肝糖原分解，并多伴有攻击行为。患

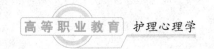

者的愤怒情绪往往成为医患关系紧张的一种原因。

（三）行为反应

伴随应激的心理反应，机体在行为上也会发生改变。高强度应激所致行为反应有：逃避与回避；退化与依赖；敌对与攻击；固着与僵化；无助与自怜及物质滥用等。表现为：开始或增加饮酒或服用药物、生病或不适或装病频率增加、发脾气、毁物、伤人、伤己、强迫行为、工作能力或效率下降、疲乏、缺乏活力与兴趣等。

上述某些行为反应有时与前面提及的应对方式很难区分开，如吸烟、饮酒及滥用毒品既可看作应激的行为反应，也可同时看作个体用以减少应激源对其影响的应对方式。

（四）综合反应

应激反应是一个整体的综合性反应，可表现为以下几种形式：

1. 亚健康状态（Sub-Health） 指介于健康和疾病之间的一种身心疲惫的状态，既在医院检查不出毛病，又自我感觉身体不舒服的情况。亚健康状态是一种动态的变化状态，有可能发展为疾病，也可恢复到健康。亚健康状态包含几个阶段：①轻度心身失调：常以疲劳、失眠、胃口差、情绪不稳定等为主，容易恢复。②潜临床阶段：可表现为慢性疲劳或持续的心身失调，常伴有慢性咽痛、反复感冒、精力不支，活力减退、反应能力减退和适应能力减退。从临床检测来看，呈现出发展成某些疾病的高危倾向，表现为三高一低倾向，即存在接近临界水平的高血脂、高血糖、高血黏度和免疫功能偏低。③前临床状态：指已经有了病变，但症状还不明显或还没引起足够重视，或未诊断，或即便医生作了检查，一时尚未查出。严格地说，最后一类已不属于亚健康，而是有病的不健康状态，只是有待明确诊断而已。

2. 崩溃（Burnout） 指由于强烈的心理应激，超过了本人的心理承受极限而带来的一种无助、绝望的情感体验，表现为体力和精神的极度耗竭。

3. 创伤后应激障碍（Posttraumatic Stress Disorder，PTSD） 指突发性、威胁性或灾难性生活事件导致个体延迟出现和长期持续存在的精神障碍，其临床表现以再度体验创伤为特征，并伴有情绪的易激惹和回避行为。

五、 应激的处理方法

应激处理是指个人和组织采取策略和方法来处理和应付应激源及应激反应的过程。良好的应激处理方法可以有效降低应激的强度，维护心身健康。

（一）控制或回避应激源

学会识别生活中的应激事件和评估自己的应激体验，在此基础上，通过解决问题的方法从根本上消除应激源，这是最理想的控制应激办法；其次采用回避应对的办法远离应激源，以减少某些心理应激的发生。

（二）改变对应激的认知

压力是人的一种心理状态或生理状态，健康状态下平静的生活，也包含许多压力。"人无压力轻飘飘"，没有压力就没有动力。每个人都要面临来自外界环境和个体内心需求的压力。每时每刻侵扰生活的压力构成了人生的一部分。面对种种压力，可以通过改变对事件的看法来降低压力水平，还可增强个体的自我效能感和自尊，强化自我，不再把应激看成是一种威胁，缓解应激所致的消极情绪，产生适应性行为。

（三）获得信息

通过获得有关应激事件的信息，包括来源、特点、发生和发展过程、可能产生的后果等，使个体形成足够的心理准备应对应激。如，传染性非典型肺炎（非典）来临时，很多个体因对非典的认识很不充分，产生了恐慌，在行为上显得手足无措。如果及早了解非典有关信息，就能有心理准备，有效减轻应激反应。

（四）适当宣泄与放松

适当宣泄是指通过合适的激烈的情绪表达而使情绪稳定的方法。如狂笑、大哭、大叫、唱歌、跑步等方式，将积压的不良情绪释放出来。放松技术是行为治疗中的一种基本技术，通过身体放松，降低自主神经系统活动的强度以及内分泌活动的水平，从而实现心理放松。主要方法有深呼吸、想象、肌肉渐进性放松。

（五）分散注意力

转移个人对应激源的注意力，能有效解除或缓解焦虑、抑郁等不良情绪。例如，把精力投入工作、学习中，也可通过与人交谈、参加集体活动、锻炼、娱乐来转移个体对应激源的注意。

（六）寻求社会支持

个体可向组织、单位、家庭、同事、亲友寻求社会支持。寻求精神上的关怀、指导、鼓励和保证及物质上的支持，以维持自尊和信念，减轻应激反应。处在困扰之中的个体需各种帮助，有时一句问候、一声安慰、一次倾听，就能够让人恢复勇气和信心。

（七）寻求专业帮助

在通过个人努力无法控制应激后果的情况下，寻求专业帮助是最妥善的措施，可以求助的专业人员包括护士、心理咨询师、心理医生、精神科医生、理疗师等。

项目十一　心理危机干预

世界卫生组织专家断言，从现在到 21 世纪中叶，没有任何一种灾难能像心理危机那样给人们带来持续而深刻的痛苦。从疾病的发展史来看，人类已经进入"心理疾病"时代。因此，心理危机干预无疑是能够有效处理人类心理危机的最佳方式，建立和完善心理

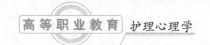

危机干预机制，也越来越成为现代社会的迫切需要。

一、概述

（一）心理危机的概念

1954 年，美国心理学家卡普兰（Caplan）首次提出心理危机的概念并对其进行了系统研究。他认为，当一个人面临困难情境，而他先前的处理危机的方式和支持系统不足以应对眼前的处境，即他必须面对的困难情境超过了他的能力时，则会产生暂时的心理困扰，这种暂时性的心理失衡状态就是心理危机。

心理学家格拉斯（Glass）认为，"危机"是心理上受到外部刺激或打击而引起的伤害。因此，Glass 将心理危机定义为"问题的困难性、重要性和立即进行处理所能利用资源的不均衡性"。

由此可见，心理危机本质上是伴随着危机事件的发生而出现的一种心理上的失衡状况。因此，我们将心理危机（psychological crisis）定义为个体或群体面临突然的或重大的生活挫折或公共安全事件时，既不能避免又无法用通常解决应激的方式来应对时所出现的心理失衡状况。

根据危机刺激的来源，可以将危机分为发展性危机、境遇性危机和存在性危机。发展性危机（Developmental crisis）是指正常成长和发展过程中的，急剧的变化或转变所导致的异常心理反应。如孩子出世、下岗失业、婚姻危机、子女离家、配偶离去等。发展性危机在生命发展的各个时期都可能存在，可突然发生，也可逐渐发生，持续时间较长。境遇性危机（Situation crisis）是指由外部事件引起的心理危机，当出现罕见或超常事件，且个体无法预测和控制时出现的危机。如地震、火灾、海啸、空难、恐怖事件等。境遇性危机表现多样，因其具有随机性、突发性、强烈性和灾难性，往往对个体或群体的心理造成巨大影响。存在性危机（Existential crisis）指伴随重要的人生问题，如关于人生目的、责任、独立性、自由和承诺等出现的内部冲突和焦虑。

（二）判断心理危机的三个标准

1. 存在重大的影响心理的事件，如地震、海啸、重大车祸、亲人突然离世等。

2. 有急剧变化的情绪、认知，包括身体、行为上的一些改变，如明显不愿意和别人交往，无缘无故生气，拒绝进食，甚至出现自伤或自杀行为等。

3. 个人原有的一些方法无法应对事件或者应对无效。

（三）心理危机干预的概念

心理危机干预（Psychological crisis intervention）是指专业人员对处于心理危机状态者采取明确有效的措施，使症状得到立刻缓解或持久的消失，使心理功能恢复到危机前的水平，并获得新的应对技能，以预防将来心理危机的发生。危机干预是短程和紧急心理治疗，本质上属于支持性心理治疗，是为解决或改善当事人的困境而发展起来的，以解决问题为主，一般不涉及当事人的人格塑造。危机干预的时机以急性阶段最为适宜，干预过程包括通过倾听和关怀，弄清问题实质，鼓励当事人发挥自己的潜能，重建信心来应付面临的问题，恢复心理平衡。

二、 心理危机干预原则

1. 迅速确定要干预的问题，强调以目前的问题为主，并立即采取相应措施。
2. 必须有其家人或朋友参加危机干预。
3. 鼓励当事人自信，不要让其产生依赖心理。
4. 把心理危机作为心理问题处理，而不是作为疾病进行处理。

三、 心理危机干预技术

在进行心理危机干预的过程中，主要应用以下三类技术。

（一）沟通技术

危机干预首先要借助沟通技术迅速建立良好关系，如不能与当事人建立良好的沟通与合作关系，则干预及有关处理的策略较难执行和贯彻，就不会起到干预的最佳效果。良好的沟通与合作关系，有利于当事人恢复自信，保持心理平衡，改善人际关系。因此，危机干预者在干预过程中可通过注意消除干扰以免影响双方沟通；交流的语言、态度和行为举止均要体现出对当事人的关心和呵护，避免使用专业性语言，多用通俗易懂的语言进行交流等方式与当事人建立良好的沟通与合作关系。

（二）支持技术

由于在危机的开始阶段，当事人的焦虑水平较高，应尽可能通过暗示、保证、疏泄、环境改变、药物等方法给予当事人心理支持，使其情绪得以稳定，必要时考虑短期住院治疗。同时要注意在危机解除前不应带有教育目的，以免适得其反。

（三）干预技术

又称问题解决技术，是指通过具体的方法帮助当事人学习问题的解决技巧和应对方式。干预的基本策略为：

1. 通过会谈等方式，帮助当事人疏泄被压抑的情感。
2. 帮助当事人认识和理解危机发展的过程及诱因之间的关系，使其理解目前的境遇、理解他人的情感。
3. 帮助当事人学习问题解决技巧和应对方式。
4. 帮助当事人积极面对现实和注意社会支持系统的作用。

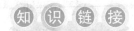

知 识 链 接

心理危机干预的步骤

目前，关于危机干预并没有一个统一固定的程序，但一些基本的步骤是共同的。Gilliland 和 James 提出了危机干预六步法：

1. **确定问题** 实现与处于危机的个体接触，建立信任关系，必须非常迅速地确定引发危机的核心问题是什么。

2. **保证患者安全** 在整个危机干预的过程中，患者安全问题为首要目标，应得到自始至终的重视。

3. **提供支持** 强调与患者的沟通与交流，予以尽可能全面的、充分的理解和支持，并积极、无条件地接纳患者。

4. **检验可替代的应对方式** 此时患者的思维往往处于被抑制状态，很难判断什么是最佳选择，要让患者认识到有许多变通的应对方式可供选择。

5. **制订计划** 与患者共同制订行动计划来矫正其情绪的失衡状态。帮助其做出现实的短期计划，确定求助者理解的、自有的、可操作性的行动步骤，将变通的应对方式以可行性的时间表和行动步骤的形式列出来。

6. **获得承诺** 回顾和改善有关计划和行动方案，要用理解、同情和支持的方式来进行询问。要明确在实施计划时达成同意合作的协议，帮助求助者向自己承诺采取确定的、积极的行动步骤。

四、 心理危机结局

心理危机是一种正常的生活经历，并非疾病或病理过程，每个人在人生的不同阶段都会经历各种心理危机。当遇到心理危机时，由于处理的方法不同，造成的结局也不尽相同。一般有以下三种结局：

1. 有效应对和度过危机，并学会了处理危机的方法，提高了心理健康水平。

2. 暂时度过危机但留下了心理创伤，影响今后的社会适应。

3. 未能度过危机，成为创伤后应激障碍患者，有自伤、物质滥用、抑郁等各种精神障碍，严重者甚至出现自杀行为。

项目十二 心身疾病

随着社会和科学技术的不断发展，医学科学也由传统的生物医学模式转变为生物-心理-社会医学模式，心理和社会因素对健康和疾病的影响作用也相应地得到重视。现代医学和心理学研究证明，很多种疾病都能找到其致病的心理因素。心身疾病也就是在这个基础上提出来的。

一、概述

（一）心身疾病的概念

心身疾病（Psychosomatic disease）是介于躯体疾病与神经症之间的一类疾病，对人类健康构成严重威胁，是造成死亡率升高的主要原因，日益受到医学界的重视。

心身疾病有广义和狭义两种概念。广义的心身疾病是指心理社会因素在发病、发展过程中起重要作用的躯体器质性疾病和功能性障碍。狭义的心身疾病是指心理社会因素在发病、发展过程中起重要作用的躯体器质性疾病。本教材采用的基本上属于广义的心身疾病。

（二）心身疾病的特点

1. 以躯体症状为主，有明确或已知的器质性病理生理过程。

2. 与情绪和人格因素明显相关。如争强好胜、易怒冲动、性情急躁者易患高血压和冠心病。

3. 疾病的发生、发展、转归与心理社会因素有密切关系。

4. 与神经症或精神病不同。

（三）心身疾病的分类

关于心身疾病的分类，世界各国均有各自不同的方法，因此所包含的疾病种类也不一致。Alexander 最早提出 7 种经典的心身疾病（也即狭义的心身疾病），即溃疡病、溃疡性结肠炎、甲状腺功能亢进、局限性肠炎、类风湿性关节炎、原发性高血压及支气管哮喘，并认为特异性心理冲突和人格类型在这类疾病的发病中有着重要的意义。目前，心身疾病一般按机体各系统和临床各科进行分类。

1. 心血管系统　原发性高血压、冠心病、心脏神经官能症、心律失常等。

2. 消化系统　胃溃疡、十二指肠球部溃疡、溃疡性结肠炎、过敏性结肠炎、神经性厌食等。

3. 呼吸系统　支气管哮喘、心因性呼吸困难、神经性咳嗽等。

4. 神经系统　神经衰弱、偏头痛、血管紧张性头痛、睡眠障碍等。

5. 内分泌系统　糖尿病、甲亢、尿崩症、肥胖症等。

6. 泌尿生殖系统　遗尿、阳痿、月经不调、经前紧张症、流产等。

7. 肌肉骨骼系统　包括免疫机制疾病、类风湿关节炎、肌痛、颈臂综合征。

8. 皮肤科　荨麻疹、湿疹、过敏性皮炎、皮肤瘙痒症等。

9. 眼科　青光眼、弱视等。

10. **耳鼻科** 美尼尔综合征、口吃、咽部异物感等。

11. **妇科** 功能性子宫出血、不孕症等。

12. **口腔科** 舌痛、口炎、口臭等。

二、 心身疾病的诊断、治疗原则和预防

(一) 心身疾病的诊断

心身疾病的诊断包括病史采集、体格检查、心理学检查和综合分析。其要点包括：①有明确、具体的躯体症状；②发病前确实有明确的心理社会因素存在；③明确存在的心理社会因素与躯体症状之间的时间关系；④病情的缓解和加剧与这些心理社会因素有关；⑤一定的人格特征成为对某些疾病的易感因素；⑥排除躯体疾病和神经症的诊断。

1. **病史采集** 除与临床各科病史采集相同外，还应注意采集患者心理社会方面的相关资料，特别是发病前的心理状态，如患者人格特点、生活应激事件以及患者对应激事件的认知和反应、人际关系、家庭支持等。

2. **体格检查** 详细的体格检查以排除其他器质性疾病，同时注意体检时患者的心理行为反应方式，有时可从其反应方式中找出心理素质上的某些特点，如是否过分担忧、敏感等。

3. **心理学检查** 除必要的生物学检查外，还应结合患者病史，采用会谈法、观察法及心理测验法对其进行较系统的心理学检查，以确定心理社会因素在疾病发生、发展、转归和防治中的作用。

4. **综合分析** 根据已采集的生物学及心理学资料，结合心身疾病的基本理论对以下内容进行评估，包括：是否为心身疾病、何种心身疾病、由哪些心理社会因素引起、这些因素在其中起何作用。

(二) 心身疾病的治疗原则

心身疾病是一组发病、发展、转归和防治都与心理、社会因素有关的躯体疾病。因此对心身疾病的治疗要兼顾到患者的躯体和心理两方面。一方面要采取有效的躯体治疗以解除症状、促进康复，另一方面必须在心理和社会因素上加以干预或治疗。

1. **心身同治原则** 心身疾病的治疗应采取心、身同治的原则，但对具体病例则应各有侧重。对于急性发病而躯体症状严重的患者，应以躯体治疗为主，辅以心理治疗。对于以心理症状为主、躯体症状为次，或虽然以躯体症状为主但已呈慢性的心身疾病，则可在实施躯体治疗的同时，重点安排好心理治疗。

2. **心理社会因素的干预、治疗** 在对患者进行心理社会因素的干预和治疗过程中，主要围绕以下三个目标进行：①帮助患者从客观上消除致病的心理社会因素；②提高患者对应激的认知水平和应对方式；③减轻生理反应，缓解病情。具体方法有：①改变环境：对患者所处的环境做出适当的调整或住院，目的是减少或消除应激源；②药物治疗：当患

者负性情绪水平较高或已维持很长时间，认知能力很差时，使用药物治疗可降低负性情绪水平，生理反应随之改善，有利于心理治疗；③心理治疗：可利用认知疗法、行为疗法、精神分析法等进行心理治疗，目的在于影响患者的人格、应对方式和情绪，以减轻因过度紧张而引起的异常生理反应。

（三）心身疾病的预防

疾病的预防要依据现代医学模式进行，既要考虑生物学因素，也要考虑心理和社会因素，这样才能收到较好的效果。心身疾病的预防包括社会预防和个人预防。

1. 社会预防　是从根本上降低个体心身疾病发生的一项重要措施，它包括以下几方面：①家庭预防：家人之间相互尊敬，相互关爱，避免矛盾；②学校预防：培养学生正确的价值观、人生观、世界观，塑造良好的个性；③社会预防：创造良好的工作环境，形成健康的社会风气。

2. 个人预防　从个体角度来维护心身健康，应遵循以下原则：①培养良好的个性；②锻炼和增强应对能力，丰富自己的生活阅历，学会正确认识挫折，提高社会忍耐力，掌握应对心理应激的方式；③建立和谐的人际关系，构建社会支持系统，营造良好的生活环境。

三、 常见的心身疾病

（一）原发性高血压

原发性高血压是心血管系统最常见的疾病，也是最早确认的心身疾病之一，多发于中老年人。原发性高血压的病因尚不十分清楚，其心理社会因素主要有：

1. 人格特征　一般认为，容易激动、求全责备、刻板主观、具有冲动性、过分谨慎、不善表达情绪、压抑情绪但又难以控制情绪者易患高血压，这种人格特征可能与遗传因素有关。一些研究认为，具有这种人格特征的人遇到应激刺激时，总想压抑自己的情绪，但又难以控制自己的情绪，导致长时期心理失衡，伴随有机体自主神经系统功能紊乱，促使高血压病的发生，所以焦虑情绪反应和心理矛盾的压抑是高血压发病的重要心理原因。A型行为类型者易患高血压。

2. 生活事件与心理应激　应激性的生活事件与高血压有关。研究表明，离婚、失业、长期生活不稳定、高噪音的环境中生活者易患高血压，应激情绪反应中的焦虑、愤怒、恐惧易引起血压升高。从事注意力高度集中、精神紧张而体力活动较少以及对视听觉形成慢性刺激的职业者，容易发生高血压病。

3. 生活方式　高盐饮食、超重、缺乏锻炼、大量吸烟和饮酒等因素与高血压发病率有关。

4. 心理治疗　在用药物治疗的同时，坚持心理治疗对原发性高血压的治疗会取得更好的效果。心理治疗的方法包括放松训练疗法、行为矫正疗法、音乐疗法、环境疗法、运动疗法等。

（二）冠状动脉粥样硬化性心脏病

冠状动脉粥样硬化性心脏病简称冠心病，是威胁人类健康最严重和确认最早的一种心身疾病。发病率呈逐年上升趋势，多见于中、老年人。其心理社会因素主要有：

1. **人格特征** 研究发现，心理社会因素与冠心病的关系密切，特别是 A 型人格。A 型人格者具有三个明显的特征：即竞争性的成就追求，紧迫感以及敌对和侵犯。研究表明，A 型人格与冠心病、高血压等有密切联系。

2. **生活事件和心理应激** 导致急剧的情绪变化和极度痛苦的应激事件与冠心病有着密切的关系。这些应激事件包括夫妻关系不和、与子女关系紧张、事业受挫与失败、离婚、丧偶、工作不顺心等。有研究者曾对一批 54 岁以上丧偶男性进行统计调查，在其配偶死亡 6 个月内，本人死于缺血性心脏病的发生率比没有丧偶的对照组高 67%。另外，社会发达程度高、脑力劳动强度大、社会稳定性差等因素都易引发冠心病。

3. **生活方式** 吸烟、饮酒过量、高脂高胆固醇饮食、缺乏运动、肥胖等既是冠心病易感因素，也是冠心病病情发展和治疗困难的重要因素。

4. **心理治疗** 药物治疗的同时配合心理治疗，可以明显提高冠心病患者的生存率。心理治疗中对 A 型人格行为进行矫正对预防冠心病的复发具有积极的意义。除此之外，还可采用放松训练和认知行为疗法、音乐疗法、生物反馈治疗等。

（三）消化性溃疡

消化性溃疡是一种常见心身疾病，多呈慢性反复发作过程，多见于青壮年。其心理社会因素主要有：

1. **人格特征** 人格特征与行为方式与消化性溃疡的发生有一定的关系，它既是发病的基础，又影响疾病的发展和转归。研究表明，消化性溃疡患者个性特点在于竞争性过强、过度自我控制，精神过于紧张，过分关注自己，不好交往，遭受挫折时易愤怒或忧郁，情绪易波动但又惯于克制，不良情绪虽被压抑，但却引起更强烈自主神经系统反应，提高消化性溃疡的发生率。

2. **生活事件和心理应激** 生活事件与消化性溃疡的发生有密切的关系，特别是十二指肠溃疡。主要的生活事件有：①严重的精神创伤，特别是突如其来的重大生活事件或社会环境改变，如丧偶、失业、自然灾害或战争等；②持久不良的情绪反应，如人际关系紧张、工作不顺利、长期家庭矛盾等；③长期的紧张刺激，如繁重的工作任务、缺乏休息、睡眠不足、不良的工作环境等。

3. **生活方式** 长期饮食、生活不规律，大量吸烟、喝酒等均易导致消化性溃疡的发生及复发。

4. **心理治疗** 消化性溃疡具有病程长、愈合慢、易复发三个特点，因此，除了必要的饮食和药物治疗以外，心理治疗至关重要。心理治疗包括认知方式的改变和不良情绪的消除。

（四）恶性肿瘤

恶性肿瘤是一种严重危害人民生命健康的常见病、多发病，在我国的发病率和死亡率均有逐年上升的趋势。其心理社会因素主要有：

1. **人格特征** 目前的很多研究认为，癌症患者的人格特征包括惯于克制自我，主动压抑愤怒，缺乏情感表达，面临突发事件，易回避冲突，产生失望、无助感。在近年来行为医学界，上述个性特征已被概括为"C"型行为。

2. **生活事件和心理应激** 大量研究证实，负性生活事件与癌症的发生有联系。国内外不少研究发现，癌症患者发病前的生活事件发生率较高。其中由于家庭不幸等事件，如配偶死亡、离婚等行为更为显著。应激事件与癌症的关系，取决于个体对生活事件的应对方式，惯于克制、压抑负性情绪的个体，其癌症发病率较高于那些善于表达情感、宣泄负面情绪的个体。

3. **生活方式** 长期吸烟，过度饮酒，喜高脂，高盐食品，作息不规律，喜欢熬夜及缺乏运动等因素易导致恶性肿瘤的发生。

4. **心理治疗** 癌症一旦被确诊，患者将终日处于失望、沮丧、消沉之中，情绪变得抑郁、焦虑、愤怒、绝望甚至产生自杀意念、自杀行为，而这些消极的情绪严重影响癌症患者的治疗效果。因此，在进行药物治疗的同时，如果护理人员能通过心理治疗的方法帮助患者正确评价癌症，坚定治疗信心，就能有效提高治疗效果和患者的生活质量。心理治疗过程中可采取认知疗法、阳性强化法、疏泄支持疗法等，另外，用健康的生活方式指导患者，改变其不良的生活方式，远离致病因素。

复习思考

一、单项选择题

1. 下列哪项不属于影响健康和疾病的心理因素（ ）

    A. 认知能力   B. 情绪特征   C. 人格特征

    D. 动机与需要   E. 社会制度

2. 下列哪项不属于 WHO（1990 年）提出的新健康观（ ）

    A. 生理健康   B. 情绪健康   C. 心理健康

    D. 社会适应良好   E. 道德健康

3. "理解挫折的普遍性"属于影响心理挫折程度的（ ）

    A. 人格因素   B. 生理因素   C. 动机重要性

    D. 认知因素   E. 社会因素

4. "踢猫效应"属于（ ）防御机制

    A. 压抑   B. 隔离   C. 合理化

    D. 抵消   E. 转移

5. "吃不到葡萄说葡萄酸"属于（　　　）防御机制

    A. 压抑   B. 隔离   C. 合理化

    D. 抵消   E. 否认

6. "听到丈夫意外去世的噩耗，妻子坚持说不可能"属于（　　　）防御机制

    A. 压抑   B. 隔离   C. 合理化

    D. 抵消   E. 否认

7. 一般适应综合征（GAS）分为以下三期（　　　）

    A. 警戒期、抵抗期、衰竭期   B. 觉醒期、抵抗期、适应期

    C. 警戒期、抵抗期、适应期   D. 觉醒期、抵抗期、衰竭期

    E. 觉醒期、抵抗期、应对期

8. 应激反应最恰当的含义是指个体因为应激源所致的（　　　）

    A. 认识、意志、情绪、个性方面的变化

    B. 生物、心理、社会、行为方面的变化

    C. 幻听、幻觉、妄想等精神症状方面的变化

    D. 心理障碍、心身障碍、心身疾病等心身病理方面的变化

    E. 个人、家庭、社会环境方面的变化

9. Lazarus 和 Folkman 认为应激过程最关键的因素是（　　　）

    A. 客观环境   B. 应对方式   C. 个性特征

    D. 认知评价   E. 社会支持

10. 应激过程中的认知评价受（　　　）因素的影响

    A. 生活事件的性质   B. 个性特征   C. 社会支持

    D. 应对能力   E. 以上均是

11. 应对是个体对生活事件及其伴随的心身不平衡状态所作的（　　　）

    A. 情绪调节   B. 认识和行为努力   C. 潜意识中的防御

    D. 求助活动   E. 心理防御

12. 应激生理反应的神经机制主要通过（　　　）途径调节

    A. 交感神经-肾上腺髓质轴   B. 丘脑下部-垂体前叶-肾上腺皮质轴

    C. 丘脑下部-垂体后叶轴   D. 丘脑下部-垂体前叶-甲状腺轴

    E. 丘脑下部-垂体前叶-免疫系统

13. 个体与社会他人和组织的精神上的和物质上的联系程度，称（　　　）

    A. 人际关系   B. 社会角色   C. 社会支持

    D. 应激的内部资源   E. 社会保障

病例：患者，男性，某省厅干部，平时不嗜烟酒。生活规律；但性情急躁，易激动，工作认真，争强好胜，雄心勃勃。一年前单位减员时调入某厂工作，常因小事上火，发脾气。三日前因心绞痛入院，诊断为冠心病。

14. 病前患者的人格类型是（　　）

    A. A 型　　　　　　　　　　B. B 型　　　　　　　　　C. C 型

    D. AB 混合型　　　　　　　　E. ABC 混合型

15. 发病的明显原因是（　　）

    A. 物理性因素　　　　　　　　B. 化学性因素　　　　　　C. 遗传性因素

    D. 心理社会因素　　　　　　　E. 以上都不是

16. 患者的情绪反应属于（　　）

    A. 抑郁反应　　　　　　　　　B. 恐怖反应　　　　　　　C. 厌恶反应

    D. 焦躁反应　　　　　　　　　E. 以上都不是

17. 对于患者应采取哪种心理治疗措施（　　）

    A. 药物疗法　　　　　　　　　B. 生物反馈疗法　　　　　C. 放松疗法

    D. 以上均可　　　　　　　　　E. 以上均不可

病例：患者，女性。55 岁。丧偶 8 年，现独居，嗜烟酒，不爱运动。平时性情抑郁，过分容忍，办事无主见，常顺从于别人。1 月前行胃癌切除，术中及术后情绪低落，兴趣下降，独自流泪，有轻生之念。

18. 患者病前的行为特征为（　　）

    A. A 型　　　　　　　　　　　B. B 型　　　　　　　　　C. C 型

    D. 混合型　　　　　　　　　　E. 以上都不是

19. 患者患胃癌的主要原因为（　　）

    A. 生活事件　　　　　　　　　B. 易感性人格特征　　　　C. 不良生活习惯

    D. 以上都是　　　　　　　　　E. 以上都不是

20. 对这种患者临床上应采取哪种措施（　　）

    A. 支持性心理治疗　　　　　　B. 认知疗法　　　　　　　C. 药物治疗

    D. 以上都是　　　　　　　　　E. 以上都不是

二、简答题

1. 简述我国学者提出的心理健康标准。

2. 结合学习、生活中的具体事例，谈谈维护心理健康的方法。

3. 影响心理挫折程度的因素有哪些？

4. 简述心理挫折的常见表现。

5. 常见的心理防御机制有哪些？

6. 简述应激源的种类。

7. 应激过程模式的主要内容是什么？

8. 应激源一定会引起心理应激吗？为什么？

9. 应激源可引起机体哪些变化？

10. 简述面对应激时，个体应如何处理？

11. 某学生考前总要头痛，考试结束症状缓解，请用应激理论解释。

12. 如何判断心理危机？

13. 简述心理危机干预的原则。

14. 简述心身疾病的诊断。

15. 简述心身疾病的治疗原则？

16. 心身疾病如何预防？

三、案例情境

患者，女性，48岁，来北京市某医院心理科求助。半年多来睡眠不好，工作也干不下去，尤其不想看到母亲，内心总怨恨母亲把父亲的病耽误了，不然父亲也不至于这么快就走了……临近清明，她发现自己这种悲伤的情绪越发浓重，对母亲的埋怨也与日俱增。

1. 患者属于哪种情绪状态？

2. 这种情绪状态与哪些心理社会因素相关？

3. 如何改善她目前的状况？

四、角色扮演

大三男生李某与女友王某谈了一年的恋爱，后因王某备考护士执业资格证，无暇兼顾恋爱与男友提出分手，分手两周左右的时间里，李某无法平复自己的情绪，经常纠缠王某，期间一直用QQ、微信、短信或打电话的形式告知王某，他不愿意分手，起初王某还偶而回复其信息，久而久之，王某越来越反感李某，既不回电也不回信。无法面对现实的李某常常在王某回宿舍的必经之路等王某，王某发现后，对李某更是避而远之。某晚，李某实在无法忍受王某对自己的冷淡，强行抓住王某的手并进行言语威胁，王某因害怕李某危及其生命，向系部举报李某的行为。

如果你是系里的心理咨询师，针对李某的行为，你会怎样进行心理危机干预？

扫一扫，知答案

扫一扫，看课件

模 块 四

心理评估

【学习目标】
1. 掌握心理评估的概念。
2. 熟悉临床护理心理评估基本方法。
3. 了解临床常用心理量表的使用。

项目十三 心理评估概述

一、心理评估的概念

（一）定义

心理评估（Psychological assessment）是指根据心理学的理论、方法和手段，对个体心理品质及发展水平做出鉴定的过程。心理评估在心理学、医学、教育、人力资源管理、军事、司法等领域应用广泛，其中为临床医学目的所用时，称为临床心理评估。它是护理人员了解患者心理，实施心理护理的基础和前提。通过临床心理评估，护理人员可以收集患者的心理资料和行为表现，对患者的心理活动及其心理护理效果做出客观正确的判断。

（二）心理评估的主要功能

心理评估对心理护理的实施及质量评价具有重要指导意义，是心理护理过程中不可缺少的环节。其主要功能如下：

1. 筛选心理护理对象　大多数患者常伴有不同程度的心理问题，如焦虑、抑郁、恐惧等。通过心理评估，可初步筛查并判断患者具有的心理问题及其严重程度，并予以及时干预，帮助患者恢复心理健康。

2. 提供心理护理实施依据　通过心理评估，了解患者心理问题的性质、程度，探究引发心理问题的主要原因及其影响因素，为制订心理护理计划及实施干预措施提供依据。

3. 评估心理护理实施效果　借助心理评估的工具，可以得到量化数据，从而对心理护理措施的有效性做出比较准确的评价。

二、 心理评估的实施原则及注意事项

（一）实施原则

1. 动态性原则　由于个体身心的特殊性，心理活动和状态会随着外界因素（疾病的发展、医治环境、生活事件、医护人员的态度等）和患者自身的应对（抗拒、接受或主动适应等）而变化，因此心理评估必须因时而异，动态评估患者的心理状态。

2. 综合性原则　应认识到心理测验量表的主观性和局限性，不能将量表评估的结果绝对化，应将心理测验与其他心理评估方法及临床检查诊断结果相结合，实施综合评定，灵活分析，才能使评估结果更加客观和准确。

（二）注意事项

由于心理现象相对复杂，受主客观因素影响较大，为确保心理评估的客观性和有效性，在实施心理评估时，有以下方面需要注意。

1. 评估者

（1）专业知识与技能：评估者需经过严格培训，熟悉各种评估工具的内容、功能、适用范围、优缺点，并有一定的心理学基础知识。

（2）心理素质要求：评估者要有较强的观察能力，人格健全，自我认识客观，乐于与人交往，尊重患者，有耐心。

（3）职业道德修养：对待心理评估必须严肃认真、科学慎重，能够自觉维护患者利益，尊重患者人格和个人隐私，妥善管理好心理评估工具。

2. 被评估者

（1）精神状态良好，自愿合作。

（2）意识清醒，能控制自己的情绪和行为以适应评估要求。

（3）符合评估所规定的其他要求。

3. 心理评估工具　心理评估工具，特别是各种心理量表的内容和使用方法不得随意公开或借与他人使用，只有具备资格者才能独立使用和保存。

4. 评估环境与时间　评估环境的好坏会影响评估结果，环境应安静、整洁，桌椅高低要舒适，光照、温度适宜，避免无关人员在场。评估时间一般选择患者精神状态最佳时，上午较好，时间不超过1小时为宜。

项目十四　临床护理心理评估基本方法

临床上，常用的心理评估方法包括观察法、访谈法、心理测验法三类。上述方法各有特点和长处，在具体评估中可根据需要选择不同的方法，也可将这几类方法结合使用，相互取长补短，从而对患者的心理和行为做出全面、准确的评估。

一、观察法

（一）观察法的概念

观察法是指在完全自然或接近自然的条件下，根据研究目的，对个体可观察的行为进行系统、有计划的观察记录，并对结果进行客观解释，以了解患者心理和行为特征的一种方法。它是临床心理评估最常用的方法之一，其目的在于描述患者的临床行为表现、评估其心理活动、监测其行为变化，为心理护理诊断和护理计划制订提供依据。

（二）观察法的分类

根据观察情境的不同，观察法可分为自然观察法和控制观察法。自然观察法，是在自然情境中所进行的观察；控制观察法，是在人为预先设置的情境下所进行的观察。

（三）观察方案的设计

观察方案的合理设计，是确保观察结果科学性、客观性的重要前提和保证，具体包括：

1. 确定观察的目标行为　对患者行为观察的内容包括意识状态、仪表、身体状况、言谈举止、情绪、个性特征、疾病认知及态度、应对方式和应变能力等。护理人员应选择与评估目的密切联系的行为特征进行观察，即每次观察确定其中几项观察内容，分清主次，而不是全面观察其所有行为，以免顾此失彼，达不到预期效果。对每个准备观察的目标行为，均应给予明确的操作性定义，以便准确地观察和记录。

2. 确定观察情境　观察可在自然情境中进行，也可在控制情境下进行。护理人员在临床实践中一般采用自然观察法。观察时应注意：观察人员的位置能保证观察对象的活动全部清晰地呈现在视野之内；保证不影响被观察者的常态，同时还应注意同一被观察者在不同情境下所表现的不同行为。

3. 确定观察方式　根据观察需要，选择适宜的观察方式。不论使用连续性观察还是轮换性观察，直接观察还是隐蔽观察等，均需与所设计的观察目标相呼应。

4. 确定观察指标　包括确定观察期限、间隔时间和总的持续时间等。若观察期限较长（数天）时，每天观察的时间、次数应保持一致；若一日内需多次观察，则应分布在不同时段，以便较全面观察患者的不同情境、不同时段的行为特点及其规律。直接观察的时间一般持续 10~30 分钟；若需要延长连续观察时间，可通过一些间接手段如录音、录像、单向玻璃等进行观察，每次观察的具体时间须依据观察方法、手段、目标不同进行确定。

5. 确定观察的记录方法

（1）叙述记录法：即采用速记法在现场做连续记录，也可用录音机、摄像机等将观察到的情况摄、录下来。

（2）事件记录法：即研究者将自己认为能体现被观察者个性、情感等方面发展的有价值、有意义的典型事件或重大事件记录下来的研究方法，记录内容也可包括被观察者显著的新行为事件。这些事件应该是研究者亲眼目睹，而不是道听途说的。运用事件记录法应尽量做到及时、准确、具体，尽量在事件或行为刚发生时及时记录。

（四）观察法的注意事项

1. 观察和记录应当尽可能客观、完整和准确。观察记录中尽量使用日常用语，少用术语；采用描述性记录时，避免使用解释的方式。

2. 观察要明确可能影响目标行为的各种因素，同时应结合当时的情境对观察到的行为所产生的原因进行合理探索和解释。

3. 观察和评估过程中，观察者要保持客观、中立的态度。

4. 观察要有侧重，不对与目标行为关系不大的行为或事件发生兴趣。

5. 对待与自己年龄或文化背景相差悬殊的人，观察者在分析结果时应尽可能地从被观察者的角度理解其行为。

二、访谈法

（一）访谈的概念

访谈是访谈者与被访谈者之间所进行的一种有目的的会谈，是心理评估收集资料的重要手段，也是护理人员进行护患沟通的必备技能。

（二）访谈的类型

根据访谈进程的标准化程度，访谈分为以下三种：

1. **结构式访谈** 又称标准化访谈，是根据特定目的预先设定谈话的结构、程序，并限定谈话的内容，具有省时、高效、切题等特点，且结果方便量化，可做统计分析，但过于程序化，易将相关信息遗漏、忽略。

2. **非结构式访谈** 访谈形式比较灵活，不固定问题的格式和顺序，访谈气氛轻松，受访者较少受约束，能自由表述见解，便于最大限度地了解受访者的个人信息。缺点是话题比较松散、费时。

3. **半结构式访谈** 介于结构式访谈和非结构式访谈之间，具有两种方法的优点，又能较好地克服不足。访谈者事先准备好粗略的访谈提纲，在访谈中可根据受访者的反应灵活处理各种情况。

（三）访谈的内容

1. 收集资料性访谈的内容 收集资料性访谈的目的在于获得被访者的病史资料和相关资料，通常询问以下方面的问题：

①患者基本情况，包括姓名、年龄、职业、文化、经济状况等。

②当前和近期的状况，包括日常活动情况、饮食睡眠、精神状况等。

③婚恋或家庭情况，如婚姻状况、家庭关系、子女状况等。

④出生、成长情况，如是否顺产、发育如何等。

⑤健康状况，既往和现在的健康状况，有无疾病、外伤等。

⑥个人嗜好，有无特殊嗜好，如吸烟、饮酒等。

⑦工作情况和生活事件，所从事职业、经济状况、社会压力等。

⑧人际关系和社会支持，与家人、同事、朋友之间的关系如何。

2. 心理诊断性访谈的内容 在一般资料和病史访谈后，常常要进一步对其心理状况进行检查，这是更加特殊和专业化的心理诊断性访谈，主要围绕病史采集、精神状况检查的内容和诊断需要的资料进行。一般可从感知觉、思维障碍、记忆、注意、智力、定向力、自知力、情绪表现、行为方式和仪表等方面进行检查。

（四）访谈的技巧

1. 建立良好的信任关系 访谈能否成功很大程度上取决于访谈者与被访者之间能否建立良好的关系。访谈者要努力营造融洽的氛围，使被访者感到交谈是安全的、被尊重和理解的。

2. 倾听 耐心、专注、诚恳地倾听被访者表述是访谈取得成效的关键。倾听时应把握以下要点：距离、姿态、举止和应答。适宜的角度和距离，身体微微前倾的姿势，适时地点头微笑、注视，简短赞许和肯定性语言等，由此体现访谈者对被访者的接纳、肯定、关注等感情。

3. 提问 提问时，要使用被访者易于理解的语言，避免使用模棱两可的词语、双关语和专业术语；提问时应表述清晰准确、简洁易懂，谈话要遵循共同的标准程序，避免只凭主观印象。以下根据提问的要点，归纳出6种主要提问方式（表4-1）。

表4-1 提问方式类别

提问方式	要点	举例
开放式	患者自由回答问题，但又有限定范围	术前你最突出的感受是什么？
促进式	鼓励患者流畅对答	您能更详尽地描述当时的情况吗？
阐明式	鼓励患者予以解释、扩充	我推测，您会觉得这件事……？
对质式	询问不一致问题	我是否误解了您所说的……？
直接式	适用于关系和睦的患者澄清具体问题	您刚才对他说了些什么？
封闭式	用于获取重点，缩小讨论范围	您是不是爱生闷气？

4. 记录 记录时要注意尽量使用被访者自己的语言和说话方式，不要任意诠释，不要将自己的主观看法添加到资料中，以免影响资料收集的客观性。不论采用录音、录像，还是笔录，均需征得被访者知情同意，并尽可能不干扰访谈的气氛。

三、 心理测验法

（一）心理测验的概念

心理测验（Psychological test）是指在标准情境下，依据心理学理论，使用一定的操作程序，对人的心理特点进行量化分析和做出推论的一种心理评估方法。

心理测验有两层含义：一是指具体的测量心理特质的方法和活动，如对心理变量智力、能力、记忆等测量，此时作为动词来使用；二是指测量这些心理变量或心理特质的工具，如智力测验、人格测验等测验工具，此时作为名词来使用，与心理量表同义。

（二）心理测验的特点

与其他心理评估方法相比，心理测验具有以下几个特点：

1. 间接性 我们无法直接测量人的内在心理活动，只能观察和测量人的外显行为，因此只能通过个体对测验项目的反应来间接推论出他的心理特质。

2. 相对性 在对人的行为进行比较时，没有绝对的标准，有的只是一个连续的行为序列。所谓测验就是看每个人处在这个序列的什么位置上，一个人被测得的结果都是与所在团体或人群中大多数人的行为或某种人为确定的标准相比较而言的。

3. 客观性 即测验的标准化问题，这是对一切测量的共同要求。

（三）心理测验的分类

心理测验的种类繁多，按照不同的标准，可分为不同的类型。

1. 按测验的目的及功能分类

（1）能力测验（Ability test）：包括一般能力测验和特殊能力测验。一般能力测验测量人的一般能力倾向，即从事各种活动都需要的能力，如智力测验、成就测验等；特殊能力测验测量从事某些活动所需要的特殊能力，主要用于升学和就业指导、特殊人才选拔，如音乐能力、绘画能力、机械技能、文书才能等。

（2）人格测验（Personality test）：这类测验测量性格、气质、兴趣、态度、情绪、动机等心理品质，一般有问卷法［如艾森克人格问卷（EPQ）、明尼苏达多项人格问卷（MMPI）］和投射法（如罗夏墨迹测验、主题统觉测验）两种测量方法。

（3）神经心理测验（Neuropsychological test）：这类测验测量个体脑神经功能（主要是高级神经功能）状态。主要包括一些个别能力测验，如感知运动测验、记忆测验及联想思维测验等。

（4）症状评定量表（Symptom rating scale）：这类量表主要评定神经和心理方面的症

状，在精神科、神经科和心理咨询与治疗中最常用，如焦虑评定量表、抑郁评定量表、90项症状自评量表等。

（5）其他：如生活事件评定量表、社会支持评定量表、应对方式量表等。

2. 按测验的方法分类

（1）问卷法：测验多采用结构式问题，让被测者以"是"或"否"或在有限的几种选择上做出回答。这种方法的结果评分容易，易于统一处理。一些人格测验如 MMPI、EPQ 及评定量表多采用此种形式。

（2）作业法：测验形式是非文字的，让被测者进行实际操作，多用于测量感知觉和运动等操作能力。对于受文化教育因素限制的被测者（如文盲、语言不通者或有语言障碍的人等）及婴幼儿进行心理测验时，主要采用这种形式。

（3）投射法：测验材料无严谨的结构（如一些意义不明的图像、一片模糊的墨迹或一句不完整的句子），要求被测者根据自己的理解和感受做出回答，借以诱导出被测者的经验、情绪或内心冲突。投射法多用于测量人格，如罗夏墨迹测验、主题知觉测验（TAT）等，也有用于异常思维的发现，如自由联想测验、填词测验等。

3. 按测验材料的性质分类

（1）文字测验：测验项目和问题回答都用文字表达（口头或书面）。此法要求被测者有一定的文化程度，大部分团体、个人问卷均属此类。

（2）非文字测验：测验项目和问题回答都用非文字形式表达。如韦氏智力测验中的填图、图形排序、图形拼凑、数字符号等分测验即为非文字测验。

4. 按测验的对象分类

（1）个体测验：指一个主试在同一时间只测验一个被试，主要用于临床。这种方式获得相关信息准确，也便于仔细观察被试情况。

（2）团体测验：指一个主试同时测验多个被试，主要用于科研，可在短时间内收集大量信息。

（四）标准化心理测验的基本特征

标准化是心理测验的基本要求。只有通过一套标准程序建立测验内容，制定评定标准，固定实施方法，且具备心理测量学的技术指标，并达到国际公认的水平，才称之为标准化心理测验。标准化心理测验的主要技术指标如下：

1. 标准化　指心理测验的实施条件与程序、记分方法以及测验分数解释程序的统一。心理测验的标准化不但可以排除无关因素对测验结果的影响，保证测验数据的准确性和客观性，还能够对不同个体测出的分数进行有效的比较。

2. 行为样本　所有心理测验或评定量表都是由许多条目（问题、作业、任务或陈述）组成的，这些条目被称之为行为样本，这些行为样本必须具有代表性，才能有效地衡量某一心理特质。

3. 常模 指某种心理测验在某一人群中测查结果的标准量数，即可比较的标准，是解释测验结果的依据。一个人某项测验的结果只有与这一标准比较才能确定其测验结果的实际意义。因此，常模标准在心理测验中处于举足轻重的地位。而常模标准是否正确，在很大程度上取决于常模样本的代表性。

4. 信度 指一个测验工具在对同一对象的几次测量中所得结果的一致性程度。它反映了测验工具的可靠性和稳定性。作为一个好的测验，它的结果必须可靠和稳定。例如，某天早晨，你在卧室里测了三次体重，但三次的读数都不同，那么这一测量并没有得到一致的结果，因此可以认为这个测量工具不可信。信度检验结果用信度系数表示，其数值在$-1 \sim +1$。绝对值越接近1，表明其信度越高、测验结果越可靠；绝对值越接近0，表明其信度越低、测验结果越不可靠。通常，能力测验的信度要求在0.80以上，人格测验的信度要求在0.70以上。

5. 效度 指一个测量工具能够准确测量出其所要测事物的程度。它反映了测验工具的有效性、正确性。效度越高，则表示该测验测量的结果所能代表要测量行为的真实度越高，能达到测验目的，反之则达不到测验目的。例如，有效的智力测验可以检测到智力的特质，而不是性格或其他。信度和效度是评价一个测量工具好坏的最基本指标，只有这两项指标都达到一定标准后才能使用。

（五）心理测验的实施原则

1. 标准化原则 心理测验需采用公认的标准化测验工具，施测方法要严格根据测验指导手册的规定执行，要有固定的施测条件、标准的指导语、统一的记分方法和常模等。

2. 客观性原则 对心理测验的结果做出评价时要遵循客观性原则，要实事求是，对结果的解释要符合被测者的实际情况。评价应结合被测者的生活经历、家庭、社会环境，以及通过会谈、观察获得的各种资料全面考虑。

3. 保密性原则 此原则是心理测验的一条道德标准。应尊重被测者的利益和隐私，保护被测者的测验结果，测验内容、答案及记分方法只有做此项工作的有关人员才能掌握，不允许随意扩散，更不允许在出版物上公开发表。

项目十五　临床常用心理量表的使用

一、人格测验

人格测验分为两类：客观人格测验和主观（投射）测验。由于主观人格测验在技术的实施、记分和结果解释方面比较复杂，非专业心理测试人员很难准确掌握，因此这里仅介绍几种常用的客观人格测验。

（一）艾森克人格问卷

艾森克人格问卷（Eysenck Personality Questionnaire，简称 EPQ）由英国心理学家艾森克编制，是目前国内外广泛采用的人格量表之一。EPQ 由 3 个维度 4 个分量表组成，用 E、N、P 和 L 4 个分量表分别记分。其中 E、N、P 是艾森克人格理论中关于人格结构的 3 个维度，L 是效度量表。

1. N 量表（神经质或情绪稳定性维度）测验情绪稳定性。高分反映易焦虑、抑郁和较强烈的情绪反应倾向等。

2. E 量表（内外向维度）分数高表示外向，好交际，渴望刺激和冒险，情感易于冲动。分数低表示内向、好静、富于内省，除了亲密朋友之外，对一般人缄默冷淡，不喜欢刺激，喜欢有秩序的生活方式，情绪比较稳定。

3. P 量表（精神质维度）并非暗指精神病，它在所有人身上都存在，只是程度不同。但如果某人表现出明显程度，则容易发展成行为异常。分数高可能是孤独、不关心他人、敌意、攻击行为、缺乏同情心、行为怪异、难以适应外部环境。

4. L 量表（掩饰性）测量被试者的掩饰性。

EPQ 结果采用标准 T 分表示，根据各维度 T 分高低来判断人格倾向和特征。

（二）明尼苏达多项人格测验

明尼苏达多项人格测验（Minnesota Multiphasic Personality Inventory，简称 MMPI）最初是为了调查精神障碍患者病前个性特征而编制的，后经不断修订，目前已发展成为世界上应用最广泛的人格测验量表之一。

上世纪 80 年代初开始，美国心理学家对 MMPI 进行了首次修订，并重新加以标准化，新修订的 MMPI 简称为 MMPI-2。该量表共包括 567 个自我报告形式的题目，分基础量表、内容量表和附加量表三大类，其中基础量表包括 10 个临床量表和 7 个效度量表。如果只为了精神病临床诊断使用，可做前 370 题。同 MMPI 一样，MMPI-2 也是一个在国际上用途广泛的人格测验量表。它在临床方面的功能与 MMPI 完全等同，主要用于精神疾病的临床诊断以及心理咨询与治疗。此外，MMPI-2 也是一个较好的工具，它既可以用于描述一个人长期稳定的人格特征，也可以用于判断其当前一段时间内的心理状态，以及处于压力状态下的心理变化。

（三）卡特尔 16 项人格因素问卷

卡特尔 16 项人格因素问卷（16 personality factor questionnaire，简称 16PF）是卡特尔采用因素分析方法编制而成。他认为人的根源特质是构成人格的基本要素，测量 16 个根源特质即可了解其人格特征。我国已经有相关修订本及全国常模。

16PF 为自陈式量表，共 187 个问题，用于 16 岁以上，初中及以上文化程度的成人。

主要目的是确定和测量正常人的基本人格特征，并进一步评估某些次级人格因素。可作为了解心理障碍的个性原因及心身疾病诊断的主要手段，也可以用于人才的选拔。16PF 结果采用标准分（Z 分），通常认为小于 4 分为低分（1～3 分），大于 7 分为高分（8～10 分）。高低分均有相应的人格特征说明（表4-2）。

表4-2 卡特尔16项人格因素问卷中16种人格因素特征

因素	名称	高分特征	低分特征
A	乐群性	外向、热情、乐群	缄默、孤独、内向、冷淡
B	聪慧性	聪明、富有才识、善于抽象思考	思想迟钝、抽象思考弱、学识浅薄
C	稳定性	情绪稳定而成熟、能面对现实	情绪激动不稳定、易烦恼
E	恃强性	好强、固执、对立、积极、支配攻击	谦虚、顺从、恭顺、通融
F	兴奋性	轻松兴奋、逍遥放纵、随遇而安	严谨、审慎、冷静、寡言
G	有恒性	有恒负责、重良心、做事尽职	权宜敷衍、原则性差
H	敢为性	冒险敢为、少有顾忌、主动性强	害羞、畏缩、退却、缺乏自信
I	敏感性	细心、敏感、好感情用事	粗心、理智、着重实际、自食其力
L	怀疑性	怀疑、刚愎、固执己见	真诚、合作、宽容、信赖随和、易相处
M	幻想性	富于想象、狂放不羁	现实、脚踏实地、合乎成规
N	世故性	精明、圆滑、世故、人情练达、善于处世	坦诚、直率、天真
O	忧虑性	忧虑抑郁、缺乏自信、自责、沮丧悲观	安详、沉着、有自信心
Q1	实验性	自由开放、批评激进、不拘泥于常规	保守、循规蹈矩、尊重传统
Q2	独立性	自立自强、当机立断	依赖、随群附众
Q3	自律性	知己知彼、自律严谨	不能自制、不守纪律、自我矛盾、松懈、随心所欲、不顾大局
Q4	紧张性	紧张困扰、有挫折感、激动挣扎、常缺乏耐心、心神不定，时常感到疲乏	心平气和、镇静自若、知足常乐

二、智力测验

智力测验在心理测验中产生最早，应用最广。它是根据有关智力概念和智力理论经标准化过程编制而成的。智力测验在临床上应用广泛，不仅可用于评估个体的智力水平，还可用于研究其他病理性异常现象。常用的智力测验量表有比奈量表和韦克斯勒智力量表。

（一）比奈量表

1905 年法国心理学家比奈和西蒙编制出了比奈-西蒙智力量表，这是世界上第一个智力量表。此量表自发表以来，经过多次修订，其中最著名的修订版是美国斯坦福大学特曼教授的"斯坦福-比奈量表"。我国目前正式使用的比奈量表是由北京大学吴天敏教授第三次修订的《中国比奈测验量表》，该量表适用年龄为 2～18 岁。

（二）韦克斯勒智力量表

该量表由美国大卫·韦克斯勒编制。共有三套量表，即韦氏成人量表，适用于 16 岁以上的成人；韦氏儿童量表，适用于 6 ~ 16 岁儿童；韦氏幼儿量表，适用于 4 ~ 6.5 岁幼儿。1981 年以后，我国学者龚耀先、林传鼎、张厚粲等先后对上述三个量表进行了修订，产生了适于在我国文化背景下使用的城市和农村两个版本的韦克斯勒智力量表以及相应的年龄常模。

韦克斯勒智力量表分类较细，能较好地反映一个人的智力全貌和各个侧面，它可适用于任何年龄阶段，因此，是目前国际心理学界和医学界公认的最具权威性的智力测验工具。

三、 评定量表

（一）90 项症状自评量表

90 项症状自评量表（Symptom Checklist 90，简称 SCL-90）由 90 个项目组成，包含 10 个因子，项目涵盖了感觉、情感、思维、意识、行为、生活习惯、人际关系等多方面内容。每个项目均采用 1-5 分五级评分制，分别是"没有、很轻、中等、偏重、严重"，由被试根据自己最近一周的实际情况对各项目选择恰当的评分。通过该测验可初步判断被试有无各种心理症状及其严重程度。

各因子名称、所包含项目及简要解释如下：

1. 躯体化　包括 1、4、12、27、40、42、48、49、52、53、56、58，共 12 项。该因子主要反映身体不适感，包括心血管、胃肠道、呼吸和其他系统的主诉不适，头痛、背痛、肌肉酸痛，以及焦虑的其他躯体表现。

2. 强迫症状　包括 3、9、10、28、38、45、46、51、55、65，共 10 项。主要指那些明知没有必要，但又无法摆脱的无意义的思想、冲动和行为，还有一些比较一般的认知障碍的行为征象也在这一因子中反映。

3. 人际关系敏感　包括 6、21、34、36、37、41、61、69、73，共 9 项。主要指某些个人不自在与自卑感，特别是与其他人相比较时更加突出。在人际交往中的自卑感，心神不安，明显不自在，以及人际交流中的自我意识，消极的期待亦是这方面症状的典型原因。

4. 抑郁　包括 5、14、15、20、22、26、29、30、31、32、54、71、79，共 13 项。苦闷的情感与心境为代表性症状，还以生活兴趣的减退，动力缺乏，活力丧失等为特征。还反映失望、悲观以及与抑郁相联系的认知和躯体方面的感受，另外，还包括有关死亡的思想和自杀观念。

5. 焦虑　包括 2、17、23、33、39、57、72、78、80、86，共 10 项。一般指那些烦躁，坐立不安，神经过敏，紧张以及由此产生的躯体征象，如震颤等。测定游离不定的焦虑及惊恐发作是本因子的主要内容，还包括一些解体感受的项目。

6. **敌对** 包括 11、24、63、67、74、81，共 6 项。主要从三方面来反映敌对的表现：思想、感情及行为。其项目包括厌烦的感觉，摔物，争论直到不可控制的脾气暴发等各方面。

7. **恐怖** 包括 13、25、47、50、70、75、82，共 7 项。恐惧的对象包括出门旅行，空旷场地，人群或公共场所和交通工具。此外，还有反映社交恐怖的一些项目。

8. **偏执** 包括 8、18、43、68、76、83，共 6 项。本因子是围绕偏执性思维的基本特征而制定：主要指投射性思维，敌对，猜疑，关系观念，妄想，被动体验和夸大等。

9. **精神病性** 包括 7、16、35、62、77、84、85、87、88、90，共 10 项。反映各式各样的急性症状和行为，限定不严的精神病性过程的指征。此外，也可以反映精神病性行为的继发征兆和分裂性生活方式的指征。

10. **其他** 包括 19、44、59、60、64、66、89，共 7 项。主要反映睡眠及饮食情况。

SCL-90 的统计指标中最常用的是总均分和因子分。总均分能反映症状的严重程度及其演变，因子分能反映出症状群的特点。与其他自评量表相比，SCL-90 具有容量大，反应症状丰富，更能较准确地反映患者自觉症状等特点，是当前研究神经症及综合性医院住院患者或心理咨询门诊中应用最多的一种自评量表。

（二）抑郁自评量表

抑郁自评量表（Self-rating Depression Scale，简称 SDS）由美国心理学家 Zung 于 1965 年编制。特点是使用简便，能直观反映患者抑郁的主观感受及严重程度，使用者也不需经特殊训练。目前多用于门诊患者的抑郁筛查、情绪状态评定以及调查、科研等。

SDS 共有 20 个项目，由被试根据自己最近一周的情况进行评定。各项目按照发生频率采用四级评分："1"表示没有或很少有该项症状；"2"表示有时有该项症状；"3"表示大部分时间有该项症状；"4"表示绝大部分时间有该项症状。正向计分项目按 1～4 计分，但项目 2、5、6、11、12、14、16、17、18、20 为反向记分，即按照 4～1 记分。SDS 的主要统计指标是总分，但要经过一次转换。把 20 个项目的得分相加得到粗分，用粗分乘以 1.25 后取整数部分，即转换成标准分（T）。根据中国常摸，标准分界值为 53，即 T≥53 表示可能有抑郁存在，53～62 分者为轻度，63～72 分者是中度，72 分以上者是重度抑郁。

需要注意的是，该量表仅仅用于抑郁症的自评提示，并不能作为诊断依据。如果读者自测分数较高，并不一定患上抑郁症，需要到专业医生处咨询。

（三）焦虑自评量表

焦虑自评量表（Self-rating Anxiety Scale，简称 SAS）是由美国心理学家 Zung 于 1971 年编制的，焦虑自评量表的结构和评定方法都与抑郁量表很相似。用于衡量焦虑症状的存在及其严重程度，适用于焦虑症状的成人，也可用于流行病学调查。共 20 个项目，按症状出现的频度分 4 级评分："1"表示没有或很少有该项症状；"2"表示有时有该项症状；"3"表示大部分时间有该项症状；"4"表示绝大部分时间有该项症状。正向计分项目按 1~4 计分，但 5、9、13、17、19 项为反向记分，即按 4~1 计分。然后将所有项目评分相加得到粗分，将粗分乘以 1.25 后换算成标准分 T。T 越高，焦虑程度越重。标准分界值为 50，即 T≥50 表示可能有焦虑存在，50~60 分者为轻度焦虑，61~70 分者是中度焦虑，70 以上者是重度焦虑。

（四）生活事件量表

国内外有很多生活事件量表，这里介绍由杨德森和张亚林编制的生活事件量表（Life Event Scale，简称 LES）。适用于 16 岁以上的正常人、神经症、心身疾病、各种躯体疾病患者以及自知力恢复的重性精神病患者。

LES 包含 48 条我国常见的生活事件，包括三方面的问题：一是家庭生活方面（28 条），二是工作学习方面（13 条），三是社交及其他方面（7 条），另设有 2 条空白项目，供被试者填写已经经历而表中并未列出的某些事件。

LES 是自评量表，填写者须仔细阅读指导语，根据要求将某一时间范围内（通常为一年内）的事件记录下来（有些事件虽然发生在该时间范围之前，若影响深远并延续至今，可作为长期性事件记录）。对于表上已列出但并未经历的事件应一一注明"未经历"，不留空白，以防遗漏。然后，由填写者根据自身的实际感受而不是按常理或伦理道德观念去判断，即那些经历过的事件对本人来说是好事或是坏事？影响程度如何？影响持续的时间多久？影响程度分为 5 级，从毫无影响到影响极重分别记 0、1、2、3、4 分。影响持续时间分三个月内、半年内、一年内、一年以上共 4 个等级，分别记 1、2、3、4 分。一过性的事件要记录发生次数，长期性事件不到半年记为 1 次，超过半年记为 2 次。

LES 统计指标为生活事件刺激量，计算方法如下：

单项事件刺激量＝该事件影响程度分×该事件持续时间分×该事件发生次数

正性事件刺激量＝全部正性刺激量之和

负性事件刺激量＝全部负性刺激量之和

生活事件总刺激量＝正性事件刺激量+负性事件刺激量

生活事件刺激量越高，反映个体承受的精神压力越大。95% 的正常人一年内的 LES 总分不超过 20 分，99% 的总分不超过 32 分。负性事件刺激量越高对身心健康的影响越大。正性事件刺激量的意义还有待于进一步的研究。

（五）社会支持评定量表

我国学者肖水源于 1986 年编制了社会支持评定量表（Social Support Rating Scale，简称 SSRS），用于测量个体的社会支持度。该量表具有较好的信度和效度，适合我国人群使用。

该量表共 10 个条目，包括客观支持（3 条）、主观支持（4 条）和对社会支持的利用度（3 条）三个维度。客观支持，指个体所得到的、客观实际的、可见的社会支持；主观支持，指个体主观体验到的社会支持，对所获支持的满意程度；对支持的利用度，指个体对社会支持的主动利用程度，包括倾诉方式、求助方式和参加活动的情况。

量表的计分方法：

第 1～4，8～10 条：每条只选一项，选择 1、2、3、4 项分别计 1、2、3、4 分；第 5 条分 A、B、C、D 四项计总分，每项从无到全力支持分别计 1～4 分；第 6、7 条回答"无任何来源"则计 0 分，回答"下列来源"者，有几个来源就计几分。

总分：10 个条目计分之和。

客观支持分：第 2、6、7 条评分之和。

主观支持分：第 1、3、4、5 条评分之和。

对支持的利用度：第 8、9、10 条评分之和。

总得分和各分量表得分越高，说明社会支持程度越好。

（六）护士用住院患者观察量表

护士用住院患者观察量表（Nurses' Observation Scale for Inpatient Evaluation，简称 NOSIE），由 G. Honigfeld 等于 1965 年编制，是各种护士所用精神科量表中最普遍的一种。适用于住院的成年精神病患者，特别是慢性精神病患者，包括老年性痴呆患者。由经过量表评定训练的护士依据对患者病情纵向观察进行评定，弥补了仅据交谈进行评定的某些量表的不足。

本量表为频度量表，按照具体现象或症状的出现频度，分为 5 级（0～4 分：0＝无，1＝有时是或有时有，2＝较常发生，3＝经常发生，4＝几乎总是如此）。每名患者应由 2 名评定者（护理人员）观察、评分，计分时，将 2 名评定者的分数相加，如果只有一名评定者，则将评分乘以 2。

NOSIE 的结果有四项统计指标：因子分、总积极因素分、总消极因素分和病情总估计分（总分）。

1. 因子分　有 7 类因子，各因子的组成和计分方法不同。

（1）社会能力：［20-（13，14，21，24，25 项组分和）］×2

（2）社会兴趣：（4，9，15，17，19 项组分和）×2

（3）个人整洁：［8+（8，30 项组分和）-（1，16 项组分和）］×2

（4）激惹：（2，6，10，11，12，29 项组分和）×2

（5）精神病表现：（7，20，26，28 项组分和）×2

（6）迟缓：（5，22，27 项组分和）×2

（7）抑郁：（3，18，23 项组分和）×2

2. 总积极因素分　社会能力分+社会兴趣分+个人整洁分

3. 总消极因素分　激惹分+精神病表现分+迟缓分

4. 病情总估计分　128+总积极因素分−总消极因素分

常数项 128 主要是为了避免负分的出现。"×2"是为了便于一名评定员时的评定结果和规定的 2 名评定员的结果类比。如为 2 名评定员，在因子分计算时只需将二者的评分相加便可，不再"×2"。

复习思考

一、简答题

1. 什么是心理评估？

2. 试述临床心理评估的常用方法，并比较其优缺点。

3. 实施心理评估要遵循哪些原则？要注意些什么？

二、案例分析

钱女士，34 岁，公司职员，两年前因工作变动，反复出现失眠早醒、烦躁心悸、疲劳乏力、情绪低沉、寡言少语、自罪自责。于一年前被诊断为抑郁症，服抗抑郁药 3 个月，症状好转。近来，上述症状再度出现并伴自杀倾向，不得已入院治疗。

请你分析：

1. 怎样制定钱女士入院后的访谈提纲？

2. 选择使用哪些心理测验量表？

扫一扫，知答案

扫一扫，看课件

心理咨询与心理治疗相关技术

【学习目标】

1. 掌握心理咨询与心理治疗的概念。
2. 熟悉心理咨询与心理治疗的关系。
3. 了解心理咨询与心理治疗的步骤及方法。

现代护理学的发展经历了"以疾病为中心的护理阶段""以患者为中心的护理阶段"及"以人的健康为中心的护理阶段"。在"以人的健康为中心的护理阶段"中，患者被看成是身心统一的整体，关注患者的心理反应及情绪变化，满足患者心理需求已成为临床护理的重要目标。随着心理护理的地位和作用日益显现，越来越多的护理工作者开始关注心理护理的应用研究，尝试将心理咨询与治疗的理论及方法用于临床护理实践。

项目十六 心理咨询与心理治疗概述

一个健康的个体在进入患者角色后，往往由于疾病的影响、医院诊疗环境的陌生、新的人际关系的出现等，会产生一系列特有的心理活动，如焦虑、抑郁、怀疑、否认、同病相怜等。临床上，心理护理的任务是护理人员利用心理学的方法研究和评估患者心理活动规律和反应特点，并通过语言、表情、态度和行为等心理咨询与心理治疗的技术去影响患者的体验和认知，从而改变患者的心理状态和行为，使之对躯体疾病的治疗产生积极影响，帮助其适应新的人际关系及医疗环境，尽可能为患者创造有益于治疗和康复的最佳心理状态。因此，作为护理工作者应了解和掌握一定的心理咨询与治疗的知识和技术，以进一步做好临床心理护理工作。

一、 心理咨询与心理治疗的概念

（一） 心理咨询

心理咨询（Psychological counseling），是心理咨询师运用心理咨询学的理论与方法，对来访者在心理适应方面出现问题并企求解决问题提供心理帮助的过程。心理咨询强调咨访双方是一种促进来访者学习和成长的特殊的人际关系过程。通过心理咨询，帮助来访者自己解决其心理上的困惑，摆脱烦恼，改善人际关系，树立自信，提高其应对和适应的能力，促进身心健康。心理咨询的根本目标是帮助来访者成长，咨询员不参与决策和解决具体问题，而是充分发挥来访者自身的潜力，在咨询员的帮助和支持下自己解决自己的问题。

（二） 心理治疗

心理治疗（Psychological treatment），是由经过专业训练的心理治疗师通过建立具有治疗意义的特殊人际关系，运用心理治疗的有关理论、方法和技术，采用语言和非语言的方法，对来访者进行心理帮助的过程。目的是促使来访者的心理、行为、社会关系以及生理功能的积极变化，从而缓解和消除症状，促进其心理健康和人格发展。它有五个基本要素：心理治疗师、来访者、治疗理论和方法技术、治疗方式、治疗目标。

二、 心理咨询与心理治疗的关系

（一） 区别

1. 工作的对象不同　心理咨询重在预防，对象是面临心理困扰的正常人，着重处理的是人际关系、职业发展等人的关系和发展性问题，次数少，一般 1 ~ 6 次；心理治疗重在治疗已经形成的心理障碍、心理疾病甚至是心身疾病的来访者，一般次数较多，从十余次至数百次不等，极个别心理治疗可达数千次之多。不过，有时要区分两者的服务对象并不容易。

2. 工作的场所不同　心理咨询多在学校、公司、社区等场所进行，有时还会介入来访者的生活环境；心理治疗则需要遵守严格的时间设置、地点设置、收费设置、方法设置等一系列专业设置，《中华人民共和国精神卫生法》规定心理治疗必须在医疗机构内开展。

3. 工作的领域不同　心理咨询解决的是成长性的现实问题，涉及的是意识领域，如有关职业选择、培养教育、生活和工作指导、学习辅导等，所涉及的问题程度较浅；心理治疗涉及内在人格的问题，更多的是与无意识打交道，如解决心理障碍、心理疾病等，所涉及的问题较为深入。

4. 工作的资质不同　在我国大陆，从事心理咨询的人员一般须取得国家人力资源和社会保障部心理咨询师职业资格，目前开考的有二级和三级两个级别，心理咨询人员不得从事心理治疗或者精神障碍的诊断、治疗；从事心理治疗的人员一般须取得国家卫生和计划生育委员会心理治疗师资格，或为受过心理治疗系统培训的精神科医师、护理人员，目前心理治疗开考的有初级和中级两个级别，但是专门从事心理治疗的人员不得从事精神障碍的诊断，不得为精神障碍来访者开具处方或者提供外科治疗。

（二）联系

实际上，中外学者普遍认为心理咨询与治疗没有本质的区别。二者之间的相互联系主要表现在：

1. 工作的基础相同　心理咨询与心理治疗工作都注重建立帮助者与来访者之间良好的人际关系，认为这是帮助来访者改变和成长的必要条件。

2. 工作的理论、方法相同　无论是心理咨询还是心理治疗，都是在心理学相关理论和方法的指导下开展工作，如心理咨询师采用的认知疗法与心理治疗师采用的认知疗法在理论和方法上完全相同。

3. 工作的目标相同　在强调帮助来访者成长和改变方面，心理咨询与心理治疗是相同的，都希望通过和来访者之间的互动，实现来访者改变和成长的目标。

4. 工作的过程无法割裂　心理治疗可以增强和深化心理咨询的效果，而心理咨询又可成为心理治疗的一种有效的方式或不可缺少的环节。

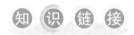

心理咨询师与心理治疗师报考条件

1. 心理咨询师报考条件

（1）心理咨询师三级（具备以下条件之一者）：①具有心理学、教育学、医学专业本科及以上学历；②具有心理学、教育学、医学专业大专学历，经心理咨询师三级正规培训达规定标准学时数，并取得结业证书；③具有其他专业本科以上学历，经心理咨询师三级正规培训达规定标准学时数，并取得结业证书。

（2）心理咨询师二级（具备以下条件之一者）：①具有心理学、教育学、医学专业博士学位；②具有心理学、教育学、医学专业硕士学位，经心理咨询师二级正规培训达规定标准学时数，并取得结业证书；③取得心理咨询师三级职业资格证书，连续从事心理咨询工作满3年，经心理咨询师二级正规培训达规定标准学时数，并取得结业证书；④具有心理学、教育学、医学中级及以上专业技术职业任职资格，经心理咨询师二级正规培训达规定标准学时数，并取得结业证书，连续从事心理咨询工作满3年。

2. 心理治疗师报考条件

（1）心理治疗（初级）（具备以下条件之一者）：①取得相应专业中专学历，从事本专业技术工作满5年；②取得相应专业专科学历，从事本专业技术工作满

3 年；③取得相应专业本科学历或硕士学位，从事本专业技术工作满 1 年。

（2）心理治疗（中级）（具备以下条件之一者）：①取得相应专业中专学历，从事本专业技术工作满 7 年；②取得相应专业专科学历，从事本专业技术工作满 6 年；③取得相应专业本科学历，从事本专业技术工作满 4 年；④取得相应专业硕士学位，从事本专业技术工作满 2 年；⑤取得相应专业博士学位。

三、 心理咨询与心理治疗的步骤

（一）信息收集阶段

此阶段的主要任务是广泛深入地收集与来访者问题有关的所有资料，并与寻求咨询的当事人建立初步的信任关系。

（二）分析评估阶段

此阶段的主要任务是根据初步收集到的资料和有关信息，对来访者心理状态进行系统分析和评估，明确来访者问题的类型、性质和程度等，以便确立目标，选择方法。

（三）目标确立阶段

此阶段的主要任务是咨访双方在对问题系统分析和评估的基础上，共同协商和制定心理咨询与治疗的目标，这样便于双方有明确的努力方向。咨访双方要积极合作，最后咨询与治疗结束时以目标为标准从价值、效果等方面进行评价。确立目标时的指导语是：通过心理咨询与治疗，你希望解决什么问题、有什么改变、达到什么程度等。确立咨询与治疗目标时，还需注意目标应具体化、目标应具有可行性、目标应是心理学领域的、目标应分轻重缓急。

（四）方案探讨阶段

此阶段的主要任务是根据问题性质及其与环境的联系、来访者自身的条件、资源、能力、经验等，结合既定的咨询与治疗目标，由咨访双方共同探讨、协商确定达到目标的方案、采取的策略、拟使用的技术和方法。明确咨访双方在什么时间、做什么事件、如何去做、做完如何等，当然最后选定的方案还应该是经济的和简便的。

（五）行动实施阶段

此阶段的主要任务是根据拟订的方案，采取行动，达到咨询与治疗的目标。在本阶段，咨询与治疗师运用心理学的方法和技术帮助来访者消除各种心理问题，改变其不良的心理状态，以提高其心理健康水平。这一阶段是心理咨询与治疗最关键的、最具影响力的、最根本的阶段。咨询师与治疗师对来访者的帮助，常采用领悟、支持、解释和行为指导等方法，支持和引导来访者积极进行自我探索，使其产生新的理解和领悟，克服不良情绪，开始新的有效行为，巩固新的观念以及生活方式，最终使来访者发生真实的转变。

（六）结束阶段

此阶段的主要任务是对咨询与治疗的情况做一个小结，帮助来访者回顾咨询与治疗过程的要点，检查目标的实现情况，指出来访者的进步、取得的成绩和需要注意的问题，传递正面的、积极的信息，如"你现在表现得越来越好了""你的悟性很好""你的转变很快"等。此阶段要注意处理好关系，使来访者在心理上能顺利接受结束与离别，同时进行效果跟进和巩固。

四、 心理咨询与心理治疗的方法

基于不同的理论体系，心理咨询与心理治疗的方法有很多种，如精神分析疗法、行为疗法、人本主义疗法、理性情绪疗法、认知行为疗法、森田疗法、催眠疗法、家庭疗法、艺术疗法、支持性疗法和认知领悟疗法等。本教材将对经典精神分析疗法、认知行为疗法和存在–人本主义疗法等现代主流心理咨询与治疗方法进行简要介绍。

项目十七　精神分析疗法

精神分析疗法（Psychoanalytictherapy），又称心理分析疗法、分析性心理治疗，是心理治疗中最为主要的一种治疗方法，由奥地利精神科医师弗洛伊德（Freud）于 19 世纪末创立。精神分析疗法是发掘来访者潜意识中的矛盾冲突或致病的情结，把它们带到意识域，使来访者对其有所领悟，在现实原则的指导下进行纠正或消除，并建立正确与健康的心理结构，从而使问题得以解决的一种心理治疗方法。这一疗法的主要适应范围为各类神经症。

当代主流精神分析的理论包括：经典精神分析、自我心理学、客体关系理论和自体心理学理论。后三者是以经典精神分析为基础，并有所侧重和突破，形成了各自独立的一套理论体系。此处，主要介绍经典精神分析理论下的精神分析疗法。

一、 精神分析的动力学理论

（一）意识层次理论

弗洛伊德提出，人类的精神世界由三部分构成：意识、前意识和潜意识。意识是指那些人们能够觉察到的想法和感觉，其在人类精神世界中仅占极小的一部分；前意识是属于潜意识的，但是稍微努力就可进入意识部分，从而被人们感知和觉察；潜意识在人格的最深处活动，它由人们无法觉察的记忆和经验等构成，包括不能接受的某些事件、想法和情感，早期的经历，或在成长中体验到的痛苦、羞愧感、耻辱感，这些被压抑的记忆并没有简单地消失，而是以各种防御、虚假和歪曲的方式表达，并不停地干扰人们意识和理性的行为。

（二）人格结构理论

弗洛伊德指出，个体心理结构包括本我、自我和超我三个功能群。本我代表不受控制的生物驱力，是人格的原始部分，囊括了各种强大的原始冲动和欲望，这些冲动迫切、任意地要从外部世界获得满足，因此本我按照"快乐原则"活动；自我由本我中分化而来，是本我的管理者，是调节本我与超我冲突，并与现实联系的理性思维，其遵从"现实原则"；超我是用来描述个体社会价值观内化的一种结构，代表一系列习得的观念，包括良知和自我理想两个方面，遵循"道德原则"，它的主要作用是抑制本我的冲动，影响自我以道德的目标代替现实的目标。

（三）性心理发展理论

弗洛伊德根据性心理发展特征，将个体的性心理发展划分为以下几个阶段：口欲期（0～1岁）、肛欲期（1～3岁）、性器期（3～6岁）、潜伏期（6岁至青春期）和生殖器期（青春期前后）。他认为，个体在童年阶段的早期经验和冲突能够持续影响成人的活动、兴趣和人格，并把生殖人格作为性心理发展的理想类型。

（四）本能理论

在精神分析中，本能和驱力常常互换使用。弗洛伊德提出，本能植根于潜意识中，在很大程度上控制着人们的行为，并认为本能包含生本能和死本能两种形式。生本能是指每个人都有一种寻求保护生命的原始驱力，刺激个体去满足饥饿、口渴和性的需要等，这些相关的能量也被其称为"力比多"；死本能是一种攻击驱力，这种攻击驱力包括伤害他人和伤害自己的无意识愿望，是人类努力回到一种前生命的无机、平衡状态，在这种状态中没有为了满足生物需要而进行的痛苦斗争。生本能和死本能之间常常会发生冲突，有时也会同时存在。

（五）心理防御机制理论

心理防御机制（Psychological defense mechanism）是指个体面临挫折或冲突的紧张情境时，在其内部心理活动中具有的自觉或不自觉地解脱烦恼，减轻内心不安，以恢复心理平衡与稳定的一种适应性倾向。防御是精神分析理论中的一个重要概念，在人格结构中它属于自我的功能。当自我觉察到来自本我的冲动时，就会以预期的方式体验到一定的焦虑，并尝试用一定的策略去阻止它。心理防御机制的积极意义在于能够使个体在遭受困难与挫折后减轻或免除精神压力，恢复心理平衡，甚至激发个体的主观能动性，激励个体以顽强的毅力克服困难，战胜挫折。其消极意义在于使个体可能因压力的缓解而自足，或出现退缩甚至恐惧而导致心理障碍。

二、 精神分析疗法的常用技术

（一）自由联想

自由联想是精神分析的基本方法。是指在治疗过程中让来访者自由诉说心中想到的任何事物，鼓励来访者尽量回忆童年时期所遭受的精神创伤。精神分析学说认为，通过自由联想，来访者潜意识的大门不知不觉被打开，潜意识的心理冲突可以被带入到意识领域。治疗者从而找出来访者潜意识中的矛盾冲突，并通过分析促进来访者领悟心理障碍的"症结"，达到治疗的目的。

（二）阻抗及解释

阻抗是指在自由联想中来访者在谈到某些关键问题时所表现出来的自由联想困难。其表现多种多样，如叙述过程中突然沉默，或转移话题等。阻抗的表现是意识的，但根源却是潜意识中本能地有阻止被压抑的心理冲突重新进入意识的倾向。当自由联想接近这种潜意识的心理症结时，潜意识的阻抗就自然发生作用，阻止其被真实地表述出来。当来访者出现阻抗时，往往正是来访者心理症结所在。所以，治疗师的工作就是不断辨认并帮助来访者克服各种形式的阻抗，将压抑在潜意识的情感发泄出来。但大多数的阻抗是无意识的，来访者对这种抵抗并不承认。因此，对来访者阻抗的分析与处理是精神分析治疗的主要工作。这时就可以使用解释的技术。在治疗中，治疗者的中心工作就是要向来访者解释其所说话的潜意识含义，帮助其克服抗拒，使其被压抑的心理冲突得以源源不断暴露出来。

（三）释梦

释梦是指治疗师将梦境表面显现的种种化装或伪装层层剥开，进行分析，寻求隐意，最终找到梦形成的真正根源。弗洛伊德认为，梦是受抑制的愿望经过改装后的一种达成，是做梦者潜意识冲突欲望的象征，通过对梦境的解释，可以发现来访者被压抑的欲望、焦虑等。因此，梦的解释成为发掘来访者潜意识心理冲突的一种技术。在释梦中，治疗师常采用"联想分析""扩充分析"和"积极想象"三种主要的方法对来访者的梦进行分析。通过联想分析，可以获得具体的个人资料，以及有关个人潜意识的内容；通过扩充分析，可以把梦的内容放在更为广阔的集体无意识和原型及其象征的水平来进行工作；通过积极想象，则注重于梦对于梦者的直接影响，尤其是融会身心的体验与感受。

（四）移情

移情是指来访者对治疗师的感觉、驱力、态度、幻想和防御的感受，这种感受源自童年早期对重要人物的反应的重现和替代。治疗师可帮助来访者通过移情回忆既往生活，使来访者理解在所有处境中的个人反应与过去的联系，治疗师与来访者共同探索来访者的深层内心世界。对移情的分析会引起来访者将早年形成的病理情结加以重现，进而帮助他们解决这些心理冲突，并最终停止重现。此外，反移情是指治疗师对来访者无意识的移情而产生一些无意识的反应，是治疗师对来访者的移情反应。反移情也是治疗师潜意识冲突的结果。在治疗中体验反移情，感知自己对来访者的情感以及背后的心理意义，也是精神分析重要的治疗技术。

项目十八 认知行为疗法

认知行为疗法（Cognitive-Behavioral Therapy，CBT）创立于 20 世纪 60 年代，始于美国宾夕法尼亚大学精神病学名誉教授贝克（Beck）的认知疗法并逐渐发展起来的一种心理治疗技术。它根据认知过程影响情感和行为的理论假设，通过认知和行为技术来改变来访者不良认知。主要适应范围为抑郁症、焦虑症、强迫症、神经性厌食症等和不合理认知导致的心理问题。

一、 认知行为疗法的基本理论

（一）一般原理

贝克认为，各种生活事件经由认知作为中介导致个体情绪和行为反应。因而情绪障碍、行为障碍与适应不良的认知模式有关。这是由于个体在认识事物时并不是像镜子那样被动地、精确地反映事物，而是主动地进行选择与生活经验相符合的想法，不断地重复，久而久之就形成了各自独特的认知方式及评价模式。因此，治疗师不直接矫正来访者对现实的歪曲，而是帮助来访者探索自己建构的现实，在检验和重构来访者的信念基础上，让来访者自己发现心理症状来源于自己信息加工系统的功能障碍，治疗师帮助来访者在治疗中学习认知治疗的技术并加以应用，促进来访者的转变和重新建构自己的认知模式，最终成为自己的治疗师。

（二）基本概念

1. 认知与认知歪曲 认知是指一个人对某人、某事或某物的认识和看法。包括对自己的看法、对他人的看法，以及对环境的认识和对事物的见解等。同样的客观事物可以导致不同的认知，不同的认知会导致不同的行为。认知歪曲是指个体在认知中所存在的错误的、不合理的、片面或偏执的成分，如"我是个失败的人""被周围所有的人喜欢才是人际关系好"等都是认知歪曲的具体表现。

2. 自动思维 是指无意识的、不带意图或目的的、自然而然的并且不需要努力的思维。这些思维是模糊、跳跃的，常自动出现在个体的意识中，因此思维过程中的一些错误观念也往往被个体无意识地忽略，并成为固定的思维习惯，而个体自身对这些错误的认知观念亦不能加以反省和批判，如"刻板印象"。

3. 中间信念 又称中介信念，是在核心信念与自动化思维之间的信念。包括态度、规则及假设。如"处于危险之中是可怕的"（态度）、"我必须谨言慎行保证自己一直是安全的"（规则）、"如果我谨言慎行，生命就不会有危险"（假设）。

4. 核心信念 是支持每个表面信念的核心部分，是所有信念的基石。经常是少数几个功能不良的核心信念造成个体所有困扰。这些信念被个体认定是绝对的真理。如当"我是没有能力的"想法被启动后，个体就会倾向选择性地注意自己的错误和无能为力的事件，即使这种信息是不正确的或有更多的相反信息，他们仍会持续抱有这一信念。而那些心理健康或基本健康的个体会维持比较正向的核心信念，如"我是有价值的"等。

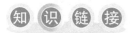

常见的负性核心信念

1. 关于自我的核心信念

（1）无能的核心信念：我不能胜任、我贫苦、我做事无效率、我陷入困境、我失控了、任何事我都做不好、我很无助、我是失败者、我没有力量、我没有别人好、我很软弱、我不够好、我容易被伤害、我是受害者、我是无能的。

（2）不可爱的核心信念：我不可爱、我不讨人喜欢、我不好所以没人喜欢我、我不受欢迎、我有缺陷、我没有吸引力、我是多余的、我一定会被拒绝、我会被抛弃、我是孤独的。

（3）无价值的核心信念：我毫无价值、我不道德、我不被接受、我有罪、我是废物、我不配活着。

2. 关于他人和世界的核心信念　别人是不值得信任的、他人是可怕的、世界是不安全的、社会是完全黑暗的。

二、 认知行为疗法的常用技术

认知行为疗法从实际工作来看，其常用技术包括：评估和挑战想法的技术、重新构建认知方法的技术、行为激活技术和改变行为的技术等。

（一）评估和挑战想法的技术

1. 苏格拉底式提问　古希腊著名哲学家苏格拉底用"对话"进行教学和哲学思辨，即在讨论中他首先指出问题，并一步步引导他人得出正确结论的方法，而非直接把结论告诉给对方。这种方法被称为"苏格拉底提问法"或"产婆术"。通过这种方法可以发现来访者思维过程中的矛盾和问题，经过启发诱导，层层分析，步步深入，最后导出正确的结论。认知行为疗法中借用这种方法引导来访者发现自己深层次的真实想法和其他的可能性。

2. 箭头向下　箭头向下技术是认知行为治疗最常用技术之一，是指治疗师从一个失调性认知假设中派生的自动思维开始，通过不断向来访者提问，有意识地挖掘来访者内心深层次的想法，了解来访者真正的问题所在，探索来访者不明确的潜在担心，引发焦虑、恐惧情绪背后的潜在中间信念、核心信念和图式，以对来访者歪曲的认知进行矫正。

（二）重新构建认知方法的技术

1. 馅饼技术　馅饼技术可以引导来访者从整体考虑，并思考所有可能的原因，以及各种原因所占的比例。

2. 利弊分析　又称成本－效益分析，是一种能够引导来访者在治疗中增加动机的技术。当来访者觉得某个问题对自己造成很多的麻烦，对其来说改变更有利时，他们才会愿意改变。

3. 挑战必须　神经症尤其是强迫症的发生，常常与来访者的"必须"或"应该"观念有关，这种"必须"隐含着对于自己、他人的价值判断。很多"必须"都是由不合逻辑的、过分概括的或功能不良的想法所构成。

4. 弹性思维　往往来访者有自己的僵化信念，或称为僵化的内在认知，而且通常不愿意放弃自己的这种僵化的信念。因此，治疗师要和来访者一起发现更有弹性的信念，从而改变来访者现有的僵化信念。

5. 权利清单　有些来访者，尤其是那些家庭暴力中的受虐者、被控制者，失去了对自我权利的确认能力，需要治疗师帮助其认识自己的权利，从而引发思考，发现自己生命的其他可能。

6. 积极地自我对话　帮助来访者努力发现自己内在积极面，并不断强化，称为积极的自我对话。具体实施方法为：一是要来访者坚持每天回顾并发现自己的优点、长处或自己的成功经验并记录；二是要来访者针对自己的消极思想，提出积极的想法。

7. 归谬法　是指治疗师和来访者根据来访者旧有的信念得出荒谬的结论，然后用幽默的方式解除来访者的功能不良性核心信念。

8. 重构价值系统　很多时候来访者的焦虑源于单一角度看问题，来访者只看重自己认为最重要的某一点，其他的常常被来访者选择性忽略掉了。所以，治疗师需要帮助来访者重新构建新的更有效率的价值系统。

9. 重新认知复发　采用认知行为治疗时和治愈后来访者的问题常常会发生复发，来访者因此会认为自己没有希望、无法改变。治疗师可以引导来访者作视角的转换，启发来访者发现这恰好是一个重要的学习经历；还可以鼓励来访者发现即使复发他仍旧坚持，本身就是一种进步；同时，还可以列举来访者过去几个星期已经发生的积极变化，为其作心理的支持。

（三）行为激活技术和改变行为的技术

1. 行为实验　治疗师常常使用行为实验检验信念，即帮助来访者设计一个行为实验来评估一个信念的正确性，这与自动思维一样。正确设计和执行的行为实验，比单纯用言词上的技巧治疗更能改变来访者的信念。常用的行为实验技术有真实性检验和去注意等。

2. 角色扮演　为修正来访者负性想法，治疗师和来访者也可以采用角色扮演的技术，一个站在正性或理性的立场上，另一个站在负性或歪曲的立场上，然后再互换角色。这有利于来访者观察到一些自己不曾想到的方面，同时有助于治疗师了解是哪些自动化思维对来访者造成困难，有利于帮助来访者重新构建自己的想法、行为，改善来访者的情绪。

3. 活动监察　主要通过两种形式来实施：一是让来访者通过活动监察表记录每天的活动，并对完成情况和愉快程度进行等级评定；二是系统地计划来访者的日常活动安排，减少来访者行为的被动性，增加其活动的主动性，最大限度地使来访者获得自我控制的体验并感到愉快。

4. 分心和再集中　部分来访者会使用分心的方法回避负面的情绪体验，治疗师要让他们充分理解这是不必要的，那些让他们感到痛苦的事件对他们没有实际的损害，如果他们一直分心就无法学习如何处理面临的问题；治疗师要让来访者聚焦于那些使他们痛苦的事件，接纳焦虑、审视焦虑、带着焦虑去行动，并且不断重复这些步骤，使焦虑程度逐步降低。

5. 应对卡片　应对卡片是一种有效的技术，可以使来访者在前后两次治疗的间隙练习关键的认知行为干预。一般使用名片大小的卡片或便贴纸，写下来访者用于帮助自己应对重大事件或情境的指导。应对卡片通常选择来访者认为重要的情形，制定相应的实用应对方式。

6. 行为功能分析与暴露反应　预防"暴露"触发焦虑的情景、强迫想法、冲动等，常会使来访者的焦虑程度增加。治疗师与来访者可通过共同商定，将来访者置于"暴露"的环境中，共同"预防强迫性行为反应"，让来访者保持触发刺激与焦虑的接触，而没有强迫行为，以促进"习惯化"，促使焦虑程度不断降低。

7. 行为放松训练　又称放松训练，是一种通过程式训练有意识地控制自身的心理生理活动、降低唤醒水平、改善机体紊乱功能的行为疗法。其核心理论是放松可以阻断焦虑，副交感神经支配可以阻断交感神经支配。行为放松训练的方法很多，比较常见的有深呼吸放松法、渐进式肌肉放松疗法和想象放松法等。

8. 分级暴露　不论是抑郁、强迫、恐惧还是焦虑的来访者，都有可能存在回避行为。但是他们的问题并没有因回避而得到解决，反而因为没有机会检验他们的自动思维而更加根深蒂固。治疗师要通过心理健康教育让来访者了解暴露的基本原理和治疗意义，与来访者建立合适的暴露等级，然后再开始循序渐进地暴露治疗，直到来访者的焦虑明显降低，再开始另一个更困难的情景，直到来访者的主要症状不再影响来访者的生活。

9. 自我照顾　是指当来访者感到需要休息的时候，自己或者在他人的帮助下使用运动、冥想、香熏、饮食改善等一系列的方法使自己放松下来，得到愉悦的感觉。其意义在于来访者学会照顾自己，继而呵护他人，并在二者之间找到平衡。

10. 生物反馈　是借助于生物反馈仪的训练，让来访者能够知道自己身体内部正在发生变化，自行控制自己的身体反应，如血压、心律等的行为矫治技术。生物反馈和放松训练相结合，可以使来访者更快、更有效地通过训练学会使用放松技术来对抗并消除一般的心理、情绪应激问题。在临床上，已被广泛地应用于治疗各类心身疾病、神经症和某些重性精神障碍。

项目十九　存在-人本主义疗法

存在-人本主义疗法（Existential-Humanistic Psychotherapy，EHP）是继精神分析、行为疗法和人本主义疗法之后，以存在主义和人本主义哲学观为理论基础，以现象学方法为研究手段，创立的一系列心理治疗方法。存在-人本主义疗法以人为中心，尊重人的个性和自由，强调人的正面本质和价值，强调人的成长和发展，关注人的自我实现，而并非集中研究人的问题行为。截至目前，它并没有一个统一的理论，而是一个观点相近的广泛联盟。

存在-人本主义心理学从其内涵意义上来说有广义和狭义之分。广义上是指一切具有人本主义倾向的心理学思想理论，如阿德勒（Adler）、弗洛姆（Fromm）的人本主义精神分析；狭义上是指存在-人本主义心理学的主体理论，如马斯洛（Maslow）、罗杰斯（Rogers）、布根塔尔（Bugental）等人的思想观点。存在-人本主义疗法主要被应用于各种心理问题、心理疾病的治疗，以及教育、亲子关系、人际关系和企业管理等领域。

一、存在-人本主义的基本理论

（一）存在-人本主义人性观

存在-人本主义心理学认为，人的存在本身没有意义，但人可以在存在的基础上自我造就，活得精彩。这一概念包含主观和客观，既是物质的又是精神的。在存在-人本主义心理学家看来，人的存在是指人的整体，难以用语言描绘。存在先于本质，人的"存在"是一个从过去推向未来，自由选择以突破既定自我，实现新的可能的过程。人的内心绝对自由，并应该对自己的选择负责。任何逃避选择的行为都会导致被现实去选择，而损害自我的存在。人在选择的过程中面对的最大的问题是他人的选择，每个人的自由有可能影响他人的自由，因此人在自我选择的同时也必须有自我控制的自由，忧虑、恐惧使人通向存在，只有存在才谈得上自我选择的自由，它与光明和快乐相联系。

存在-人本主义疗法的目的是使来访者重新体验"我"的存在是真实的，使来访者更加充实地体会到自己的存在。而各种心理问题的症状，是由于来访者对自己的存在出现认识模糊，故而易受外界的影响，对自己的行为逐渐失去控制。因此，治疗的任务是通过来访者对自己内心自由的感受和选择的负责，来增强他们自我存在的意识。

（二）自我超越

人们既生活在自己的世界里，但又不得不与他人进行接触，并因此可能产生冲突，解决的办法常常不是妥协就是超越。妥协是神经症的原因之一，而所谓自我超越就是通过认识自我，看到真实的自我。超越将引发人们自我的完善。自我超越不依靠他人得到安全和满足，而是依照自己的价值和情感指导生活。在存在-人本主义疗法中，并不是只把焦点放在解决问题上，而是鼓励来访者发展各种内在的资源和解决问题的技巧。

（三）真诚

存在-人本主义认为：个体自我的价值和目标是基于自我而不是基于他人的价值观和评价；关心社会和环境看重深层次关系；生存焦虑来自自由、责任、孤独、意义等所产生的生存危机，而不是担心没有抓住机遇；有勇气改变或适度冒险。因此，真诚的人通过体验并面对问题和危机，能真正认识自己并处理问题和危机。存在-人本主义疗法就是要帮助来访者建构这种真诚的思考和生活方式。

（四）周围世界、人际世界和自我内在世界

存在主义认为，人的动态存在有三个相互依存的方面：即周围世界、人际世界和自我内在世界。周围世界由生理和物理环境的内部与外部世界组成，它由无数客体所构成，是一个物的世界，这一世界的存在不以人的意志为转移；人际世界是人所存在的第二个世界，由他人组成，这一世界是人类所特有的，是人区别于动物的根本；自我内在世界是人与自我和自我价值所体现的，是人类独有的自我意识世界。这三个世界息息相关、互为条件，人同时存在于物-人-己三个世界中。因此，若强调其中之一而忽视或放弃其他存在方式，则会妨碍对自我真实面目的理解，让自己面目模糊。各种心理问题便因此而产生。

二、 存在-人本主义疗法的常用技术

存在-人本主义疗法着重强调的是治疗师本身和治疗关系在治疗过程中的作用。在治疗中也常使用一些有效的方法，如弗兰克尔（Frankl）的矛盾意向法、逆反应；格式塔学派的空椅子技术、亚龙团体、会心团体、表达性治疗等。

（一）矛盾意向法

在很多时候，失调行为的产生是由于人们过分害怕某些令人恐惧的事物或情境，以至于不由自主地陷入"预期焦虑"。所谓矛盾意向法，就是告知来访者努力去做他们在这种情况下最害怕做的事，或盼望这些事发生，当然这是与真正的愿望相反的，这样致病的恐惧感为相反的愿望取代了。这种方法使人以先发制人的方式克服预期焦虑，让来访者放松，以便从容镇静地应对他们所面临的困境。

📖 **案例导入 5-1**

神奇现象："结巴"突然不结巴了

美国临床心理学家弗兰克尔曾治疗过一个很严重的成年"结巴"。来访者说，

自己从懂事起就结巴，只有一次他没有结巴。那是他 12 岁那年，一次他乘公共汽车没有买票，想蒙混过去，结果被售票员抓住了，他暗自想到，这下越结巴越好，让售票员知道他只不过是一个可怜的结巴孩子，也许能获得同情，免于购票。于是，他当时竭力想结巴，但结果却一点也没有结巴。最后，他不得不在售票员和其他乘客的斥责声中老老实实补买了车票。

（二）逆反应

逆反应就是努力对人们常常在自我观察中发现的"强迫性倾向"产生反作用。人们常常在一件事情投入太多的注意力，反复思考越多，情况就变得越糟。如人们留意自己的呼吸，希望呼吸正常，呼吸却开始变乱；强迫自己入睡，只会使自己辗转反侧。如果人们把注意力从那些使人产生烦恼的琐事上转移到更有意义和更重要的事情上，就会发现不再为焦虑所困扰。如一位刚刚毕业进入临床工作的护理人员，非常担心由于自己的工作失误出现医疗差错，她反而不断地出错，当她放松身心只关注工作本身时，失误率却反而大大降低了。

（三）以人为中心疗法的方法及技术

以人为中心治疗是由罗杰斯于 20 世纪 50 年代创立的。被视为心理治疗理论中的"第三股势力"。罗杰斯认为，咨询成功的关键在于咨询关系，而非技术。在此基础上，对于有利于咨询师的关注、接纳和共情的技术，如开放性问题、内容（情感）回应、澄清等，并不排斥。

（四）会心团体治疗

会心团体治疗是人本主义治疗的重要组成部分，是利用团体来解决心理问题和改变不良行为的一种形式。团体活动内容集中于人际关系的训练、对过去经验和人的发展动力学的探讨、各种创造性的表现、个体之间交朋友等。以自愿参与性、自由交流性、坦诚性和自我决定性为活动原则。包括相互接受、探求理解和成长变化三阶段。没有固定的治疗方法，但治疗师常常使用自我描述、定睛对看、盲人散步、信任练习、热座、正负反馈等方法对来访者进行治疗。

（五）以人为中心的表达性治疗

罗杰斯创造性地拓展了以人为中心的治疗方法，他整合认知、身体、情绪、内在精神资源，创造了以动作、视觉艺术、日记、声音、音乐等作品作为个体感觉并获得领悟工具的以人为中心的表达性治疗方法。以人为中心的表达性治疗将艺术视为一种自发的创作式的表达。罗杰斯认为，每个人都有创造性，可以通过运动、绘画、素描、雕刻、音乐、写作等即兴创作来实现治疗、成长和自我实现。

（六）空椅子技术

空椅子技术是格式塔学派常用的一种技术，是使来访者的内射外显的方式之一。空椅子技术通常使用两张椅子，来访者先坐在其中的一张，扮演 A 角色，然后再换坐到另一张椅子上，扮演 B 角色。以此让来访者所扮演的两方持续进行对话，发现内在的想法、感受和新的可能性。通过两部分的对话，可使来访者充分地体验冲突，学习去接纳这种对立的存在并使之并存，由于来访者在角色扮演中从不同的角度接纳和整合 A 角色与 B 角色，所以能使来访者内在的对立与冲突获得整合，最终个体内在的对立与冲突获得解决。空椅子技术有三种常见的具体使用方法，即倾诉宣泄、向我对话和他人对话。

复习思考

1. 放松训练是（　　）中使用最广泛的技术之一（单选）

    A. 行为疗法　　　　　　　　　B. 精神分析理论

    C. 完形学派　　　　　　　　　D. 人本主义治疗

2. 求助者中心疗法中促进设身处地的理解的技术（　　）（多选）

    A. 关注　　　　B. 移情　　　　C. 沉默　　　　D. 热情

3. 当心理咨询师与求助者的目标不一致，并难以统一，则咨询目标应该（　　）（单选）

    A. 以当前问题为主　　　　　　B. 以咨询师的目标为主

    C. 以长远发展为主　　　　　　D. 以求助者的目标为主

4. 心理咨询的终极目标包括（　　）（多选）

    A. 近期目标和远期目标的整合　　　B. 激发求助者的潜能

    C. 促进求助者心理健康和发展　　　D. 完善求助者的人格

5. 弗洛伊德认为成人咬手指的原因固着在（　　）（单选）

    A. 口唇期　　　B. 肛门期　　　C. 生殖期　　　D. 潜伏期　　　E. 生殖器期

6. 下列人性的观点中，不属于个人中心治疗取向的是（　　）（单选）

    A. 人是建设性的和社会性的，值得信赖，可以合作

    B. 人有能力自我引导，迈向自我实现

    C. 人的行为是学习的结果

    D. 人是理性的，能够自立，对自己负责

    E. 人有潜在的能力并能有效地解决生活问题

7. 贝克（Beck）归纳了在认知过程中常见的认知错误，其中不包括（　　）（单选）

    A. 任意推断　　　　　　　B. 简单化和复杂化　　　　　　C. 过度引申

    D. 全或无思维　　　　　　E. 选择性概括

扫一扫，知答案

扫一扫，看课件

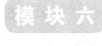

患者心理

【学习目标】

1. 掌握患者的心理需要；患者的心理反应。
2. 熟悉患者的求医行为及其影响因素；患者的遵医行为及其影响因素。
3. 了解患者及患者角色的概念；患者的角色转换问题。

项目二十 患者心理概述

"生老病死"虽是自然规律，但当患者得知自己患病而又必须面对时，往往表现出与患者角色行为不相吻合的心理和行为表现，致使角色适应不良。作为一名合格的护理人员，不仅要关注患者所患的疾病，同时还应该关注患者的心理和行为特征，从生物、心理、社会医学模式的角度看问题，才能真正做到"以患者为中心"。正如古希腊名医希波克拉底所言："了解什么样的人得了病，比了解一个人得了什么病更重要。"本项目通过对患者角色、求医和遵医行为相关知识介绍，旨在让护生对患者角色的概念、患者角色适应不良的类型及护理措施等有所认识，以确保心理护理的效果和护理质量。

一、患者的概念

传统生物医学观点认为，疾病指人体的组织器官出现器质性的病理损害，同时经过体格检查、实验室检查也证实有阳性发现。传统生物医学观点简单地把人看成单纯生物性的人，过分强调客观证据，忽视了心理、社会因素对疾病的影响，难以全面反映健康的内涵。这一观点难以解释很多临床现象。如有些人虽未患躯体疾病，但可能因为心理、社会因素而产生"病感"从而产生求医行为寻求医生帮助。

随着现代医学模式从生物医学模式向生物-心理-社会医学模式转变，人们逐渐认识到人类的健康和疾病不仅受生物学因素的影响，还与心理、社会因素密切相关。因此，医学社会学认为，"患者"是指那些寻求医疗护理的或正处在医疗护理中的人。患者（patient）被看作是社会群体中与医疗卫生系统发生关系的有疾病行为和求医行为的社会人群。

二、患者角色及患者角色适应不良

（一）患者角色

患者角色（Patient role），又称为患者身份，是指社会确认的患病者应具有的心理和行为模式，是与患者的行为有关的心理学概念。患者角色是以社会角色为基础的，社会角色是个体在特定的社会环境中具有的相应的社会身份和社会地位，它规定个体活动的特定范围和与个体地位相适应的权利、义务和行为规范，是社会对一个处于特定地位的个体的行为期待。当一个人患病时，不管是否从医师那里得到证实，这个人就获得了患者角色。患者角色被期望为采取实际行动以减轻自身的病状，如接受医生治疗、按医嘱服药、卧床休息等，努力使自己恢复健康。

1951 年，美国著名社会学家帕森斯（Talcott Parsons，1902—1979）从社会学的角度，观察患者与周围人的互动，提出了患者角色的四个特征。

1. 免除或部分免除社会职责 患病后，由于精力和活动的限制，患者可从常规的社会角色中解脱出来，减轻或免除原有的责任和义务。免除程度取决于疾病性质、严重程度等。

2. 不必对患病负责 患者无法控制自己生病或不生病，病原微生物侵入机体不是患者所愿意的，他们本身就是疾病的受害者，无需对患病负责。

3. 恢复健康的责任 生病是不符合社会的期望和利益的，患者应努力使自己痊愈，并为恢复健康做出各种各样的努力。如配合医疗、护理工作，适宜的锻炼，以加速康复。

4. 寻求医疗帮助责任 在疾病恢复的过程中，患者不能凭自己主观意愿行事，必须和有关的医务人员合作（按要求检查、治疗、休息等）并争取亲友情感上的支持。

（二）患者角色适应不良

患者在原来的社会角色和患者角色相互转换过程中，就有一个角色适应的问题。患者不能正常地行使其权利和义务，就会产生角色的适应不良，很多心理社会因素都会导致患者的角色适应不良，一般的患者角色适应不良常表现为以下几种类型：

1. 角色缺如（Role scarcity） 是指患者没有进入患者角色，不承认自己患病或未意识到自己是个患者。这是一种心理防御机制的表现。常由于客观因素的重要性使患者不能接受患者角色，如患病意味着不能正常行使社会功能，不能正常上班、求学、社交、婚姻等与个人利益密切相关的问题。角色缺如的不良后果可能导致患者拒绝接受治疗，贻误治疗时机，使病情进一步恶化等。

2. 角色冲突（Role conflict） 是指患者在适应患者角色的过程中，不愿或不能放弃原有的角色行为，与患者角色行为发生冲突，引起矛盾的心理现象。常发生在由健康角色向患者角色转换时，表现为焦虑、愤怒、茫然，不愿配合治疗和护理。导致角色冲突的常见原因主要是长期担任某种社会角色形成习惯，不能或不愿放弃其工作或家庭责任等，从而干扰患者进入患者角色。角色冲突多发生在 A 型行为者身上。

3. 角色消退（Role reduction） 是指患者已经进入角色，但因某种原因导致患者过早地从患者角色转向常态角色。多发生在疾病中期，是角色冲突的再现。究其原因主要是家庭、婚姻、工作、学习等危机或经济条件等迫使患者放弃患者角色，不得不去履行其他的社会角色。如患病母亲不顾自己尚未康复而依然出院，照顾患病的孩子。

4. 角色强化（Role intensification） 是指患者"安于"患者角色，角色的行为与躯体症状不吻合，对自己的能力表示怀疑，对承担原来的社会角色恐慌不安，行为表现出较强的退缩和依赖性，这就是患者角色强化。如对所患疾病过度关心，小病大养，过度依赖医护人员，往往不承认病情好转或痊愈，诉说许多不易证实的主观症状，不愿出院，不愿摆脱患者角色重返社会常态角色。常发生于由患者角色转向社会角色时。其原因主要有患病后体力、能力下降，自信心减弱，依赖心增强，对承担原来的社会角色存在恐惧和不安，或者为了继续享有患者角色获益（如病假、亲友的照顾），或者以此来回避家庭和社会关系的矛盾等。

5. 角色异常 是指患者因缺乏对病情的正确认识和态度，产生悲观、失望等不良情绪，由此而出现行为异常。如四处求医、滥用药物、攻击行为和病态固执等，或坚决不执行治疗方案，重者出现抑郁厌世以自杀轻生来寻求解脱。导致角色异常的常见原因有不堪疾病的折磨，常发生于久病或重病患者身上；患有某些被社会所歧视的疾病，如艾滋病；或患有预后不佳的疾病，如癌症等。

三、 患者的求医和遵医行为

（一）求医行为

求医行为指的是人们感到某种躯体不舒适或产生病感时寻求医疗帮助的行为，对人类的健康维护具有重要意义。此外，产妇正常分娩、常规体检、心理咨询等与医疗系统的无病性接触，均可被视为广义的求医行为。

1. 求医行为的类型 根据疾病的性质和个人心理、社会因素的影响，可将求医行为分为主动求医行为、被动求医行为和强制求医行为三种类型。

（1）主动求医行为：主动求医行为指的是患者感觉不适时，为治疗疾病主动寻求医护帮助的行为。主动求医的个体提供真实病史和症状，积极配合医疗护理，是人们通常采用的求医行为。

（2）被动求医行为：被动求医行为是指患者自身无能力寻求医护帮助，而由第三者代为求医的行为，如垂危患者、处于昏迷、休克中的患者、婴幼儿等，必须通过亲友或其他护理人员的帮助才能求医。

（3）强制性求医行为：强制性求医行为是指公共卫生机构或患者的监护人为了维护人群或患者的健康和安全而强制给予治疗的行为，实施对象是严重危害公众安全的传染病患者（如 Sars）、精神病患者、对毒品严重依赖的人。

2. 求医行为的原因　患者觉察到自己有病时是否有求医行为，与个体的生理、心理和社会等方面的因素有关。

（1）生理原因：躯体病变，个体自我感觉不适或疼痛难忍，个人无法解除而影响正常生活，常常是促成患者求医行为的重要原因，如高热、疼痛、外伤等。

（2）心理原因：心理疾患、心身疾病、精神障碍等导致患者紧张、焦虑、恐惧，为缓解不良心理反应和精神痛苦而求医。

（3）社会原因：因某些疾病对社会产生现实的或潜在的危害，或处于保健需要而导致求医行为，如传染性疾病、性病等。

3. 影响求医行为的因素　求医行为是一种复杂的社会行为，受诸多因素的影响，概括起来主要有以下三方面：

（1）对是否患病的主观判断：由于人们对疾病或症状的主观认识不同，所以在决定是否进一步采取求医行为方面具有很大差异。生活中存在两种对疾病的认识观点，一种是来自医务人员的专业观点，一种来自患者的非专业人员的观点。在诸多因素中，患者对疾病和症状的认识是最主要的因素，如在寻求医疗帮助的人中，有些人对自己的疾病毫无觉察，当身体检查时医生告知其患病，而毫无思想准备；有的人认为自身患病但检查后却没有异常。

（2）对疾病的认识和评价：是指患者对疾病发生的部位、强度、预后、是否常见或罕见、威胁等方面的认知和评价。由于认知上的差异，或心理耐受程度不同，患者对其所患疾病，可能有正确的看法，也可能会产生误解或歪曲，这些都会影响患者的求医行为。如：感冒比较常见，危险性小，后果影响小，因而很少出现求医行为；便血则是不常见，预后不明的，患者因恐慌而导致求医行为。或者由于个体的敏感性及耐受性不同，有些人"无病呻吟"，而一些人则容易忽视疾病。

（3）患者的心理社会特征：敏感多疑、依赖性强的个体求医行为较多，孤僻、独立性强的个体求医行为较少；文化程度较高的人更能意识到疾病带来的危害，主动求医的情况较多，反之，对症状的严重性缺乏足够认识，主动求医行为较少或多被动求医；社会经济地位高，对健康会更关心，就医频率高，而社会经济地位低下的贫困人群多为被动求医或短期求医。

(二)遵医行为及其影响因素

遵医行为是指患者遵从医护人员的医嘱或护理处方等进行检查、治疗及预防疾病的行为。患者只有跟医生、护士密切合作，严格遵守医嘱，才能尽早康复，所以，良好的遵医行为是影响疾病治疗和疾病转归的首要前提。

影响患者遵医行为的因素很多，其中最主要因素有：

1. 医疗方面的因素　患者放弃治疗或转诊的原因中，医疗水平的高低和医患沟通是影响患者遵医行为的重要因素。除了医疗水平差、疗效不佳可导致患者不遵医行为外，医护人员对医嘱解释不清，使患者不能理解医嘱中的术语；医嘱过于复杂，患者记不住医嘱；医护人员的服务态度欠佳，不能跟患者形成良好的医患（护患）关系，或者医护人员专业技术水平不高，在操作过程中给患者造成不能接受的痛苦，得不到患者的信任，会影响遵医行为。

2. 患者自身的因素　患者缺乏有关的医学常识，对治疗效果的预期和医务人员治疗措施之间有一定的差距、患者以往疾病与治疗的经验、智力以及家庭等影响因素也可能导致不遵医行为的产生。

3. 疾病种类及社会、经济因素　一般情况下，慢性病患者、轻症患者和门诊患者不遵医行为较多；急重症患者和住院患者遵医率较高；复诊不便易导致患者出现不遵医行为。经济状况不好的患者可能想通过减少药物用量等来减轻经济负担，不遵医行为的发生率也较高。

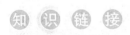

患者的权利及义务

患者的权利及义务是指社会为患者这个特殊社会群体规定的权利和义务，其内容如下：

患者的权利有：免除一定社会责任和义务的权利；享受平等医疗、护理、保健的权利；知情同意的权利；自由选择的权利；保守个人秘密的权利；投诉的权利。

患者的义务有：早日康复的义务；配合诊疗的义务；遵守医院规章制度的义务；尊重医疗保健人员的义务；尽量避免转嫁经济和精神负担的义务；不提出超出社会、单位、家庭承受能力的要求的义务；传染病患者有自我隔离，防止疾病扩散的义务；支持医疗科研的义务。

患者的权利和义务是相辅相成的，权利是履行义务的保障，而履行义务是享受权利的条件。

护理人员在保护患者权益中的作用：护理人员是健康的守护神，是保护患者利益的卫士。护理人员要明确患者的权利和自己的职责，自觉地履行自己的道德和义务，始终把患者的利益放在第一位。在保护患者权益中其主要作用有以下三方面：其一，尽职尽责，一视同仁。不管患者的社会地位高低、政治背景如何、相貌美丑，护理人员都应尽心尽责，一视同仁，维护每一个患者享有平等医疗护理的权益。其二，去除痛苦，解释说明。患者的痛苦来自躯体和精神两方面，前者可以通过药物治疗来解除和控制；而后者则需护理人员给予深切的同情、理解、关心才能减轻。而护士以通俗易懂的语言给予患者解释，也体现了护士对患者知情同意等自主权的尊重。其三，为患者保密，对社会负责。希波克拉底就曾说过："凡我所见所闻，无论有无业务关系，我认为应守密者，我愿保守秘密。"而当患者利益与社会利益发生冲突时，护理人员应先立足于社会义务，并尽量说服患者服从社会利益。

项目二十一　患者的心理需要与心理反应

需要（Need）是个体对某种目标的渴求与欲望。作为患病或有病感的人，他的基本需要会变得比健康人更加强烈，同时更迫切需要一些特殊的心理照顾，护理人员在关注患者的情绪和行为时，要重视在情绪行为背后起作用的需要。本项目通过对患者的心理需要与心理反应的相关知识介绍，旨在让护生了解患者的心理需要和心理反应，从而保持和谐的护患关系，最终提高医疗服务的诊疗效果和心理护理的质量。

一、患者的心理需要

患病期间，患者的生理需要受到影响、安全需要受到威胁、爱与归属的需要被部分或完全剥夺、尊重的需要可能受到损害、自我实现的需要会感到力不从心。患者对所有这些基本需要会变得比健康人更加强烈，同时更迫切需要一些特殊的心理照顾，虽然每位患者的需要具有因人而异的特异性，但也有共性可循，归纳起来包括以下六个方面。

（一）康复的需要

患病后，患者的饮食、排泄、呼吸、睡眠等基本的生理需要会受到威胁，需要医护人员协助满足其基本的生存需要，保持身体舒适。病痛的折磨使尽快康复成为患者的第一需要。他们非常关注病情的微小变化，稍有不适或病情反复就会出现寝食难安、情绪不稳定、心理压力增大等。患者希望最好的医务人员采取最好的医疗手段，以最短的时间，为其取得最佳的疗效。

（二）安全的需要

安全的需要是患者最基本的需要，但患者的不安全感始终存在，一方面来自患者对疾病的自身感受和担心，另一方面来自医疗机构和医生。医院的环境、条件，医护人员的个性、医疗作风、医患关系等，都有可能影响患者安全感的满足。在诊断、治疗过程中，对于任何一个可能影响患者安全感的行为，医护人员都要尽量与患者沟通，用和蔼可亲的态度、体贴细微的服务、耐心细致的解释、准确轻柔的操作，使患者减少担忧，产生安全感。

（三）尊重的需要

疾病使患者的社会功能有了不同程度的下降，这种状态下，他们的自我价值感往往偏低，对他人的评价变得极为敏感，自尊心比平时更容易受伤害。得到他人尤其是医护人员的尊重的期望会变得更加强烈。尊重需要若得不到满足会令人自卑，无助或者愤怒。如患者大多反感医护人员用床号称呼他们。因此，医护人员要对患者一视同仁对待，尊重患者人格，保护患者隐私，及时提供与疾病相关的诊疗信息，做到患者知情同意等。

（四）归属的需要

入院后，患者进入一个生疏的医疗环境，再加上疾病的折磨，他们往往更需要他人的情感支持，产生更强烈的归属动机。需要得到新环境人际群体的欢迎，需要有人与之"同病相怜""患难与共"，需要寻求同伴的精神支持，需要和谐的人际氛围。医护人员应主动自我介绍，尽可能多地接触患者，并及时将他介绍给其他病友，消除患者的陌生和孤独感。这样既有利于医疗工作的开展，也有助于患者形成和保持积极的心态，促进早日康复。

（五）活动和刺激的需要

患者住院后，生活局限于一个狭小的范围，每天面对的是单调、机械的世界，接触的人群也相对单一，患者的活动空间受限，内容枯燥，个人的爱好和消遣不同程度地受限。加之各种信息的隔离，使患者感到无所事事、度日如年。医护人员可根据患者的具体情况和医院的客观条件，适当安排一些活动和有一定新鲜感的刺激，如读报、下棋、看电视、听音乐及其他文娱活动，以利于改善患者的精神状态。有条件的医院，可以在硬件设施上改善医院的环境，如病室内的装修，色彩搭配，工作服的款式颜色，安装电脑等。

（六）信息的需要

瞬息万变的信息对患者的疾病治疗和康复具有重要的导向作用。首先，患者需要了解关于自身疾病的信息，如诊断结果，治疗方案，自身疾病的进展和预后。其次，患者需要了解关于医院的信息，如医院的规章制度，医疗水平，医护人员个体的工作能力，甚至医德医风等。最后，患者需要了解院外的信息，如家庭、单位及社会的变化，以减少与世隔绝的感觉。护士应理解患者，了解不同的患者在不同的疾病阶段中最需要的信息，耐心给予患者解释，满足其信息方面的需要。

二、患者的心理反应

当心理活动赖以产生的客观现实发生变化时，心理活动本身也必然随之发生改变。在疾病状态下，由于疾病、医疗活动的影响，患者出现与健康人不同的心理现象，称之为患者的心理反应。研究表明，患者在患病期间普遍会有以下心理反应。

（一）认知功能的变化

1. 感知觉异常　患病后患者的注意力由外部世界转向自身和疾病，感知觉的指向性、选择性、理解性和范围都会发生变化，可能产生下列几种异常：①感受性增高：一方面患者对外界环境中的正常的声音、光线、温度等刺激特别敏感，甚至发生烦躁、紧张等情绪反应；另一方面患者过分关注自己的躯体，对自身的呼吸、体位等异常敏感，有的甚至感觉到自己的心跳、胃肠蠕动等。②感受性降低：有的患者某些感觉的感受性在患病后会降低，如味觉异常，对饮食的香味感觉迟钝，食之无味。③时空知觉异常：有的患者出现时间感知错乱，分不清上午、下午或昼夜；有的患者感觉时间过得非常慢，常有度日如年之感；有的患者空间感知错乱，感觉床铺摇晃，甚至天旋地转。④幻觉：有些患者甚至会产生幻觉，如多数做了截肢手术的人报告，在截除术后不久就觉得有一个虚幻的肢体，近30%的截肢患者感到幻肢疼痛。

2. 记忆异常　由于受到疾病应激的影响，许多患者有不同程度的记忆力减退，而且有些疾病本身也会影响患者的记忆力，例如，某些脑器质性病变、慢性肾衰竭等。患者往往表现为不能准确地回忆病史，不能正确地记住医嘱，甚至有些患者对刚刚做过的事、刚刚说过的话都记不住。

3. 思维异常　患者的思维能力也不同程度地受到损伤，尤其是逻辑思维能力，表现为分析判断能力下降，决策时犹豫不决、瞻前顾后，而有些患者又草率决定或者干脆不思考，完全请家属或医护人员代为决策。另外有些患者不能正确地判断身边的客观事物，对周围事物特别敏感、胡思乱想、不信任周围人，例如，周围人正常的说笑也会引起患者的错误理解，认为是在议论自己的病情等，导致患者厌烦或愤怒；有些患者表现为对别人的好意半信半疑，总是担心医生误诊或者护士发错药打错针等。护士在跟患者的接触过程中对专业的态度一定要严谨，以减轻患者的顾虑，另外在患者面前交谈时也要大方自然，尽量避免患者猜疑。

（二）情绪活动的变化

在各种心理反应中，情绪反应是患者体验到的最常见、最重要的心理反应。面对疾病所带来的痛苦以及疾病对生命安全、健康的威胁，临床上常见的患者情绪问题有焦虑、恐惧、抑郁、愤怒等负性情绪。

1. 焦虑是人们感受到威胁或预期要发生不良后果时产生的情绪体验，是临床患者最常见的情绪反应。包括着急、担心、紧张、不安等成分。对于患者来说，原因不明、诊断不清、担忧有危险性的特殊检查和治疗或者疾病的预后和转归等都会使他陷入焦虑。尤其是目睹为重患者的抢救过程或死亡的情景。常见的焦虑有以下三种：

（1）期待性焦虑：即感到即将发生但又未能确定的重大事情时的不安反应。常见于为明确诊断、初次住院、等待手术、疗效不显著等情况的患者。

（2）分离性焦虑：患者住院，与他所熟悉的环境或心爱的人分离，便会产生分离感而伴随情绪反应。依赖性较强的儿童和老年人特别容易发生。

（3）阉割性焦虑：是一种面对自我完整性的破坏和威胁时所产生的心理反应。最易产生这类反应的是手术切除某脏器或肢体的患者，有的患者即使面对抽血、穿刺、引流等诊疗检查也视为躯体完整性的破坏。

焦虑普遍存在于人们的日常生活中，适当焦虑可以提高人的警觉性、调动人的防御机制，有利于人们适应变化，是一种保护性反应，对疾病治疗是有益的。但过度焦虑的患者则会影响治疗过程与效果。医务人员应采取针对性措施，减轻患者心理负担。

2. 恐惧是人们面对危险情境而产生的一种负性情绪反应。与焦虑不同，恐惧有明确具体的对象，往往是现实中一种无力摆脱的危险事物。伴随恐惧感的产生，机体内部交感神经系统也进入兴奋状态，导致患者心率加快、心慌、心悸、血压升高、呼吸急促、尿频尿急、肢体颤抖、烦躁、失眠、易激动、坐立不安、健忘，并有恐怖、惧怕、不安的感受，伴发逃避行为。临床上以儿童和手术患者出现恐惧最为常见。

医务人员要认真分析患者恐惧的原因和促成因素，倾听患者的叙述，观察患者的表情，针对患者的具体情况，给予解释、安慰，改变患者认知，达到减轻或消除恐惧情绪的目的。

3. 愤怒是人们因追求目标愿望受阻，感受到挫折时出现的一种负性情绪反应。患者往往认为自己生病是不公平的、倒霉的，加之疾病的痛苦，患者易烦躁易怒。患者常表现为生气与激惹，甚至产生攻击行为。攻击的对象可以是引起愤怒的对象，如医护人员、亲属等，患者往往将愤怒的情绪向他们发泄，以弥补内心的不平。也可以是患者自己，表现为攻击自身，如拒绝正当的治疗，甚至破坏正在采取的措施和已经取得的疗效。

对于患者的愤怒反应，医护人员应当给予理解和体谅，加强护患沟通，正确对待患者的愤怒反应，缓解其内心的紧张和痛苦，并进行适当的引导。若遇到患者对医护人员产生攻击行为时要冷静处理，同时做好自我防护。

4. 抑郁是以情绪低落为特点的消极情绪状态。在病情重，病程长及性格内向，易悲观的患者身上多见。在抑郁状态下，患者会有忧愁、压抑、悲观、失望、沉默、绝望等不良心境，并产生消极的自我意识，如自我评价下降，自信心丧失，自卑感增强。在行为方面，患者会出现言语减少、兴趣丧失、回避人际交往等特点。在生理方面会出现食欲减退、睡眠障碍、性欲降低、内脏功能下降及自主神经功能紊乱的症状。严重抑郁状态会使患者有轻生倾向。抑郁会增加确诊和治疗的难度，同时会降低患者的免疫力，导致病情加重甚至发生并发症。护士应有意识地给患者提供积极的治疗信息，逐渐树立患者的信心和勇气；鼓励患者参与到治疗护理过程，增加患者的自理活动；改善患者的社会交往，鼓励病友之间的接触和交往，鼓励家属提供积极的社会支持；对于严重的抑郁需要单独陪护，认知疗法配合抗抑郁药物的治疗对于严重的抑郁患者有良好效果。

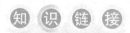

对待疾病的积极态度会减轻病痛

人本主义心理学家指出：因患病而悲观者，应转变观念。得病确实是一种不幸的事情，但并不意味着必定与死亡相联系，也不一定会把我们从有价值的社会生活中排除出去。由于身体得病，感觉以往所熟悉的世界就变成了病态世界，这种情况才是不幸的。如果我们接纳疾病，情况就会完全改变，就能在疾病中看到崭新的未来。人本主义心理学认为，疾病可以使我们陷入悲观孤独的深渊，也可以帮我们打开通向健康和幸福的大门。梅宜（R. Mav）由于肺结核而住院的时候心情非常悲观，但他后来重新认识了疾病，并完成了《存在心理学》的写作。麦恩通过他病危的生活体验，看清了自己在生与死斗争中的状态，写出了《魔鬼之山》一书。宗教学家岸本由于癌症而面对死亡孤独的时候，更深地了解了自己的宗教观。这些事例的发生都绝非出于偶然，一个人如果能够由弱变强战胜困难，那么他就表现出来人生的充实和幸福。对疾病的态度越积极、豁达，病痛的折磨就越小。

（三）意志行为的变化

许多疾病与不良行为或生活习惯有关，改变它们是对患者意志的考验。总之，对患者而言治疗过程也是一个为达康复目标而进行的意志活动过程，在这个过程中患者的意志行为的变化主要包括以下几个方面：

1. 意志变化　在配合诊断治疗的过程中，有的患者缺乏自制力，脆弱、易激惹；有的患者缺乏毅力，稍遇困难就动摇、妥协，欲放弃治疗；有的患者盲从、被动、缺乏主见，被动地接受一些说法。在患者的意志活动变化中最显著的是产生依赖心理。在患者角色转换过程中，若患者变得过度依赖，则应积极予以干预。

2. 依赖行为　是患者进入患者角色后产生的一种退化或幼稚化的心理和行为模式。患者生病后会受到亲人及周围人的关心和照顾，成为人们关心、照顾的中心，同时患者自理能力下降，容易产生依赖行为。依赖行为在患病初期出现有利于疾病的治疗和康复。但有些患者认为自己的生活自理能力丧失或降低，能胜任的事情也不愿去做，期待得到他人的照顾，若需求不能满足，就会产生被遗弃感或认为自己成为家庭的累赘而感到自卑，这种严重的依赖行为严重影响治疗效果。护士不应迁就姑息患者的过度依赖行为，而应调动患者的主观能动性，促进患者的康复。

3. 退化行为　是指一个人重新使用原本已放弃的行为或幼稚的行为来处理当前遇到的困难，表现出与年龄和社会角色不相符的行为举止。个体在患病后常有退化行为，例如，当身体感觉不适时，会大声呻吟、哭泣甚至喊叫，以期获得周围人的关注；有些患者高度以自我为中心，认为周围的一切都应符合自己的标准，希望周围人为其提供无微不至的关怀和照顾，兴趣范围变窄，只关注与自身有关的事，对周围其他事漠不关心。

有研究发现，行为退化可以使患者重新分配能量，可以为患者保存能力与精力，有利于疾病的痊愈。若病情好转，护士应引导患者逐步恢复正常的社会行为。

（四）人格特征的变化

人格具有稳定性的特点，不会随时间和环境的变化而改变，但有些慢性的、致命的、影响躯体功能的疾病，特别是毁容、残疾、不治之症等，对患者的生活影响很大，有可能会导致患者的人生观、世界观和价值观等发生改变，从而对人格特质产生长久的影响。

人格的一个重要侧面是自我概念。它包括自我评价、自我体验和自我监控等，一个人患病后，尤其是首次患病后，其自我概念常会发生变化，主要变化与原因包括：

1. 自信心和自尊心下降，自我评价低。患者因为疾病的打击，对自己恢复和维持健康的能力缺乏信心，对自己的社会生活能力无自信，从而产生无助和依赖感。

2. 疾病使患者丧失了包括健康在内的很多东西，有些患者因为组织器官结构或功能上的改变或丧失，感到悲哀、抑郁、羞耻，导致自我价值感或自尊心的降低，甚至会出现自伤行为。

3. 疾病的应激往往会使患者担心自己不能应对外界的变化，从而自信心下降。

总之，护理人员应鼓励患者充分表达自己的感觉和想法，指导患者正确评价自己，适应和接受自身的改变（表6-1）。

表 6-1　选择合适的心理干预措施

病例呈现	护理人员收集信息	心理干预措施
患者：医生，我已经住院十多天了，我到底得了啥病啊？大家都瞒着我，我是不是得了不治之症？	猜疑心理	关注患者心理变化
医生：赵女士，您的病已经确诊了。医院会拿出最好的方案来为您治病，其他的就靠您自己了。		
患者：那我得的是什么病呢？		
医生：您的诊断结果为乳腺恶性肿瘤，也就是俗称的乳腺癌。		
患者：这不可能！一定是您们搞错了！怎么可能是乳腺癌呢？	否认心理	同情、理解患者
医生：您的心情，我们都能理解，我们也希望诊断是错的，但是……		
患者：这不可能！为什么会是我，老天不公平！	愤怒心理	
几天后		
患者：医生，我的时间是不是不多了？前几天有一个乳腺癌患者去世了，我也很害怕下一个会不会是我？	恐惧心理	倾听，给予解释安慰，改变认知，缓解恐惧心理

复习思考

一、选择题

1. 患者安于已适应的角色，小病大养，该出院不愿出院，此时的状态被称为（　　）

    A. 角色缺如　　　　　　　　B. 角色冲突　　　　　　　　C. 角色减退

    D. 角色强化　　　　　　　　E. 角色异常

2. 某人已被确诊为某病，而本人否认自己有病，此人的角色行为改变属于（　　）

    A. 角色缺如　　　　　　　　B. 角色冲突　　　　　　　　C. 角色减退

    D. 角色强化　　　　　　　　E. 角色异常

3. 患者，女性，49 岁，因胆囊炎、胆结石住院治疗，术后第二天，得知儿子因患急性阑尾炎住院术后需要照顾时，患者立即放弃自己的治疗去照顾儿子。这种情况属于（　　）

    A. 患者角色行为消退　　　　B. 患者角色行为冲突

    C. 患者角色行为强化　　　　D. 患者角色行为缺如

    E. 患者角色行为适应

（2014 年人民军医出版社护理学试题）

4. 最严重的角色失调是（　　）

    A. 角色冲突　　　　　　　　B. 角色失败

    C. 角色不清　　　　　　　　D. 角色中断

（2014 年 5 月三级心理咨询师理论考试真题）

5. 某孕妇，28 岁，进入分娩状态，护士发现该孕妇在其宫口开大 3 厘米后，出现烦躁不安，对于自然分娩没有信心，一再要求剖宫产。该护士针对此孕妇应采取的最主要的护理措施是（　　）

  A. 提供心理支持，减轻焦虑　　 B. 教会孕妇用力的方法

  C. 鼓励孕妇多进食，恢复体力　　D. 做剖宫产准备

  E. 检测胎心

（2014 年人民军医出版社护理学试题）

6. 患者，女性，68 岁，因慢性胆囊炎、胆石症发作，拟手术治疗，进入手术后的陌生环境后患者常出现的心理反应是（　　）

  A. 担心　　 B. 烦躁　　 C. 恐惧

  D. 沉默　　 E. 焦虑

（2014 年人民军医出版社护理学试题）

二、案例分析

某患者，女，48 岁。体检发现右乳一肿块，入院诊断为乳腺癌。得知病情后，患者心情一直低落、缺乏食欲，经常去找医生问"诊断确定了么？会不会弄错？要不再检查一次？一定要手术么？"当患者得知一定要手术治疗后，患者出现失眠，反复跟医生、护士确认手术如何做，痛不痛，有没有危险，手术能否根治。术前一天，患者隔一两个小时反复询问医生、护士"手术会不会有意外？之前别人做的手术效果都怎么样？"

请结合案例进行分析：

1. 该患者的心理需要有哪些？如何针对性地提供护理？

2. 该患者的心理反应有哪些？如何帮助患者进行心理调适？

扫一扫，知答案

扫一扫，看课件

模块七

各年龄阶段患者的心理护理

【学习目标】

1. 掌握儿童、青年、中年和老年患者的心理护理措施。

2. 熟悉儿童、青年、中年和老年患者的心理特点。

项目二十二　儿童患者的心理特点与心理护理

案例导入 7-1

"我很害怕"

东东，男，8 岁，白血病患儿。一天治疗完后悄悄离开病房不见了，家人和医护人员四处寻找，最后在医院太平间外面找到他。护理人员问他为什么会来这里，东东回答说："阿姨，我来看太平间在哪里，看看我死了放的地方。"听到这样的回答，同学们会有什么样的感受和体会？

医学界以 0~14 岁的儿童为儿科的研究对象，该年龄阶段的患者被称为儿童患者。儿童患者的突出特点是年龄小，对疾病缺乏深刻认识，注意力转移较快，情感表现直接、外露和单纯，心理活动多随活动情境而迅速变化。开篇的案例也正好说明我们不能把儿童看成一张白纸，他们也有自我意识和丰富的情感。因此在临床护理工作中，护理人员应充分了解儿童患者的心理特点，并依据其心理活动特点进行护理，引导他们适应新的环境，促进身心康复。

一、儿童患者的心理特点

(一) 分离性焦虑

由于儿童从6个月起，开始建立起一种与其重要他人（通常是母亲）之间的亲密关系，即依恋，在这种通常以母爱为中心的关系上保持着对周围环境的安全感和信任感。一旦患儿住进陌生的医院，没有母亲或经常照顾他的重要他人的陪伴，就会出现分离性焦虑。患儿可能表现为哭闹、烦躁不安、焦虑、拒绝生人、抑郁、闷闷不语、食欲不振、夜惊，甚至拒绝进食与治疗。

(二) 皮肤饥饿感

表现为儿童患者渴望与父母等重要他人之间的身体接触与抚摸。皮肤饥饿感在婴幼儿期表现更为强烈。心理学家认为，人体间的接触和抚摸是婴儿天生的需求，他们需要经常得到关系亲密的人的爱抚。适当的爱抚可以提升婴幼儿的身体抵抗力，稳定情绪，并且有助于大脑的发育和智力的提高。当这种需要得不到满足时，可能会引起食欲不振、发育不良、智力低下、行为失常甚至人格发展异常。儿童的皮肤饥饿现象，在家庭中可由父母的搂抱等方式满足。在医院里，他们因为环境陌生、疾病影响等因素，其皮肤饥饿感会更强烈，也更难以满足。

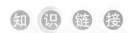

抚触的作用

抚触（touch）是在婴儿脑发育的关键期通过皮肤的感受器给脑和神经系统以适宜的刺激，从而促进婴儿的生长及智能发育。抚触能通过人体体表的触觉感受器官沿着脊髓传至大脑，由大脑发出信息，兴奋迷走神经，从而使机体胃肠蠕动增加，胃肠道内分泌激素活力增加，促进婴儿营养物质的消化吸收，使头围、身长、体重增长明显加速。抚触还能改善婴儿睡眠。研究表明，抚触有可能对有睡眠障碍的儿童有帮助，如入睡困难、易惊醒、睡眠方式多变等。接受抚触的婴儿觉醒睡眠节律更好，反应更灵活。国外研究发现，抚触能减弱应激反应，提高机体免疫力，增强婴儿抗病能力，促进疾病儿童的康复。对孩子轻柔的爱抚，不仅仅是皮肤间的接触，更是一种爱的传递。如果是父母在实施抚触，还能够增进亲子关系、培养安全的依恋等。

(三) 恐惧心理

陌生而特殊的医院环境、侵入性的诊疗和护理措施、紧张的抢救气氛等都可能导致儿童心理的紧张和恐惧。个别儿童还可能误将检查诊治带来的痛苦看成是对自己以往过错的惩罚。患儿的恐惧心理可表现为退缩、沉默、违拗、不合作、哭吵不休、乱发脾气甚至逃跑等。患儿这种不良情绪往往影响着疾病的治疗和预后。

（四）抗拒心理

主要表现为拒绝住院治疗，乘人不备逃跑；对医护人员不理不采，或故意叫喊、摔东西、拒绝接受各种诊疗措施；对前来探视的父母十分怨恨、面无表情、沉默抗拒；有的父母因患儿病情过分紧张、焦虑，对其过分照顾，在孩子面前夸大病情，对医护人员要求过高或加以指责，家长对医护不满的心态可导致患儿对医护的愤怒或抗拒。

（五）被动依赖

儿童患者在住院期间，表现为行为退化，自己能做的事也不做，完全依赖父母或医护人员。尤其是独生子女或在家中地位特殊的儿童，由于家长的娇惯、溺爱，患病后更可能变本加厉。家长的过度保护行为将强化患儿的被动行为，使其依恋感更明显。如幼儿已经学会了自己吃饭却非得要父母喂食，已经学会了自己穿衣却一定要父母帮忙，或者以哭闹来满足其过分的要求等。

（六）抑郁自卑

患儿疾病久治不愈，长期受到病痛的折磨，尤其是年长儿童能意识到疾病的严重后果，丧失治愈的信心。加之某些疾病引起外貌体型的改变，产生难以见人的心理，拒绝别人探视。患儿因住院治疗，长期不能上学，学龄儿童会担心影响学习成绩，从而加重忧虑。主要表现为沉默寡言、唉声叹气、自卑、不愿继续治疗，严重者甚至出现拒食、自杀观念。

二、 儿童患者的心理护理

（一）协助患儿及其父母做好诊治准备

清晰地告知患儿住院的原因，介绍医院的条件与简单的医疗技术知识，介绍病房环境和就餐等日常生活事项的程序，告知家长探视的时间，以及疾病诊治过程中可能存在的困难等将有利于患儿和父母做好相关准备。护理人员应认识到患儿可能会出现的各种心理问题的表现、发展演变历程和影响因素，并以适当的方式告知患儿及其父母。除了常规的疾病情况、住院环境等信息，护理人员尤其要告诉父母其孩子在诊治中可能会出现的情绪和行为表现，哪些可能会是孩子正常的反应，如何以孩子能接受的方式告知其现状，以及父母如何对待孩子将更有利于孩子问题的消除等。

（二）维护患儿的尊严

将患儿作为具有独特性的个体对待，维护其尊严，尤其是自尊心。在诊治护理过程中，避免向患儿施加不利于其诊治的言行，如讥讽、训斥、厌恶、责骂、取笑或随意谈论患儿的表现与病情等，对患儿表现出来的配合要及时进行夸奖，对退缩内向的患儿多进行语言和非语言的鼓励与支持。

（三）协助患儿调节情绪

护理人员应意识到患儿由于心理不成熟，短期出现恐惧、焦虑、抑郁等情绪或攻击、退缩、哭闹等行为是正常现象。护理人员应根据每个患儿的心理特征以适当的方式拉近与患儿的距离，表现出对其现有状态的理解、同情和支持，在此基础上通过语言鼓励、榜样示范和技巧传授等引导或协助患儿平息自己的消极情绪，从而积极配合疾病的诊断治疗工作。这个过程中，护理人员应像母亲一样去关心和安慰患儿，向患儿说明自己的病并不可怕，只要配合治疗是能够治愈的，帮助患儿逐渐熟悉和习惯这一新的环境，并向患儿介绍新的病友。还可以让病愈的患儿介绍他们的治疗好转经过，以消除新入院患儿的恐惧心理，树立起战胜疾病的信心。

（四）加强与患儿交谈的技巧

护理人员应善于根据患儿的面部表情、啼哭和言语中洞察患儿心理，并采用关心、爱护、热情的语言与患儿进行沟通，相互建立起信任的关系，利于安抚患儿的情绪。对患儿所表现的困惑、疑虑、恐怖不安、气愤和痛苦给予充分的理解、尊重和同情。然后在此基础上采取劝导、鼓励、保证等技巧以减轻患儿的怀疑、恐怖、焦虑、紧张和不安。

（五）加强与患儿家属的沟通

护理人员要及时评估患儿家属对疾病和孩子的反应，并通过有效沟通争取患儿家属的积极配合。在对患儿家属进行疾病知识宣教的基础上，对于家属对患儿病情的担心和焦虑，护理人员要表示理解，并积极给予患儿家长心理支持。因为当家长的心理状态很消极时，可加重患儿的心理负担，影响依从性和治疗效果。所以儿童患者的心理护理，实际上在很大程度上是对家长的心理支持。对此，护理人员应了解家长的背景情况，让其畅所欲言，把握会谈主旨，必要时进行提示和引导，用准确、通俗的语言进行解释和安慰。此外，针对家属对患儿的过分保护和娇宠，护理人员要以适当的语言进行劝阻；针对家属因患儿哭闹而表现出来的手足无措或无能为力，护理人员要给予心理支持和技术引导。

（六）不同年龄阶段患儿的心理护理

6 个月左右的婴儿很需要母亲的爱抚，护理人员应经常轻拍、抚摸、搂抱、逗笑，使之产生在母亲怀中的安全感；6 个月至 4 岁的患儿，住院心理反应明显，允许家长陪伴，护理人员应体贴关心患儿，与之共同做游戏、讲故事、玩玩具、看图画，从而建立良好的相互信任关系，帮助克服对医院的恐惧感；年幼患儿病情变化快，不善于用语言表达自身感受，护理人员应注意非言语行为，如表情、目光、体态等，了解其心理状态和心理需求。注射治疗时，利用其注意力易被转移的特点，减轻疼痛；年龄较大的儿童，能与人很好地沟通，护理人员可适当解释住院和诊治的原因，取得信任和配合。

项目二十三 青年患者的心理特点与心理护理

案例导入 7-2

悲观的小丽

小丽，女，23 岁，活泼漂亮，外企职员。因发热、关节疼痛、双侧面颊红斑，在当地医院诊断为"系统性红斑狼疮"。这让身体素来健康的小丽无法相信，拒绝接受治疗，又去省医院检查，结果相同。恐慌无助的她此时将所有希望寄托在医生身上，恳请医生一定要尽快治好她的病。住院期间，别的患者有亲友探视时，小丽就不禁黯然神伤，神情落寞。随着激素药物的作用，小丽原本俊俏的脸庞、苗条的身段也悄然发生了变化，爱美的小丽再也不愿意照镜子。病情一缓解，她就自认没事了，擅自停服激素药，导致病情反复。小丽变得越来越沉默，整天愁眉紧锁、情绪低落。护士在与小丽的沟通中了解到小丽家在偏远的农村，只能独自一人默默地承受疾病的痛苦，患病后担心失去工作，害怕疾病影响未来的生活，感觉前途渺茫。

思考：小丽患病后有哪些心理反应？假如你是小丽的责任护士，你将如何对其进行心理护理？

青年期是人生的黄金阶段，生理发育和心理发育达到成熟。此时期是身体最健康，疾病发生率最低的时期。同时青年期是一个过渡时期，心理活动错综复杂，变化无常，且容易受到家庭和社会等多方面因素的影响，容易出现心理问题。因此，合理的心理护理对其心身康复具有重要意义。

一、青年患者的心理特点

1. 震惊与否认　青年期是人生的黄金时期，处于学业、事业、家庭的上升阶段，富于理想和抱负，一旦突然患病，常常感到震惊，不相信医生的诊断，否认患病事实，难以适应患者角色。

2. 焦虑与急躁　青年人的情绪具有激烈、起伏波动的动荡性特征，且青年人不善于调节情绪，突然的患病打击极易导致焦虑、烦躁不安；同时青年患者希望疾病早日康复，故更易加重其急躁的情绪。

3. 自卑与自弃　有些青年人患病后会出现自卑，甚至自暴自弃。主要是因为担心患病会影响学习或工作，对恋爱、婚姻、生活和前途等产生负面影响，尤其是患有严重疾病或可能伴有后遗症的患者，往往对未来生活充满担忧。

4. **悲观与失望** 青年人患病后担心影响学习、工作、恋爱、婚姻、生活和前途等，易产生沮丧、抑郁、悲观、失望等消极心理，思想行为上走向极端，拒绝治疗和照顾，甚至产生自杀观念和行为。

5. **孤独与寂寞** 青年人活泼好动，生病住院使其活动受限，周围没有熟悉的同学和朋友，又不能常和家人见面，因此会感到寂寞和孤独。

6. **情绪不稳定** 青年人对疾病的情绪反应强烈而不稳定，病情稍有好转就盲目乐观，不想认真执行医疗护理计划。但病程稍长或有后遗症时，又易自暴自弃、悲观失望，从一个极端走向另一个极端，情感变得异常而捉摸不定。

二、 青年患者的心理护理

青年期心理健康的主要问题是心身发展的不平衡与社会发展要求高的矛盾，护理人员应根据患者的心理特点，协助其正确对待疾病，控制好自己的情绪，培养正确的独立意识，加强人际交往，增强其适应社会的能力。

1. **认知调整和心理疏导** 护理人员应运用良好的护患关系，发挥治疗者的权威，用专业知识、技能来关心和支持患者。采用说服劝慰、启发建议、激励鼓舞等方式，引导患者面对现实，处理好心理上存在的问题，做好相应的心理疏导，引导患者合理宣泄情绪。护理人员可指导患者运用谈话性宣泄、书写性宣泄、运动性宣泄或哭泣性宣泄等方式宣泄不良情绪。

2. **尊重自尊和独立** 青年患者独立意识和自尊心强，希望得到他人的尊重和认可，护理人员要平等相待，注意语言、态度的文明、和蔼，真诚地关心和照护患者，以取得其信任，构建良好的护患关系；尊重青年患者隐私，治疗、护理之前多征求其意见，取得同意和配合。

3. **培养情绪管理能力** 青年患者情绪变化强烈，易冲动，且不善于控制，护理人员应根据其性格、文化层次和生活背景，有针对性地进行情绪管理能力的教育和培养，帮助其有意识地调节和控制情绪活动；善于观察、及时发现患者的不良情绪，合理疏导，鼓励宣泄，及时缓解不良情绪。

4. **构建和谐的康复环境** 根据青年患者向群性的特点，有意识地促进年轻病友间的交流沟通，如可尽量将青年患者安排在同一病房，鼓励病友间无障碍交流；病情允许时，可适当安排娱乐活动，既可转移患者对疾病的注意力，又可丰富其精神生活，有助于情绪的改善和心身的康复。

项目二十四 中年患者的心理特点与心理护理

📚 **案例导入 7-3**

焦虑的林先生

患者，林某，男，48 岁，某外贸公司市场营销部经理，儿子上高中，父母由他赡养。林先生事业心强、工作忙碌，经常与客户喝酒应酬。平素自觉身体健康，近日常感觉身体乏力，易疲倦，食欲减退，肝区疼痛，门诊以"肝硬化"收入住院治疗，事业正处于上升期的林先生无法接受患病的事实，住院期间仍放不下工作，在病床上处理大量的文件。要求医生用最好的药物治疗，希望住几天就能痊愈出院。可能由于没有放松休息，安心养病，致病情反复，时好时坏。这让林先生越加焦躁不安，常唉声叹气、忧心忡忡。每次碰到护理人员进病房就不停地询问病情，担心病情加重变成肝癌，变得脆弱，易激惹，稍不如意就对妻子发脾气。

思考：请问林先生患病后，有何心理变化？假设你是其责任护士，如何进行心理护理？

中年期是人生经历中的中间阶段，该阶段心理稳定，生理成熟，也是生理功能从旺盛逐渐走向衰退的转变期。中年人既是家庭的支柱，又是社会的中坚力量，患病后心理活动尤为沉重和复杂。如不能及时有针对性地进行疏导和干预，可能引发严重的心理问题，阻碍心身康复。

一、中年患者的心理特点

1. **社会角色多，心理压力大** 中年人患病对工作和和家庭生活会产生巨大的冲击，轻者焦虑、抑郁，重者悲观、激愤。他们为自己的工作事业的损失而忧虑，为今后能否坚持工作而担心，有的甚至病未痊愈即中断治疗而提前出院。

2. **愤怒与焦虑** 突然患病被迫中断工作，中年患者常会产生严重的挫败感；加之患病带来的较重经济负担、生活质量下降、社交活动受限等，导致中年患者易产生急躁、焦虑情绪，甚至愤怒。

3. **悲观与绝望** 患有慢性疾病或者愈后可能伴有后遗症的中年患者，担心事业前途和正常家庭生活受到影响，担心老人赡养、子女教育等一系列问题，常常忧心忡忡，对未来生活悲观，甚至绝望。

4. 理智感强 中年患者的道德感、理智感和美感都比较成熟，对现实有自己的见解，自我评价明确，自我意识发展有较高的水平，对挫折的耐受力和疾病的承受力较强，他们能较好地配合治疗和护理。

5. 行为退化 中年患者虽然整体心理状况稳定，但适应能力减弱，可表现为行为退化，以自我为中心，希望医护人员多照顾自己，兴趣转移，情感脆弱，好发脾气。有的自主神经功能紊乱，出现更年期综合征。

6. 更年期综合征 个体 45～50 岁时开始步入更年期，体力和精力逐渐向老年移行，内分泌功能下降，身体和精神状况大不如前，此时如果突然患病，会加重中年人身体负荷，对心身影响也较大。而且，中年正是事业和家庭压力最重的阶段，生病可能造成事业发展受阻和家庭负担的加重，因而易出现情感脆弱、好发脾气等负性情绪反应，甚至出现更年期综合征。主要表现为自主神经功能紊乱的症状，如头晕、头痛、失眠、食欲减退、心慌气短等。

二、 中年患者的心理护理

中年期心理健康的主要问题是社会中坚力量与自身能力的矛盾，护理人员应引导患者面对现实，量力而行，劳逸结合，学会放松，学会自我心理保健，营造良好的家庭氛围，保持良好的人际关系，平稳地度过更年期。

1. 充分激发自身能动作用 中年患者往往是护理计划的制订者、参与者、实施者与完成者之一，在进行护理活动时应充分发挥其自身的能动作用。

2. 缓解负性情绪 针对中年患者的心理特点，准确评估患者需求和压力源，采取针对性的情绪管理、情绪疏导、情绪宣泄、注意力转移等多种方法，改善患者的不良情绪，使患者形成平和、积极的心态，更好地配合治疗和护理。

3. 增加社会支持 护理人员应协助患者与单位、家人联系，及时消除他们的后顾之忧；嘱咐患者家属定期探望，减轻患者对家人的牵挂心理；向患者及时反馈检查和治疗信息，以消除患者的疑虑；提供医疗护理的案例和有效方法，帮助患者树立战胜疾病的信心。

4. 注重更年期心理保健 护理人员应指导患者正确认识更年期的心身变化，消除不必要的心理负担，保持心态平衡；注意劳逸结合，注意锻炼身体，以提高机体的疾病抵抗能力，教会患者调控自己的情绪，保持有规律的生活，以平稳度过更年期。

项目二十五　老年患者的心理特点与心理护理

案例导入 7-4

忧心忡忡的张先生

患者，张某，男，73岁，退休干部。于入院前晚7时看电视时突然左侧肢体无力，活动障碍，门诊以"脑梗死"收入住院，意识清楚，发音含糊，情绪低落、沉默寡言。白天曾不顾保姆阻拦，下床如厕，险些跌倒。经护士耐心交谈，得知患者住院前，身体硬朗、自己管理家务、生活规律，每天去老年俱乐部活动，热心社区服务活动。老伴儿身体不好，不能常到医院陪伴。儿子又在外地工作，为了不影响儿子工作，未告知病情。住院期间，听病友讲"老人73、84是个坎"，因此认为自己命不长久，担心脑栓塞后会瘫痪在床，生活不能自理，凡事需要他人照顾，觉得生活没有了意义，整天忧心忡忡。

思考：张先生患病后的心理变化有哪些？假设你是其责任护士，如何进行心理护理？

老年期是人生走向完结的阶段。老年患者各个器官开始全面衰退，功能下降，人格既有稳定的一面也有变化的一面。

老年人见多识广、经验丰富、道德感强、容忍力强、痛觉阈限高，许多老年患者能很好地配合治疗和护理。但由于个体进入老年期后，在身体各个系统、器官发生不同程度的器质性或功能性的退行性改变的同时，生活、工作、经济条件和社会地位也在发生变化，因而可能造成其心理状态发生变化；而患病的遭遇、恢复缓慢的事实则可能导致其心理问题更加突出。因此，了解老年患者的心理特点，实施有的放矢的心理护理，对于缓解老年患者的疾病痛苦，保持心理健康，提高晚年生活质量，具有重要意义。

一、老年患者的心理特点

1. 否认　多数老年人不服老，因而常常拒绝承认患病的事实。尤其是一些主持家务的女性，生病后逞强操劳，以示无病，不愿就医治疗，以此证明自己的能力和存在的价值。还有一些老年人由于害怕自己年老多病遭家人的嫌弃而拒绝承认有病，拒绝就医。

2. 恐惧　老年患者对病情的估计多为悲观，对痊愈往往信心不大，表现为焦虑不安。当意识到病情较重而死亡有可能来临时，出现恐惧、易激惹等情绪反应。

3. **自尊**　老年患者一般自我中心意识较强，认为自己应该受到尊敬、得到重视，对他人对待自己的态度也比较敏感。当自尊得到满足时则表现愉快；一旦受人冷落，则表现不耐烦、易激惹等，常为一点小事而大动肝火。对因病而失去"独立"能力而感到悲观，表现出不耐烦、不服从安排、争强好胜等。

4. **自卑与抑郁**　有的老年患者在患病后自我价值感降低，总觉得"人老不中用"，担心自己成为子女、社会的负担，自卑自怜，突出表现为价值感丧失。甚至有的老年人有自杀意图或自杀行为。

5. **退行行为**　有的老年患者在遭遇疾病应激之后，出现退行的心理防御机制。表现为思想和行为幼稚，情绪不稳定，自控能力差。如，有的表现天真，情绪波动大；有的希望被重视、受尊敬，喜欢颂扬他们的功绩；有的小病大养，角色行为强化。

二、　老年患者的心理护理

生老病死是自然规律，护理人员应鼓励老年患者面对现实，更新观念，保持乐观情绪，促进人际交往，参加活动，养生保健，正确认识疾病，坦然面对死亡。

1. **给予尊重与重视**　尊老爱幼是中华民族的传统美德，老年人由于在社会和家庭中有一定地位，他们需要被重视、受尊敬。护理人员对他们应该使用亲切和尊敬的称谓；对他们的一般要求，只要不违背原则，均应尊重或尽量满足；对他们的建议和要求不论是否正确，必须仔细听取，认真对待；对个别特殊而无法满足的要求，护理人员要态度和善、诚恳地解释清楚。

2. **给予耐心与关心**　老年患者不同程度地感觉不灵敏，反应迟钝，表现为看不清、听不清、记不清和理解慢、说话慢、行动慢的特点。护理人员对他们的话要专心听，科学地给予答复，回答时讲话要慢、声音要大。

3. **消除孤独感**　一般老年人多喜安静，但由于疾病失去了工作和与他人交往的机会，孤独感明显加重，特别是失去配偶后，无以为伴，形单影只。这种寂寞、悲凉的孤独感，护理人员应协助患者探索有意义的爱好和娱乐，允许信教，允许讨论死亡和葬礼。

4. **开展心理卫生宣教**　健康宣教，宣传老年心理卫生知识，让他们多接受信息、多参加活动，既有助于增长对生活的热爱，坚定战胜疾病的信心，又可锻炼机体功能，维持神经系统的兴奋性，使躯体疾病康复。维持心理上的适度紧张，不使生活过于松弛，对老年人是非常必要的。

5. **争取更多社会支持**　调动老年患者的各种社会关系，在精神和物质上给予更多的关怀支持，安排患者的亲属、老朋友、老同事来探望等都会给老人带来极大的安慰。

6. **克服不良心理**　对于情绪低落、悲观失望的老年患者，应鼓励其回忆过往的美好事情，肯定过去的成绩，并给以赞扬，使其获得心理上的愉悦感和满足感，改善不良心境。

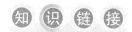

"聊天护士"暖人心

据报道，上海宝山社区卫生服务中心设立了一个"聊天室"，20多位具有爱心、同情心、较强人际沟通能力的护士成为了"聊天护士"，她们在每天完成日常护理工作之余，专门陪伴有心理需求的患者聊天说话。

72岁的患者齐爱兰说："聊天护士比'安眠药'还要灵光！以前每天晚上我都要吃两颗安眠药才能睡着，现在有人陪我聊天，心情开朗多了，睡觉也踏实了。"原来，齐妈妈"什么都不缺，就是小辈忙，没人说话"，齐妈妈最爱拉着护士回忆她年轻时的美好时光，身患重病的她虽然病情无法得到减轻，但聊天护士给了她许多温暖和慰藉。

75岁的陈老伯不慎从楼梯上摔下来骨折了，不得不在家里静养。社区护士每天上门为他敷药，敷完药后还会坐下来关切地询问病情，顺便聊聊家常。原本一直冷冰冰的护士变得"温暖"起来，陈老伯几乎忘却了脚骨的疼痛。

"聊天护士"甚至还能用形体"聊天"。护士於玉芳说："对于一些说不出话的老年患者来说，拍拍他的肩膀他会非常高兴。你请他吃点东西，他会用眼神表达感激。"

日常护理中，护士在打针送药之外，还要经常和患者做沟通，实施"心理护理"。宝山社区卫生服务中心总护士长徐筱莉说，"聊天护士"对满足患者心理需求、消除患者不良情绪有很好的效果，"聊天护士"就职后，患者中出现忧郁症和自杀倾向的明显减少。

复习思考

一、选择题

1. 平素健康的青年人，当得知自己患有严重疾病时，首先出现的心理反应常是（　　）

    A. 悲观与抑郁　　　　　　B. 急躁与焦虑　　　　　C. 震惊与否认

    D. 敏感与多疑　　　　　　E. 寂寞与孤独

2. 患者，张某，男，20岁，大二学生，颈部轻度烧伤，今日由同学、辅导员陪护入院，你认为对该患者心理护理的首要措施应是（　　）

    A. 关心、陪伴　　　　　　B. 帮助患者适应环境　　　C. 支持与帮助

    D. 动员患者的社会支持系统　　E. 消除患者疑虑、减轻患者的心理负担

3. 以下人群中，患者心理活动最复杂的是（　　）

  A. 学龄期患儿   B. 青春期患者   C. 青年期患者

  D. 中年期患者   E. 老年期患者

  4. 患者，周某，女，48 岁，住院后变得情感脆弱，以自我为中心，要求医护人员及亲友给予更多关心，该患者的心理特点属于（ ）

  A. 焦虑   B. 否认   C. 抑郁   D. 自卑   E. 行为退化

  5. 患者，李某，女，53 岁，糖尿病病史 12 年，现因身体原因提前退休，住院期间情绪低落。对李某的心理护理不包括（ ）

  A. 充分激发患者的自身能动作用 B. 改善患者认知，鼓励其树立信心

  C. 帮助患者掌握调整情绪的方法 D. 增加患者的社会支持

  E. 教会患者自测血糖的方法

  6. 与患者沟通中，老年患者最强烈的需要是（ ）

  A. 安全的需要   B. 交往的需要   C. 尊重的需要

  D. 情感的需要   E. 信息的需要

  7. 患者，李某，男，78 岁，离休干部，患病住院后，自尊心很强，不服老，特别希望医护人员经常到病房探望他，喜欢和护士讲述自己过去的光荣历史。在对患者的心理护理中，以下哪项措施不利于维护患者的自尊（ ）

  A. 对患者的称呼要尊重   B. 不随意打断患者的谈话

  C. 凡事要与患者辩解清楚   D. 做事主动征求患者的意见

  E. 日常用物放在便于拿取的地方

  8. 患者，张某，女，72 岁，退休教师。患病住院后，儿女因工作繁忙，很少来探视。患者看到别的患者有亲友探望时很是失落，非常渴望亲人前来陪伴。此时患者的心理需要主要是（ ）

  A. 需要照顾起居   B. 需要改善饮食

  C. 需要安全保障   D. 需要得到重视

  E. 需要获得信息

二、简答题

1. 简述青年患者的心理特点。

2. 简述青年患者的心理护理措施。

3. 简述中年患者的心理特点。

4. 简述中年患者的心理护理措施。

5. 简述老年患者的心理特点。

6. 简述老年患者的心理护理措施。

三、案例分析题

1. 某医院儿科病房里某天收治了一位 6 岁的女患儿，该患儿从入院就诊到进入病房，

一直紧紧偎依其母亲，不允许其母亲离开自己。当母亲不得不离开时，该患儿便哭闹不休，拒绝进食和睡觉，医护人员对其进行检查时有反抗行为，极不合作。请分析该患儿的心理特征，针对患儿的情况，应怎样开展心理护理？

2. 案例：患者，王某，男，22岁，因急性肾衰竭入院治疗，患者非常焦虑，易激动，稍不如意就发脾气，摔东西。

假设你是其责任护士，请分析王先生的心理特点，如何进行心理护理？

3. 案例：患者，陈某，女，45岁，离异，某公司职员，上有年老的双亲，下有一个待业的儿子。平时工作忙，人际关系复杂，家里的琐事又多，儿子也没有找到工作，因此陈女士成为家里的顶梁柱。身体经常不舒服，但是一直不愿意做检查。近日，被查出严重的静脉曲张，需要做手术。她担心以后的经济来源、身体恢复状况、术后感染等问题，吃不下、睡不着、无缘无故发脾气，住院一个星期体重就减轻了三斤。

假设你是其责任护士，请分析陈女士的心理特点，如何进行心理护理？

4. 案例：患者，王某，男，75岁，偏瘫卧床两年，意识清楚，思维清晰，本次因肺内感染住院，治疗后好转，近几日患者自述"常做恶梦，常被恶梦惊醒，描述在梦中已故的人来找他聊天"，因此每日睡前忧心忡忡，不敢关灯，不敢独自睡觉。

假设你是其责任护士，请分析王先生的心理特点？如何进行心理护理？

四、实践指导

儿童患者的心理护理是根据患儿不同年龄特点和心理特征，采取不同的心理护理方法。如对1岁以内的婴儿，通过母爱获得安全。护理人员不能只忙于治疗工作，要多搂抱逗笑、抚摸患儿，使他们获得安全感；对1～3岁的幼儿，如有可能可设母亲陪护制度让患儿建立起对周围环境的安全和信任。对有偏食、挑食的患儿，护理人员不得呵斥、责备，采取诱导的方式帮助患儿进食；对4～6岁患儿，恐惧心理反应明显，护理人员应用亲切的语言与患儿交流，在生活上给予照顾，争取患儿的信任和配合。治疗护理之前，讲明道理，多用一些"勇敢"患儿给他们做榜样，让他们接受治疗。对患儿的积极行为要及时表扬，从而使患儿主动参与积极医护工作；对年龄较大的患儿，他们已能较好地用言语进行沟通，能够与病房其他患儿建立伙伴关系。护理人员应以热情的态度与患儿沟通，适时解释住院和诊治的原因，让他们感到安全和放心。如果有条件还可给患儿补习功课，辅导学习，让其感到温暖和亲切。

请根据以上知识内容，学生两两组合进行角色扮演练习。其中一个扮演某年龄阶段的患儿，要求充分且正确展现该年龄阶段患儿的心理特征；另一个扮演护理人员，要求针对该患儿心理特征展开心理护理。

扫一扫，知答案

扫一扫，看课件

各疾病阶段患者的心理护理

【学习目标】
1. 掌握疾病早期、发展阶段、恢复期患者的心理护理。
2. 熟悉疾病早期、发展阶段、恢复期患者的心理特点。

患者的心理活动虽有一定的规律，但因患者的既往经验、知识背景、人格特征、经济条件、病情等情况的差异，对患病的心理反应表现复杂多样。在疾病发展的不同阶段所表现的心理特征也不同，心理护理的重点亦不相同。在疾病的不同阶段，护理人员应把握各个阶段患者的心理特征，进行有针对性的心理护理。本模块通过对各疾病阶段患者的心理特点及心理护理的介绍，旨在让护生掌握各疾病阶段患者的心理特点及心理护理措施，提高护生对不同疾病阶段患者的心理护理能力。

项目二十六 疾病早期患者的心理特点与心理护理

一、 疾病早期患者的心理特点

1. 否认、焦虑 疾病早期，一部分患者尚缺乏心理准备，难以接受患病这一事实，不相信自己有病，幻想医师的诊断是误诊，要求重新化验检查；有的甚至否认自己有病，拒绝治疗，往往希望通过重新检查、重新化验企图否认自己所患疾病；有些患者则期盼医师能立即为自己做出准确的诊断，解除病痛，希望能尽早得到医术高超、经验丰富的医师的诊治。

2. 恐惧、抑郁 多数患者由于缺乏对疾病的认识，往往希望能尽快了解其所患疾病的情况，希望尽快得到准确诊断和治疗。此期患者的心理活动较复杂，大多数患者常伴有紧张、恐惧、疑虑不安、悲观、抑郁，常希望了解自己所患疾病的性质、严重程度及预后。

3. 愤怒、埋怨　有些患者在承认自己患病时，常常会出现埋怨心理。首先是找原因，为什么偏偏是自己生病呢？有的患者埋怨别人没有照顾好自己，有的患者埋怨自己平时对自己的健康关心不够，而出现孤独、自怜、情感脆弱等表现，甚至把自己的痛苦和不满情绪发泄到医护人员身上。

二、疾病早期患者的心理护理

1. 倾听、解释　疾病早期由于患者对自身所患的疾病性质、严重程度及预后缺乏了解，对医院诊疗措施、环境比较陌生，易产生焦虑、恐惧心理。因此护理人员在与患者的交流及护理的过程中要密切观察患者的心理反应，注意倾听，鼓励患者表达自己的情感，予以适当的心理安慰和疏导；耐心、科学地解答患者关于其所患疾病及诊疗的疑惑，帮助其从科学的角度认识所患疾病。

2. 关注病情，帮助患者适应"患者"角色　对患者的病情及时关注，尤其对于病情反复和恶化的患者，护理人员应及时向其介绍病情，并告知所患疾病发展的特点，使其科学地了解自身所患疾病的进展情况，尽量避免出现焦虑、恐惧、抑郁甚至愤怒情绪；帮助患者适应医院环境，对于住院患者，护理人员应在条件允许的情况下，尽可能为患者提供一个整洁、安静、舒适的病室，主动、热情地接待每一位患者，减轻或消除患者的陌生或孤独感，协助患者保持良好的自我形象；护理人员应鼓励患者合理利用社会支持系统（如亲朋好友、同事等），减轻心理负担，增强战胜疾病的信心。

项目二十七　疾病发展阶段患者的心理特点与心理护理

疾病发展期患者比较关注疾病变化，迫切希望知道自己疾病的诊断、检查结果、治疗方法、病程的长短和预后。在这一阶段，患者和医护人员的合作趋向默契和协调，但因疾病不同，心理状态也有所差异。护理人员应有针对性地进行心理护理，满足患者的心理及安全需要，进行解释、说明和安慰，稳定患者情绪，协助患者形成有利于恢复健康的心理状态。

一、疾病发展阶段患者的心理特点

1. 抑郁、愤怒　在疾病发展阶段，患者对自身所患疾病依然较关心，希望知道自己的病情是在逐渐好转还是在逐渐恶化。由于疾病有其发展规律，症状有可能会反复出现，但多数患者相关医学知识缺乏，部分患者对医院和医护人员存在过高期待，认为治疗后病情就应该马上好转，因此，部分所患疾病状况反复甚至恶化的患者可能产生抑郁、愤怒等情绪。

2. 负性情绪减少，出现新的心理需要　部分患者经过治疗后，病情逐渐稳定，患者的负性情绪会有所减少，但又会出现新的心理反应，如觉得医院环境较枯燥、自己的生活受到束缚等，部分患者认为病情稳定了就应该继续工作、学习，对还要继续接受治疗感到疑惑不解。

二、 疾病发展阶段患者的心理护理

1. 加强交流，建立良好的护患关系　护理人员应与患者加强交流沟通，全面了解患者的病情及心理状况，真诚地关心、对待患者，赢得患者的信任，增进护患关系。

2. 增进患者对自身所患疾病的了解　护理人员应根据患者的具体情况，选择合适的时机向患者介绍其病情，并告知其所患疾病的发展规律，减轻或消除其抑郁、愤怒等负性情绪，帮助患者了解病情稳定后还要继续接受治疗的原因，使其安心接受治疗；在患者病情允许的情况下，建议其适当活动、锻炼，多与亲友谈心，使其不至于觉得生活太枯燥乏味，利于患者早日康复。

项目二十八　疾病恢复期患者的心理特点与心理护理

案例导入 8-1

　　王某，男，69 岁，退休公务员，因胸骨后压榨性疼痛，伴恶心、呕吐 1 小时入院。于 1 小时前搬重物时突然感到胸骨后有压榨性疼痛，有濒死感，休息与口含硝酸甘油均不能缓解，伴大汗、恶心，呕吐 3 次，呕吐物为胃内容物，二便正常。既往无高血压和心绞痛病史，无药物过敏史，吸烟 30 余年，每天抽烟 1 包左右。入院后诊断为急性心肌梗死，需绝对卧床休息，并予以药物为主的综合治疗。焦虑不安，担心发生生命危险。

　　阅读案例，完成下列问题：

　　①请结合本案例评估该患者的心理状况。

　　②如何对该患者进行心理护理？

　　③随着病程的发展，如何调整心理护理方案？

疾病恢复期的患者大多心情比较愉悦，但也会有新的心理反应，有些患者可能会担心自己不能胜任原来的工作而产生忧郁心理；有些患者可能会担心疾病恢复不彻底而迁延成

慢性病；有些患者虽已痊愈，不需要继续住院，但却感到体力不足，不能很好地适应原来的环境等，特别是患有慢性疾病并有缺陷的患者，担心出院后无人照顾、旧病复发，或怕出院后受歧视。因此，对于此期的患者护理人员依然要评估患者的心理特点，根据具体心理情况进行有针对性的心理护理。

一、 疾病恢复期患者的心理特点

1. 愉快、欣慰　经过疾病的折磨，患者趋向康复后，疾病恢复期的患者大多心情比较愉悦，面对疾病逐渐康复或者即将康复走出医院、回到家中、回到亲友中、回到工作岗位上，深感战胜疾病的欣喜，因此心情较为愉悦，对医护人员为其辛勤的治疗和耐心的护理及家属的照料充满感激之情。

2. 担心、忧虑　部分疾病恢复期患者对原来的生活缺乏信心，不愿脱离患者角色。疾病恢复期，虽然患者的身体状况已基本恢复，但疾病完全康复需要一个过程，过早地回到常态角色对疾病的康复会有一定的影响。但部分患者，特别是所患疾病病程较长的患者，可能会失去耐心，认为疾病进入恢复期，就应该尽早脱离患者这一角色，马上回到原来的学习、工作中；部分患有特殊疾病的患者，如患有精神疾病或传染性疾病的患者，在疾病恢复期会出现各种心理负担，如担心升学问题、工作分配问题、婚姻问题等；某些慢性病患者需要长期的治疗和护理，担心自己成为家庭的负担；有些患者担心所患疾病恢复不彻底，害怕疾病复发。

3. 被动、退缩　有些久病后的患者依赖性增强，习惯于别人照顾；有些患者有退缩表现，如术后因害怕疼痛而放弃功能训练，或怀疑身体尚未痊愈，害怕接受原先的工作任务等。

二、 疾病恢复期患者的心理护理

1. 指导患者提高自护能力　让患者意识到康复期是恢复自主生活的阶段，鼓励患者克服依赖心理，提高适应能力；鼓励患者适当活动和锻炼，增强其恢复健康的信心。

2. 关注特殊患者　对于部分特殊疾病患者，应密切观察其心理状况，必要时进行有针对性的心理疏导；对躯体致残的患者，应加强健康宣教，用抗击病魔的典型事例来增强他们的信心，克服其消极情绪，最大限度发挥其潜能。

3. 健康教育　告知患者有关疾病的相关知识及自我防护技能，护理人员除了要针对患者对预后的担心做相应的解释工作外，还应向患者介绍有关心理卫生知识、防病知识及护理常识，一定程度上减轻患者出院后的心理顾虑。协助患者适应生理、心理压力的刺激，学习压力的防御方式；协助患者正确认识目前的健康状态，并进行适当的活动、锻炼；帮助患者制订符合实际的自我护理计划。

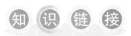

患者焦虑的分类

患者焦虑可分为以下三类：

1. 期待性焦虑 即面临行将发生但又未能确定的重大事件的不安反应。常见于未明确诊断、初次住院、等待手术、疗效不显著等情况的患者。

2. 分离性焦虑 患者住院，与其所熟悉的环境或心爱的人分离，便会产生分离感而伴随情绪反应。依赖性较强的儿童和老年人特别容易产生。

3. 阉割性焦虑 即自我完整性受到破坏或威胁时所产生的心理反应。最容易产生这类反应的是手术切除某脏器或肢体的患者。有部分患者会将抽血、引流等诊疗检查也视为对躯体完整性的破坏。

复习思考

1. 疾病各阶段患者的心理反应特点是什么？
2. 疾病发展阶段患者的心理护理措施有哪些？

扫一扫，知答案

扫一扫，看课件

临床常见疾病患者的心理护理

【学习目标】

1. 掌握手术、急危重症、癌症、妇产科、传染病、脑卒中、疼痛、失眠等患者的心理特点与心理护理措施及综合医院患者自杀的预防。

2. 熟悉器官移植受者的心理特点与心理护理措施。

3. 了解临终患者的心理特点与心理护理措施。

随着医学模式的转变，以疾病为中心的功能护理逐渐转向以人为中心的整体护理。心理护理作为现代护理模式的重要组成部分，贯穿于临床护理的全过程。本模块通过对临床常见疾病患者的心理特点及心理护理的介绍，旨在让护生掌握临床常见疾病患者的心理特点及心理护理措施，提高护生对临床常见疾病患者的心理护理技能。

项目二十九　常见疾病患者的心理护理

一、手术患者的心理特点与心理护理

手术为有创性治疗措施，无论何种手术，对于患者而言都是比较强烈的刺激，患者会或多或少地产生一定的心理反应。心理状况对手术也会产生一定的影响，严重的消极心理反应或心理反应过于强烈时会在一定程度上影响手术效果和术后的康复。因此，护理人员应了解手术患者的心理状况，采取必要的心理护理和干预措施，减轻患者的心理压力和降低其消极心理反应程度，以促进患者顺利度过围手术期。

（一）手术患者的心理特点

1. 术前患者的心理特点　多数患者由于对手术及麻醉缺乏正确的认识、不了解手术

过程、怀疑麻醉效果、担心术后形体的改变、害怕疼痛、担心手术中发生意外、对医院环境缺乏安全感、担心手术增加家庭的经济负担等，易产生紧张、焦虑、恐惧心理。据研究发现，择期手术或病情稳定者术前有明显焦虑的约占76%，紧急救治手术或病情严重者有术前焦虑的约占24%。而手术的效果和预后恢复的快慢受焦虑程度的影响，一般认为，过度焦虑会在一定程度上影响手术和麻醉效果。

2. 术中患者的心理特点　手术患者进入手术室后，由于对环境比较陌生，以及周围环境的不良刺激，在等待麻醉、手术期间，会产生一系列的负性心理反应，从而使手术效果受到一定的影响。

（1）焦虑和紧张：手术过程中，患者由于对环境比较陌生，担心手术发生意外，术中金属器械的碰撞声，紧张的气氛，对切口出血情况的想象，内脏牵拉疼痛等都会使患者紧张。有些患者会出现情绪不稳、不自主地震颤、心悸、出汗等情况；有的试图引起医护人员的注意，唠叨不休，以自我为中心；轻度的紧张和焦虑是患者的正常心理防御，而严重的紧张、焦虑会影响手术的顺利进行。

（2）悲观和抑郁：多见于不能乐观地对待治疗效果、对疾病缺乏了解的患者，担心手术会增加家庭的经济负担，产生悲观、抑郁情绪。此类患者多表现为寡言少语、情绪低落、心事重重等。

3. 术后患者的心理特点　患者术后常会出现疾病痛苦解除的轻松感觉，但术后的伤口疼痛、一定时间内不能自主活动及担心伤口出血、裂开等又会引起其心理应激反应。手术对健康、工作、家庭等的影响都是患者在术后可能会考虑的，另外加上术后时不时的疼痛会对患者的情绪造成一定的影响，如有些患者会出现焦虑、心烦意乱等心理反应。

（1）术后焦虑与抑郁：患者术后躯体组织受到不同程度的损伤，伤口疼痛，一定时间内躯体自主活动受限，易出现焦躁不安、睡眠障碍、闷闷不乐、心境不佳等现象。

（2）角色行为强化：部分患者由于手术对患者心理的刺激，使自己的"患者角色"强化，主要表现为心理退化，对各种刺激的耐受性降低，对疼痛的刺激反应强烈。

（3）缺失心理：有些手术后患者可能会有缺失心理，如女性乳房切除后，会引起患者自我形象紊乱，导致患者出现焦虑、抑郁的心理反应；男性生殖器官切除后，患者可能会出现阉割心理。

（二）手术患者的心理护理

手术患者往往对手术效果、麻醉风险等心存恐惧，出现焦虑等负面情绪，而心理因素对于个体疾病治疗、康复进程等均有重要作用，因此有必要对手术患者加强心理护理干预。即护理人员通过适当的方式使患者在手术情境中产生积极的心理反应，以积极的心态正确对待手术刺激，从而减少手术刺激的不良影响、增强抗病能力。为了更好地对手术患者实施心理护理，护理人员除了要具备娴熟的业务技能和专业理论知识外，还应对手术患者的文化背景、心理状况、家庭结构、性格特点、病情变化情况等有所了解，在护理过程中有的放矢地进行心理护理。

1. 术前患者的心理护理 术前密切观察患者，对患者的心理状况进行评估，在分析患者心理状况的基础上，因地制宜、因势利导地进行相应的心理护理。术前心理护理具有缓解患者紧张、焦虑、恐惧等情绪的积极作用，同时也有助于增强患者的信心，促进其积极主动配合手术，对手术的顺利进行及预后的效果起到重要的作用。具体心理护理措施如下：

（1）优化病房环境：为患者创造舒适、安静、整洁的病房环境；患者入院后，向患者详细介绍病房环境，尽量为患者营造轻松自如的气氛；热情接待，向患者介绍医院的有关规章制度。

（2）给予相应的心理支持：术前护理人员应认真评估手术患者的心理状况，为患者和家属提供手术相关信息，向患者说明手术以及麻醉的基本情况，介绍手术目的、手术过程、术中配合方法、术后注意事项及可能发生的危险，使患者知晓如何与医护人员配合；向患者介绍医护人员的业务水平和以往手术成功的经验；注意了解患者对手术的顾虑，耐心解答提问，教会患者倾诉、情绪转移（看书、看电视、听音乐等）等调节情绪的方法；在医院允许的时间和空间内，鼓励患者发展兴趣爱好，以缓解患者的焦虑情绪，消除其恐惧心理；运用恰当的语言，营造良好的沟通氛围，加强与患者交流，注意倾听，鼓励其主诉内心感受，分析其心理状态，从而予以针对性情绪安抚；同时，指导患者学会同消极情绪斗争的正确方式，提升其心理素质，有效减轻或消除其负面情绪。

（3）教会患者行为控制技术：指导患者学习行为控制技术，如深呼吸、放松疗法、分散注意法等，使其心理应激程度降低。

（4）发挥患者社会支持系统的作用：术前护理人员在对患者的心理状况进行评估后，可安排与已手术成功的患者同住一室，发挥病友的作用，减轻其焦虑、恐惧心理；适时安排家属探视，发挥患者社会支持系统作用，在患者病情允许的情况下，建议患者的同事、领导及朋友到医院探望，并告知向患者提供支持的重要性以减轻患者因病产生的自责、自愧等心理压力。

2. 术中患者的心理护理 进入手术室后，护士应使用恰当的沟通技巧，热情迎接、亲切问候，以减轻患者的恐惧心理和对环境的陌生感。

（1）优化手术室环境：尽量避免长时间地将患者单独留在手术室，此外，适当布置温馨的手术室环境，可播放舒缓的音乐。

（2）医护人员应避免对患者形成消极暗示：医护人员在谈话时注意语气、语调，谈话应轻柔，医护之间应气氛融洽，手术室内不应闲谈嬉笑，也不应窃窃私语；遇到意外情况发生时切忌惊慌失措，应保持冷静，以免增加患者的紧张和恐惧心理。

（3）密切观察、给予患者必要的心理支持：手术中密切观察患者的反应，根据具体情况给予合理、积极的心理支持，分散患者的注意力，减轻患者的焦虑和恐惧。

3. **术后患者的心理护理**　患者术后由于躯体在一定时间内活动受限或者由于伤口疼痛，担心手术预后情况等都会使患者的心理产生应激，而有效的心理护理措施对于缓解患者的焦虑、术后抑郁有重要的作用。患者术后的心理护理措施具体如下：

（1）及时反馈手术相关信息：患者麻醉清醒后，护理人员应告诉患者手术完成情况。手术是否顺利及效果如何是患者及家属最为关心的问题，护理人员应适时告知手术情况，注意多传递有利的信息，给患者以心理支持和安慰；对于术后患者，护理人员应定期、密切观察病情，注意观察患者的情绪反应及心理状况。给予与之相应的心理护理干预，如同情、倾听、关心等。

（2）正确处理术后疼痛：护理人员应向术后患者说明术后疼痛的一般规律，明确术后疼痛的原因，使患者有充分的心理准备，积极处理患者术后焦虑、睡眠障碍等问题；密切观察患者的表现，鼓励患者用言语表达疼痛；指导患者使用分散注意力等方法减轻疼痛，如听音乐、数数字等；缓解或消除负面情绪，鼓励患者树立坚强的意志，提高对疼痛的耐受性。

（3）帮助克服焦虑、抑郁情绪：患者术后由于一定时间内躯体受限、伤口疼痛，担心手术预后等部分患者会出现焦虑、抑郁情绪，主要表现为易激惹、睡眠质量下降、食欲减退，精神状态欠佳等。患者的这种心理状态会影响患者手术预后效果。此时，护理人员应主动关心患者，用积极的情绪感染患者，鼓励患者表达自己的情感，加强与患者沟通交流，增强患者战胜疾病的信心；帮助患者获得更多的关心和安慰，如鼓励其亲人朋友关心、安慰患者，利用外因的良性刺激激发患者内在潜能，予患者以精神力量，帮助其克服消极情绪，减轻焦虑及抑郁情绪。

（4）鼓励积极对待人生：对子宫、卵巢切除，截肢等患者，护理人员术前应交代清楚，并给予同情、鼓励。术后鼓励患者自信、自强，克服困难，尽快恢复自理和工作能力。重视家属的作用，告知家属患者的病情，使家属理解并鼓励患者，鼓励患者勇敢地面对现实，积极地对待人生。

二、 急危重症患者的心理特点与心理护理

近年来，随着急救护理学的发展，人们越来越认识到对急危重症患者也同样需要进行心理护理。急危重症患者的心理状况是十分复杂、多种多样的，有其复杂性，也有其一定的共性规律。急危重症患者由于受到各种强烈的心理刺激，自身的心理应对机制受到很大的冲击，易出现心理异常。另外，病情、年龄、文化背景、经济条件等不同对患者的心理也有一定的影响。急危重症患者由于病情危重，随时面临生命危险，护理人员应具体分析

急危重症患者的心理特点，以便有针对性地做好心理护理。

（一）急危重症患者的心理特点

1. 焦虑、恐惧　患者由于陌生的环境、留置导管和换能装置造成的压迫感和活动受限、疼痛等原因导致其产生焦虑；由于疾病的威胁、同病室患者发生病情变化甚至抢救失败等因素均可使其产生恐惧心理。

2. 孤独、抑郁　患者由于与外界隔离、生活单调乏味、病友间缺乏交流、探视时间有限、缺乏与亲人的沟通、对病情缺乏认识、对治疗预后缺乏信心或因丧失某种生活能力而易出现孤独、抑郁心理。

3. 依赖　当患者病情有所好转或恢复，由于患者对自己还没有足够的自信和充足的心理准备，而对拥有先进的医疗设备和科学的诊疗技术的监护室工作人员和环境产生依赖心理。

（二）急危重症患者的心理护理

1. 做好健康宣教，减轻患者的负性情绪　热情接待患者，介绍监护病房的环境、环境特点及规章制度，说明各种监护仪器使用目的及使用中可能发出的响声，消除患者恐惧心理；采取多种有效的措施，增加患者的安全感，给予患者适当的安慰，消除患者的担忧、焦虑、恐惧等不良心理情绪；了解急危重症患者最关心、最担心的问题，并做好健康宣教工作；抢救与护理技术应娴熟，忌在患者面前手忙脚乱、惊慌失措、大呼小叫，增强患者的信任感和安全感；鼓励患者合理宣泄情绪；寻求家属配合，家属应尽量不在患者面前流露悲伤情绪，以免增加患者心理负担。

2. 优化环境　护理人员应为患者创造安全、整洁、舒适的休息环境，帮助患者养成合理的睡眠习惯，使其尽可能保持白天清醒、夜间睡眠的习惯；医护人员应合理安排治疗、护理时间。

3. 加强护患沟通，给予心理支持　护理人员应与患者建立良好的护患关系，对不同文化背景的患者进行不同方式的沟通；护理人员应对患者具有足够的耐心与爱心，鼓励患者积极主动配合治疗，实施护理，增强患者战胜疾病的信心与勇气；要尊重、同情患者，以亲切的语言、诚恳的态度给予安慰，帮助患者正确地认识和对待自己所患疾病，也可请康复者现身说法，增强战胜疾病的信心；密切观察患者的情绪、精神状态，给予适当的心理支持。

4. 做好患者家属和亲友的解释和说明工作　这是心理护理成功的重要环节。急危重症患者在被实施救治时，患者家属因突如其来的情况，常十分担忧患者病情，多表现为恐惧、害怕、哭喊，甚至会表现为极易暴怒，影响正常的抢救，不利于稳定患者情绪，甚至加重患者心理负担。因此，护理人员应注意重视家属在对患者进行心理护理中的重要作用，逐步将患者病情、预后以及需要家属如何配合等问题向家属说明，争取其通力合作，以利于患者康复。

5. 消除依赖心理　护理人员应向患者做好解释、说明工作，护理人员应耐心倾听其述说，告知患者普通病房的情况，消除顾虑，必要时逐渐减少对患者在监护病房的特殊照料，为撤离监护病房做好心理准备，让其逐步摆脱依赖。

三、 器官移植受者的心理特点与心理护理

器官移植（Organ transplantation），是指将健康器官移植到另一个个体内，并使之迅速恢复功能的手术。器官移植是 20 世纪生物医学工程领域中具有划时代意义的技术，是医学的一大进展。然而，随着人们生活质量的提高以及对心理健康认识水平的提高，由器官移植引发的不同群体的心理问题越来越凸显。随着生物医学模式向生物-心理-社会医学模式转化，移植受者出现的情绪障碍、心理排斥反应、心理社会功能康复、心理社会因素等引起国内外学者的广泛关注。护理人员研究和学习与器官移植有关的心理反应、心理护理措施很有必要。

（一）器官移植受者的心理特点

器官移植术无论对供者还是受者都是重大的应激事件，对供者及受者都会产生一定的心理影响。供者多关注缺失某脏器是否会影响自己的身体健康情况，自己的生命安全是否会受到影响。而受者不但面临脏器生理排斥，还会在一定程度上出现心理排斥反应。研究发现，受者的心理反应可分为三个阶段，即异体物质期、异体认同期和异体同化期。

1. 异体物质期　本期发生于脏器移植术后初期，受者常有一种罪恶感，大多觉得自己的生存机会是以损害他人的健康为基础的，因此部分患者会陷入一种难以排遣的罪恶感，部分患者心理上产生强烈的异物感和排斥感，主观认为移植的脏器与其生理功能不协调，自身完整性被破坏。既为自己的生命安全而恐惧不安，又为丧失自身尊严而抑郁、悲伤与自责。有的受者因对器官移植的严重心理排异导致病情恶化。

2. 异体认同期　此期受者的心理特征可能会受到供者的影响而出现变化。受者的抑郁、恐惧情绪有所好转，并希望详细了解供者的全部情况及历史。

3. 异体同化期　在认同的基础上，此期受者可因供者的影响而出现人格特点的变化。如老年患者接受年轻供者的器官后，心理活动变得年轻化；男性患者接受女性供者的器官后，心理活动呈现女性化的特征。

（二）器官移植受者的心理护理

1. 术前与患者及家属充分沟通，认真讲解器官移植的基本情况，手术存在的风险与患者及家属加强沟通，告知手术的基本情况、手术的风险及术后可能发生的并发症等。让患者及家属对于器官移植有一定的了解，并且要说明器官移植是一种治疗方法，但不会100% 成功；移植器官发生排斥反应的问题至今尚未完全解决，移植后任何阶段都可能发

生排斥反应，患者及家属要有充分的思想准备。

2. 术后密切观察，加强交流，耐心沟通　术后注意密切观察患者情绪变化，加强交流，鼓励患者将目前所担心的问题说出来，分析患者是否有焦虑、抑郁等情绪并予以耐心解释，减轻患者的焦虑状况；为增加其接受治疗的信心，护理人员可向患者介绍同类移植成功的案例。此外，应重视社会支持的作用，鼓励家属给予患者适当的精神支持、心理安慰，减轻其焦虑、抑郁等不良心理反应。

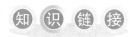

肾移植后的心理反应

肾移植作为器官移植的首创，尽管已日趋成熟，成功率越来越高，但肾移植患者心理反应发生率依然很高。

加拿大学者对 40 名肾移植患者实施连续 10 年研究的报告指出，肾移植后的早期阶段，患者的主要心理活动特征是欣快和再生感，且伴有"奇迹般的康复"或彻底摆脱病痛等幻想；当患者得知日后仍需按期到医院进行全身健康状况和移植器官功能检查、观察和治疗各种并发症时，又可因"幻想"破灭而沮丧万分，以"得过且过"的态度作为其应对策略，被称为"得过且过综合征"，这类患者具有退缩性夸大狂样和进展性轻躁狂样防御两种适应与防御心理反应。

四、 癌症患者的心理特点与心理护理

癌症是当今世界严重威胁人类健康和生命的疾病之一，在欧美一些国家癌症的死亡率位居第二位，仅次于心血管系统疾病。随着医疗技术的不断发展，很大程度上提高了癌症的治愈率，延长了生存时间，但是癌症患者的心理状况差异较大，不同的心理反应对治疗效果和预后产生直接的影响。因此，对癌症患者不仅要实施必要的治疗和基础护理，同时还应注重认识和掌握患者的心理特征及发展规律，在患者治疗时，配合有效的心理护理和健康宣教，为患者提供适当的人文关怀，增进患者的心理健康，增强患者战胜疾病的信心。

（一）癌症患者的心理反应特点

（1）震惊恐惧：当患者得知自己患癌症后，由于心理受到极大的冲击，反应强烈，可表现为眩晕、惊慌、恐惧，有时甚至出现木僵状态。

（2）否认怀疑：当患者从恐惧的情绪冷静下来后，便开始怀疑是否是医院误诊了，对癌症的诊断不愿也不敢相信，对于病情采取回避的态度，多表现为沉默寡言、烦躁、易激

动。部分患者存在侥幸心理，认为癌症没有如此严重，有的患者反复到大医院进行重复检查，常表现为紧张、焦虑、烦躁。

（3）易激惹、发泄：当患者意识到自己的癌症诊断已无法改变，情绪会变得较为激动，会出现以下情绪和行为反应，如埋怨、沮丧、愤怒、悲伤、痛苦、不思饮食，甚至拒绝治疗，要求出院等。部分癌症患者有被生活所遗弃、被命运捉弄的感觉，并向周围的人发泄愤怒，他们常因小事对家人或医护人员大发脾气，借以发泄心理痛苦。有些患者甚至会出现自杀倾向或行为。

（4）悲观、沮丧：当患者意识到自己患有恶性肿瘤时，多数会受到沉重的心理打击，表现出消极悲观的情绪。另外，由于手术所带来的痛苦和化疗所产生的副作用，常常使患者陷入趋避式冲突之中，加剧心理应激。此期患者内心比较惦念自己放心不下的事情，如子女的生活前途，自己的事业等，身患疾病，产生严重的悲观、沮丧心理；其悲观、沮丧表现程度因年龄、性别、文化程度、性格不同而不同，一般年轻者比老年者表现强烈，男性比女性表现强烈，文化程度高者比文化程度低者表现强烈，性格内向者比性格外向者表现强烈。

（5）接受适应：患者最终不得不接受和适应癌症的事实。由于疾病的反复、病程的迁延，使患者对自己的病情和预后有了模糊或清醒的认识。有的患者较为消极，对各种治疗失去信心，出现厌世轻生，消极等待生命之终结，不配合治疗等情况。有些患者能够放平心态，积极地配合治疗；有些患者能够正确认识和评价生命终点的到来，为了不给家人增加麻烦和痛苦，努力克制自己悲愤的心情，甚至表现得异常平静，能以平静的心态面对现实。

（6）孤独和无助：癌症患者的孤独感是伴随疾病而来的，当得知患癌症后，患者会感觉到生命偏离了大多数正常人的轨道，从而产生孤独感。住院治疗后，由于病程长，亲人不能长期守在身边照顾，依恋亲人的需要不能满足，加上社会信息剥夺，与周围人产生隔阂，进一步加剧孤独感。其次患者认为自己对所属环境没有控制力，有一种无能为力、无所适从的情绪。特别是长期卧床、生活不能自理的患者，长期躺在床上，与外界不能接触，仿佛与世隔绝，心里的孤独与无助更为突出。与无助感相联系，患者往往有自怜和自卑的情绪，常常回首往事，顾影自怜。

（7）被动依赖：由于疾病，患者表现出行为上一定程度的退化，适应能力降低，不能很快适应医院环境，对家属的依赖性增强，生活能力下降，多需要别人的照顾、帮助，情感较脆弱甚至带点幼稚的色彩。另一方面，家人给予患者无微不至的关怀与照顾，在一定程度上增强了患者的依赖心理。

（8）多疑：多疑是消极的自我暗示，患者对周围过分敏感，认为医生、家人、同事都在有意欺骗，影响其对客观事物的正确判断，严重者出现偏执甚至被害妄想、夸大妄想、疑病妄想。

（二）癌症患者的心理护理

癌症患者的心理护理是整体护理的重要组成部分，临床心理学家认为心理护理对癌症患者的治疗效果，改善机体的免疫功能，减轻癌症患者的心理反应等均能起到一定的作用。

1. **建立良好的护患关系**　为建立良好的护患关系，护理人员应热情大方，积极主动，态度和蔼亲切地对待患者，多与患者交流，取得患者的信赖。为更好地做好心理护理，护理人员应了解患者的基本情况，如患者的兴趣爱好、家庭结构、夫妻关系、性格特征等，护理人员不仅要密切观察患者的心理反应，还应采取科学的方法客观地给予评估。对于刚确诊的患者，是否将癌症的诊断和病情告诉患者应视不同情况决定，一般以不过早告诉患者为好。为避免加重患者的心理负担，护理人员应建议家属不在患者面前谈论病情，不在患者面前将悲观失望的情绪流露出来。

另外，在恶性肿瘤患者面前，护理人员应善于控制自己的不良情绪，以热情的工作态度、娴熟的护理技术和高度的责任心赢得患者的信赖。对已得知病情的患者，根据患者的不同心理状况给予相应的心理疏导。同时，对于同一患者应由相对固定的护理人员来护理，以便于更好地了解患者，掌握患者的心理状况及性格特点，及时发现心理变化并随时疏导，稳定患者情绪，帮助患者重建合理认知。

2. **加强患者的心理支持**　对于癌症患者给予情绪等心理支持尤为重要，其不仅忍受着来自躯体的各种痛苦，还承受着巨大的精神压力。护理人员在日常护理及交流的过程中应密切观察患者的心理状况，善于倾听患者的倾诉，在与患者的交流和观察中分析患者的心理状况，有针对性地采取心理护理措施，加强心理疏通，如对悲观、恐惧的癌症患者，护理人员应向患者说明医院先进的诊疗技术、先进的设备，用良好的语言、态度，帮助患者树立信心；对于悲伤过度的患者，应善于引导其倾诉，表达情感，引导其进行情感宣泄；对于焦躁的癌症患者，护理人员应注意耐心地安抚，容忍克制，避免和患者发生口角和冲突。

另外，做好癌症患者的心理护理也离不开社会支持系统。鼓励家属给予患者更多的关心和关爱，向患者家属说明癌症患者的基本心理特点，指导患者家属关注患者心理反应，提醒家属不要因自己的消极情绪或行为影响患者，应给予患者积极的引导，使者保持轻松愉快的心情；建议癌症患者间进行适当的交流感受，沟通体会，相互倾诉，使者感受到病友也在与癌症抗争，减轻其孤独感。

3. **及时干预患者的负性情绪**　癌症患者一旦获悉自己患了不治之症以后，大多数都会受到负性情绪的影响，护理人员应根据癌症患者的不同心理特点有针对性地进行心理疏导与干预，增强其战胜病患的信心。

（1）对于震惊恐惧的患者：护理人员应向患者说明所患癌症的基本情况，促进患者对癌症有一个比较正确的认识，采用注意力转移、情绪宣泄等方法帮助患者减轻对癌症的恐惧，帮助唤醒患者的希望和求生的信念。

（2）对于否认、怀疑的患者：护理人员应允许患者在一定时期内采用否认、合理化等心理防御机制，但时间较长或强烈的否认可能会延误治疗，护理人员应加以引导。

（3）对于焦躁、易激惹的患者：护理人员应善于耐性倾听，鼓励其适度地宣泄情绪，给予恰当的安慰，使患者情绪稳定。

（4）对于悲观、沮丧的患者：护理人员应加强与其沟通交流，善于运用肢体语言，如拍拍肩膀、握手等以表达对患者的关心；鼓励患者表达自己的情绪、情感，积极引导其倾诉，及时进行心理疏导；鼓励患者保持适当的人际交往，并进行力所能及的活动，请实施同种治疗方案的患者现身说法，增强患者治疗的信心。

（5）对于接受、适应的患者：护理人员应引导患者意识到心理护理对于癌症患者的重要性，增强其与癌症抗争的信心，引导患者发挥自己的主观能动性，积极主动地配合治疗。

（6）对于被动依赖的患者：护理人员应帮助患者正确认识疾病，缓解患者对疾病的担心，鼓励患者进行力所能及的活动，减少依赖。

4. 消除痛苦　痛苦心理包括躯体和心理不适两个方面。疼痛是癌症晚期患者主要症状之一。消除痛苦心理，主要是对癌痛的控制，由于疼痛随时提醒患者癌症的存在，在一定程度上更加重了患者的失望、恐惧，而这些不良刺激又会增加患者的痛觉反应。为改善患者的生活质量，延长生存时间，应注重控制癌痛，消除痛苦心理。

5. 睡眠指导　癌症患者由于疾病及心理等因素，睡眠质量一般较差，而睡眠质量的好坏对于患者的病情产生着重要的影响，焦虑、恐惧、悲观等情绪在一定程度上会影响睡眠质量，而睡眠质量也会在一定程度上影响患者的心理状态和治疗的效果，因此护理人员应根据具体的心理状况给予适当的指导，鼓励其合理安排适度的睡眠时间，睡眠有规律，按时起床。保持室内安静、清洁、舒适，禁烟、酒、浓茶、咖啡，晚饭后不过饱饮食，睡前热水泡脚，从而改善睡眠质量。

6. 实施心理治疗　利用心理学技术帮助患者认识问题，正视现实，从而达到配合治疗、改善生活质量的目的。

（1）放松疗法：护理人员应教会患者情绪放松、肌肉放松方法，全程指导其通过调节呼吸方式等方法实现全身放松目的，并通过播放动听舒缓轻音乐、阅读幽默书报等方式放松患者心理状态。以下方法可使全身肌肉放松：①坐禅法：选择安静环境、舒适姿势，深吸慢呼3次，双手合拢，双眼微闭，舌抵上腭，意守丹田；②超觉静坐法：盘腿而坐，双眼微闭，舌抵上颚，含胸拔背，心静意定，全神贯注，呼吸畅然，进入似醒非醒、若有若无的境界，全身放松，自然安逸。

（2）想象疗法：通过精神放松，由消极变为积极。

（3）转移疗法：转移对疾病的注意力，如参加各种文艺活动、唱歌、书法、绘画、下棋等，使患者从疾病中解脱出来。

（4）暗示疗法：患者一旦确诊，即处于强烈的心理应激之中，存在不同程度的心理障碍。心理暗示疗法（ST）是利用言语、动作或其他方式，使被治疗者在不知不觉中受到积极暗示的影响，以解除其心理上的压力和负担，达到减轻疾病症状或加强某种治疗方法效果的目的。

（5）群体心理疗法：将心理问题相似的患者集中在一起，引导他们交流患病后的痛苦和委屈，治疗过程中与疾病斗争的经验和体会，战胜疾病后的自豪和欢乐。在此过程中，相互鼓励，相互帮助，受帮助者得到了温暖和力量，帮助别人者也体现了自己的价值。

五、 妇产科患者的心理特点与心理护理

随着生物-心理-社会医学模式的不断深入，人们越来越注重心理因素对健康的影响。现代社会中女性承受着来自婚姻、家庭、激烈的社会竞争等巨大的压力，再加上女性独特的生理、疾病特点，使女性心理变化极其复杂。

（一）妇科患者的心理特点及心理护理

1. 妇科患者的心理特点

（1）紧张、羞怯：妇科检查是妇科患者入院后一般难以回避的检查项目，有相当多的患者会感到羞怯，尤其是遇上男医生检查，会感到窘迫、羞涩、紧张不安。一些从偏远农村来的患者，或者是上了年纪的患者更会手足无措；另外受传统道德观念的影响，妇科疾病患者不愿在人前谈论自己的疾病，年轻、未婚患者羞怯心理更为严重。人工流产者常因害怕刮宫术的疼痛、怕出血多或者不孕等并发症，表现出紧张、焦虑情绪。

（2）焦虑、恐惧：有些妇科疾病需要手术才能治愈，比如子宫肌瘤、卵巢囊肿等，手术会摘除部分内生殖器官，如子宫、卵巢。选择这类手术的患者会出现明显的失落感，担心手术风险，担心自己术后会丧失生育能力；有些患者担心切除子宫、卵巢后丧失女性特征，会引起早衰、发生性生活障碍等，从而产生严重的焦虑、恐惧心理。另外，妇科疾病患者对妇科检查及治疗常识缺乏了解，加重其焦虑、恐惧心理。

（3）自卑、抑郁：由于受传统生殖观念和妇女社会角色的影响，不孕妇女往往受到家庭、邻里的鄙视，在心理上长期处于孤独、苦闷、压抑的状态，社会地位得不到承认，产生自卑心理。另外，性病患者由于道德问题受到社会及家人的歧视和误解，也会出现严重的抑郁、自卑心理。

2. 妇科患者的心理护理

（1）建立良好的护患关系：护理人员应以积极的心态影响患者，建立和谐、信任的护

患关系，尊重患者的人格，关心同情患者，理解患者的痛苦；注意倾听患者的诉说，了解患者对疾病的看法；另外，重视与家属的沟通，在减轻患者家属心理负担的同时，增强家属对护理人员的信任感，从而协助护理人员解除患者的思想负担和心理压力。

（2）有针对性的心理疏导：①妇科检查前，向患者提前做好宣教，介绍检查过程及患者如何进行配合，缓解患者的紧张、羞怯心理。检查过程中注意患者隐私部位的保护，耐心细致地给予患者指导。②对于需要进行手术的患者，医护人员应向患者介绍手术前的检查项目、手术目的、手术的大致过程、手术的安全性及必要性、手术医师技术水平，尤其是手术后对于患者生活、内分泌、形象的影响，以减轻其焦虑情绪。③对于性病患者，要以热情、保密的态度来接待；强调疾病的传播途径及不正常的性行为给个人、家庭和社会带来的痛苦和危害，增强患者心理健康意识，并进行相关知识宣教。

（3）提高患者对疾病的认识：有些患者因缺乏医学知识，对自己的病情一知半解，容易丧失治疗的信心，情绪低落、抑郁。医护人员应加强疾病相关知识的介绍，根据患者的文化素质、人生观和心理承受能力，进行适当的健康宣教，提高患者对疾病的认识，减轻其焦虑、抑郁的心理状况。经常与患者接触，在与患者交谈时学会耐心倾听，鼓励患者用语言表达感受，了解其思想动态，勉励患者勇敢地面对现实，以积极的态度对待人生。

（4）合理利用社会支持系统：①争取家属的配合：女性患者家庭观念较强，温暖的家庭和家人亲切的关怀是她们生活的动力，护理人员应争取患者家属的配合，告诉患者家属陪伴、安慰患者的重要性，告知患者家属尽量不要在患者面前流露出焦虑的情绪，要正视现实，乐观对待。亲属探视患者时应多谈些院外的事情，满足患者了解、关心社会的需要，避免总将话题围绕在患者的病情上。鼓励家属经常和患者一起参加一些力所能及的娱乐活动，丰富患者生活。②给予患者精神上的安慰：护理人员应关心、理解患者，诚恳、耐心、细心地解答患者提出的问题，善于倾听患者的主诉。根据患者不同心理特点、心理状况，采取适当措施进行心理疏导，帮助其解决心理问题，做好心理护理工作，促进患者的身心健康。③利用社会支持系统：利用患者家属、好友、单位同事对患者的关心帮助，使患者尽快适应医院这一新环境，另外，还可利用同室病友的现身说法，促进对疾病的认识和对治疗效果的了解。

（二）孕妇的心理特点及心理护理

随着围产医学的发展，孕妇的心理保健已成为围产保健中一个不可忽视的部分，孕妇在怀孕期间的心理反应、心理特点及心理护理越来越受到医护人员的重视。随着孕程的不断推进，孕妇生理变化日渐明显，生理负担逐渐加重，进而会产生情绪的波动，心理冲突也可能随之而来。分析不同孕妇的心理特点，了解妇女在妊娠期出现的各种心理变化以及产生的心理问题，实施有针对性的心理护理，对孕妇的心理健康起着重要的作用。

1. 孕妇的心理特点

（1）焦虑与担忧：怀孕初期出现的早孕反应，特别是有些孕妇早孕反应强烈及身体不适，会导致孕妇紧张、焦虑；另外，随着孕程的不断推进，尤其是出现胎动时，孕妇感受到"孩子"的存在，但同时又担心孩子是否正常、有无畸形，这也是大多数孕妇产生焦虑的主要原因；妊娠晚期，有些孕妇担心能否顺利分娩，胎儿性别能否被家人接受，害怕自然分娩的疼痛，纠结于分娩方式的选择，孕妇常出现茫然无助，加重焦虑情绪。

（2）情绪易波动：孕妇妊娠生理性改变所导致的不适，如妊娠晚期的水肿、腰背痛、早孕反应，睡眠不佳，随着妊娠进程的推进行动不便等均会引起孕妇情绪上的波动，有些孕妇甚至会为一些小事生气、哭泣。有些家庭对孕妇的过度重视，可能会增强孕妇的依赖、自娇自怜心理和其他心理的改变，主要表现为情绪波动大，稍有不满就发脾气。

（3）依赖性增强：此类孕妇多见于独生子女家庭，在家中备受丈夫、父母及公婆的关心照顾，怀孕后更受整个家庭的关注；孕晚期，随着胎儿的生长，孕妇的行动不便，对家人的依赖心理将进一步加强，主要表现为娇气、偏食、挑食、依赖性强。

2. 孕妇的心理护理

（1）提供保健指导：护理人员应根据不同社会文化背景、孕周及个体不同需求的情况，选择合适的时间、方式、内容进行有效的孕期保健指导，并对孕妇即将面临的问题进行讲解并告知其应对方法。研究表明，有心理准备的孕妇与无心理准备的孕妇相比，前者的妊娠生活较后者更为愉快、顺利、平和。同时，有心理准备的孕妇较无心理准备的孕妇妊娠反应轻，孕期中发生并发症较少。

（2）针对性的心理护理：护理人员应密切观察，加强沟通交流，分析孕妇的心理特点及心理反应，根据孕妇的具体心理状况进行有针对性的心理疏导；向孕妇说明孕期可能有的心理反应，并分析产生不良情绪的原因，耐心地安慰、解释、说明，减轻其心理压力。建议孕妇闲暇时间适当听一些轻松、舒缓的音乐，阅读一些图文并茂的孕期保健知识以及育儿方面的书籍，尽量保持心情舒畅。

（3）利用社会支持系统：护理人员应对孕妇的父母、丈夫、公婆等进行必要的心理卫生宣教，建议他们不仅要在生活上关心体贴孕妇，还应多与其进行情感交流，营造温馨和谐的家庭氛围，增进夫妻、婆媳关系，让孕妇感受到家庭的温暖，消除焦虑、恐惧、抑郁情绪。

（三）产妇的心理特点及心理护理

分娩是个正常的生理过程，但对产妇，特别是初产妇而言，却是强烈的应激过程。分析产妇的心理反应，做好心理护理对于缓解产妇的焦虑、恐惧等情绪具有重要意义。因此，护理人员应了解产妇的心理特点，并根据产妇的心理状况进行相应的心理护理，以促进产妇顺利生产。

1. 产妇的心理特点

（1）焦虑、恐惧：产妇出现阵痛、进入产房，由于剧烈疼痛、对产程的不了解、担心分娩不顺利、分娩的时间过长均会使产妇产生焦虑、恐惧感，表现为紧张不安、拒绝饮食和休息、哭闹不停、情绪易波动。另外，有人流史的产妇担心做人流对此次分娩有影响而不安。实施剖宫产的产妇担心留下瘢痕及手术的并发症同样产生恐惧情绪。因无法忍受疼痛或是因为其他原因导致分娩无法顺利进行，被迫选择剖宫产的产妇，焦虑、恐惧程度更高。

（2）孤独与烦躁：待产孕妇由于对分娩环境较陌生，另外周围可能会有其他的待产孕妇，其呻吟或哭喊声会增加待产孕妇的心理压力。而有些医护人员对产妇痛苦的喊叫早已习以为常，使产妇得不到足够的关心和照顾，加上产妇宫缩痛，都会对产妇造成不良刺激，导致其缺乏安全感，使其处于高度紧张的状态，感到孤独、恐惧和焦虑，表现为烦躁不安、无所适从、紧张恐惧，甚至大喊大叫。

（3）产后抑郁：部分产妇在产后心境低落、抑郁，甚至发生产后抑郁症，这与产褥期雌激素和黄体酮急剧下降有关，也与分娩过程、丈夫与家人的态度及本人的健康状况和个性特点等有关。有的产妇因为生了女孩而受到冷落，个别产妇因为新生儿畸形或分娩意外出现新生儿损伤等情况，产生抑郁心理。

2. 产妇的心理护理

（1）建立良好的护患关系：护理人员应主动关心、尊重、爱护产妇，耐心地倾听她们诉说心理困惑和烦恼，增加患者对医护人员的信任感。根据产妇各自的心理状况，进行有针对性的心理护理，减轻产妇的心理压力，建立良好的护患关系。

（2）提供保健指导：护理人员应向产妇介绍分娩的相关知识，如产程及宫缩的特点等，帮助产妇做好分娩的心理准备，告知产妇分娩过程中的一些放松技巧，以缓解其紧张、恐惧心理。

（3）合理利用社会支持系统：做好产妇家属的宣教工作，鼓励家属多关心体贴产妇，营造和谐、温馨的氛围。

（4）给予产妇必要的心理疏导：产妇进入待产室后，为其播放轻松柔和的音乐，音量控制在 70 分贝以下，音乐刺激产生的内啡肽具有镇痛的作用；同时音乐能在一定程度上分散产妇的注意力、缓解疼痛；针对产后心理脆弱、易受暗示及依赖性强等心理特点，护理人员应采用积极的语言暗示产妇，提高其信心。

（5）帮助产妇克服沮丧、抑郁情绪：产后沮丧、抑郁的妇女言语不多，因此护理人员应密切观察其心理状况，与家属进行必要的沟通以进一步了解其性格特点、气质类型等，并分析其产生沮丧、抑郁情绪的原因，有针对性地做好心理疏导。同时告知产妇，产后沮丧、抑郁对自身健康和婴儿健康的影响，以期产妇能自觉克服沮丧、抑郁情绪。

六、 传染病患者的心理特点与心理护理

传染病患者由于其所患疾病的特殊性，不仅遭受疾病的折磨，而且还承受着如传染病隔离制度限制甚至部分剥夺患者的爱与归属、社会交往等需求的精神缺失，对患者的心理造成强烈的冲击。

（一）传染病患者的心理特点

1. 焦虑、恐惧　有的患者对什么是传染病，传染病的特点以及疾病的严重程度不清楚或者存在错误的认识，对传染病持有恐惧心理；为防止传染病菌的传播，要对传染病患者进行隔离，但有些患者不理解隔离的目的和意义，觉得是医护人员害怕、嫌弃他们，亲朋好友也疏远他们，增加了患者的孤立无助感，更加重了患者的焦虑、恐惧心理；有的患者担心自己再染上其他的传染病，甚至担心自己病情突然恶化，见不到家人。因此，患者常常处于焦虑、恐惧心理之中。

2. 自卑、自怜　有些患者一旦进入患者角色，由于对病情没有正确的认识及对各项隔离防护措施的不理解，误认为自己被人瞧不起、遭人嫌弃，自我价值感降低，产生自卑的心理反应。患者常表现为情绪低落，少言寡语，对周围事物特别敏感，往往猜疑或曲解他人，不愿接触周围的人，甚至回避社交场合。

3. 孤独　传染病严格的隔离制度限制了患者的交往范围，医护人员穿戴隔离衣、帽，拉远了护患、医患之间的距离，亲朋好友因害怕传染也会有意无意地疏远患者；为避免受到嫌弃，患者从心理上觉得今后要自觉减少和他人接触；即使解除隔离，也担心他人另眼看待，不愿参加集体活动，尤其是会餐之类的活动。这些都会使患者产生孤独感。心理上的这种孤独感如果不能及时纠正常常会愈陷愈深，形成沉重的心理压力。当受到周围人的轻视、嘲笑或侮辱时，这种自卑心理大大增强，甚至表现出暴怒、愤懑等异常情绪。

4. 急躁、猜疑　许多传染病具有病程长、难根治、病情易反复等特点，所以患者易产生急躁、敏感、猜疑等心理反应。他们常常因病情反复而烦躁、苦恼，患者往往对周围相关的治疗信息特别敏感。

（二）心理护理措施

1. 进行传染病相关知识的健康宣教　为减轻患者的负性心理，护理人员应向患者提供疾病的相关知识，告知所患疾病的特性、传染途径、预防传播的有效方法、病程规律、隔离的目的等，帮助患者正确认识自己所患疾病，正确评价自己的病情、了解疾病的预后，减轻患者焦虑、恐惧、孤独等心理反应。

2. 帮助患者克服负性情绪　护理人员应帮助患者正确认识自己所患的疾病，正确认识传染病的特点，真诚地与患者交流沟通。通过调整患者的不合理观念，帮助患者尽早走出自卑的心理低谷，摆脱消极情绪，增强战胜疾病的信心。

3. 合理安排探视，加强心理支持　合理安排探视时间，做好探视者的防护工作；并建议与患者接触的家人进行必要的检查，从而消除患者的忧虑；护理人员应尽量增加与患者交流沟通，鼓励患者积极配合治疗，增强患者的抗病信心；耐心地向患者解释传染病的相关知识，使患者能够正确认识自己所患的疾病。

七、 脑卒中患者的心理特点与心理护理

脑卒中是发病率、患病率、死亡率、致残率、复发率均较高的疾病，脑卒中患者在卒中突然发生后处于急性心理应激状态，面对着许多心理、社会问题，其中心理问题成为患者的共性问题，并直接影响患者的康复。因此，对脑卒中患者进行心理护理，帮助其树立正确的对待疾病的态度，增强战胜疾病的信心，对促使患者全面康复，提高患者的生活质量有着重要意义。

（一）脑卒中患者的心理特点

1. 焦虑、恐惧　脑卒中常为突然发病导致生活的改变，多伴有躯体功能障碍，患者一方面担心疾病的进一步发展，另一方面担心从此瘫痪在床需人照顾，因此会出现焦虑、恐惧的心理。

2. 抑郁、悲观　脑卒中后由于出现失语，与人的交流沟通减少，部分患者的照顾者忽视患者特殊的心理需要，例如有的子女当着老人的面互相推诿对老人的照护，甚至有遗弃老人的不负责任和不道德行为，这就更加加重了患者的抑郁和悲观心理，丧失了对疾病治疗的信心，甚至产生厌世的情绪。

3. 否认　素体健康的人，他们对自己突然成为患者，感到非常难以适应，脑卒中造成的肢体瘫痪、失语等状态，使他们感到苦恼、不能接受，因而不能正确对待疾病，给疾病的恢复带来相当不利的影响。

4. 依赖　患者患病后，自理能力常因躯体功能障碍而受到不同程度的限制，有些患者特别依赖别人的帮助和支持，导致自己行为上的退化，不利于疾病的恢复。

（二）脑卒中患者的心理护理

1. 了解患者的心理状态　护理人员对待患者态度要亲切、诚恳，言语温和，对患者偶尔的粗暴无礼表现，要给予深切地理解，切勿感情用事与患者争吵；要尊重他们，不要勉强患者改变他们长期形成的习惯和嗜好，取得患者的信任。

2. 多与患者交谈　护理人员要耐心倾听患者的心声，主动帮助患者解决困难。对失语的患者，护理人员通过了解患者面部表情、举止行为，了解患者的内心活动，调动患者战胜疾病的信心；训练患者的发音功能，从简单文字开始，耐心引导，鼓励患者说话，以消除患者抑郁、悲观的心理。

3. 帮助患者尽快适应角色　给患者较多的心理支持，帮助患者承认自己的疾病，端

正对疾病的态度，告知患者肢体功能恢复需要一段时间，只要坚持不懈、配合治疗，并注重循序渐进的功能锻炼，就一定会有疗效。

4. 根据不同时期的心理变化针对性地做好心理护理　偏瘫患者在发病初期，往往否认病情、情绪激动、急躁，康复的欲望极为强烈，此期的患者要给予安慰、疏导，消除其急躁情绪，使其正视病情，积极配合训练；当患者首次发病病程较长或是反复多次发病时，面对较长时间的治疗，肢体功能障碍仍未得到完全恢复，患者常感到悲观、失望、情绪低落，对预后缺乏信心，甚至不愿进行训练。此时应因势利导，并让康复成功者现身说教，促使患者变悲观失望为主观努力，树立战胜疾病的信心和勇气。

5. 建立良好的护患关系　创造温馨、舒适、安全、整洁的环境。护理人员对待患者要一视同仁，并以自身娴熟的护理技术、良好的职业道德修养去感染患者，使患者从心理上感到安全、可信赖，促使其早日康复。

八、 尿毒症患者的心理特点与心理护理

尿毒症临床表现为水、电解质及酸碱平衡失调，以及因毒素贮留体内引起的一系列全身中毒症状。尿毒症期的患者，全身中毒严重，需长期依赖血液净化或肾移植维持生命，治疗期间患者易受到各种刺激的影响；另外，大多数患者对疾病认识不够或因经济、生活等多方面的压力而致其产生各种心理问题，主要以抑郁、焦虑症状为主。由于长期不良心理状态将会致其发生严重自主神经功能紊乱和神经衰弱，随着病情的不断发展，将会直接影响治疗效果，并对其生存质量造成极大影响。合理的心理护理能更好地改善其不良心理状态，从而使患者情绪稳定，心情愉快达到提高生存质量、疾病缓解率的目的。

(一) 尿毒症患者的心理特点

1. 情绪低落、人际关系紧张　尿毒症伴随的症状使患者产生自责，进而影响其人际关系。尿毒症患者病情反复发作，周期性治疗，由于药物对机体的影响产生一些不良反应，如胃肠道反应、细胞毒性反应等，生活上多依赖别人，有些患者感到自己是家庭和社会的负担，从而显得闷闷不乐、寝食不安，尤其生活不富裕、家人又无法照顾、住院时间较长的患者，更易产生低落的情绪，有的甚至有轻生念头。

2. 焦虑、抑郁　焦虑是以突如其来的和反复出现的恐慌和忧郁不安等为特征的一种病症，是个体在对一个模糊的非特异的危险做出反应时所经受的不适感和自主神经激活状态，是一种与环境不相称的痛苦情绪体验。患者对疾病和住院的应激反应表现为，认为自己是家庭的负担；某些药物的不良反应，药物过敏或毒性反应等都有可能使尿毒症患者产生焦虑情绪；另外，有些尿毒症患者由于社会支持力度不够、相关知识缺乏、住院时间较长、反复多次住院，担心家庭的经济负担等而出现情绪低落、悲观失望、睡眠障碍、食欲差等表现。

3. 恐惧　多数尿毒症患者由于对自身所患疾病缺乏正确认识，当得知自己患了尿毒症后会产生一定的恐惧心理。

（二）尿毒症患者的心理护理

1. 建立良好的护患关系　护理人员应对患者热情大方，加强与患者的交流，了解患者的文化水平、性格特点等，与患者建立良好的护患关系。

2. 提高尿毒症患者的心理防御能力　认真观察和充分了解患者心理变化和需求，进行耐心细致的讲解和沟通，增强患者对疾病的认识及血液透析治疗的原理、方法及新技术进展的理解，指导患者合理饮食，控制水盐摄入。加强与患者家属的沟通，有资料显示，良好的家庭支持，对血液透析患者的身心健康具有直接影响和保护作用。评估尿毒症患者的心理状况，注意倾听患者的倾诉。针对不同的心理症状，从不同的角度进行健康教育，提高患者的心理防御能力。良好的心理护理有利于缓解患者在治疗过程中产生负面情绪与心理问题。

3. 发挥家庭和社会支持系统的作用　良好的家庭和社会支持系统对心理健康具有积极作用，患者获得关爱越多，正性的体验和情绪就越多，心理障碍的症状就相对减少，所以应多与家人、朋友沟通，鼓励他们多关心、陪伴患者，以激发患者与疾病抗争的信心。

项目三十　临床特殊问题患者的心理护理

一、疼痛患者的心理特点与心理护理

国际疼痛研究协会，将疼痛定义为伴随着组织损伤或潜在的组织损伤并有这种损伤引起的一种不愉快的感觉和情绪体验。疼痛是许多疾病常见的临床症状，也是促使患者就诊的常见原因。疼痛不仅与机体组织损伤有关，也与心理因素、心理状态有关，心理因素会加剧或减轻疼痛，或是疼痛的起因，因此护理人员应了解患者疼痛的原因和患者的心理状态，根据具体情况，采取有针对性的措施调节患者心理状态，运用心理学技术减轻患者的疼痛，提高护理质量。

（一）疼痛对患者的意义

疼痛对患者的心理具有双重意义：一方面，疼痛是机体对有害刺激的一种保护性心理防御反应，意味着机体有损伤，是机体有损伤的信号；另一方面，疼痛会导致不良刺激，引起消极情绪，可导致机体自主神经系统和内分泌系统功能的改变，对疾病的预后产生一定的影响。

（二）影响疼痛的心理社会因素

根据研究发现，疼痛的程度不仅与损伤的程度相关，疼痛还受心理因素和社会文化因素的影响。

心理因素主要包括：①童年时期的早期经验：如童年时期受轻伤时，父母泰然处之，则该儿童成年后对疼痛的耐受力会增大，反之，则对疼痛敏感，对疼痛的忍耐降低；②情绪：积极的情绪可降低疼痛，反之，则增加疼痛；③注意力：当注意力过分关注在自己的疼痛上，则痛觉会增加，反之，疼痛会减轻；④人格特征：不同人格特征的人对疼痛敏感性不同，性格坚毅、刚强、自控力及自尊心强的人对疼痛的耐受性强，而性格脆弱、敏感者则对疼痛比较敏感；⑤暗示：积极的暗示可减轻或消除疼痛，反之，消极暗示可引发或增加疼痛。

社会文化因素主要包括：经济状况、文化差异、宗教信仰等。经济欠发达地区的人较经济发达地区的人更耐受疼痛，不同文化背景的人对疼痛的耐受性有所不同，有宗教信仰的人通过自我暗示或意志意识转化增强对疼痛的耐受性。

（三）疼痛患者的心理护理

1. 减轻患者心理压力、减少不良刺激 为疼痛患者创造舒适、安静、整洁的环境；争取家属配合，告知家属尽可能避免刺激患者的情绪；耐心倾听，鼓励患者表达疼痛的主观感受，向患者做好解释说明工作，告知患者疼痛的原因及特点，减轻患者对疼痛的焦虑、紧张及恐惧心理。另外，对疼痛强度性质突然改变的患者，应慎重考虑有器质性改变。

2. 分散注意力 采取措施，如组织患者听音乐、看电视等分散患者对疼痛的注意力，从而减轻疼痛。

3. 应用心理治疗缓解疼痛 愉快的心情，积极的情绪，积极的暗示，转移注意力等都有助于增强对疼痛的耐受性，缓解疼痛，减轻痛苦。

（1）呼吸止痛法：疼痛时，深吸一口气，再慢慢呼出，然后慢吸慢呼，呼吸时双眼闭上，想象新鲜空气缓缓进入肺中，同时，心中默数数字。

（2）心理暗示法：当疼痛发生时，患者应暗示自己，疼痛是机体的一种保护性防御反应，疼痛感是暂时的，以增强战胜疼痛的决心和信心。积极的心理暗示可以帮助患者情绪放松、消除紧张，从而提高其痛阈值，增强疼痛的耐受性。

（3）放松训练法：让患者集中注意力想象自己身处某一风景或意境，再配上优美的音乐，可以起到松弛和减轻疼痛的功效。放松的训练很多，如叹气式呼吸、深呼吸、闭目冥思等。

（4）转移止痛法：当疼痛发生时，可采取转移注意力的方法，把其注意力转移到与疾病痛苦无关的其他事情上，从而减轻疼痛的作用，如听音乐、看电视、听故事等。

（5）刺激皮肤法：疼痛时，可通过刺激疼痛部位对侧的健康皮肤，以分散注意，使其注意不到患处的疼痛感觉。刺激方法有按摩、捏挤、冷敷等。

4. 争取家属配合　告知家属患者目前的疼痛情况，争取家属配合，建议家属给予患者适当的积极心理暗示，增强患者的积极情绪及战胜疾病的信心。护理人员应做好家属的健康教育，建议家属尽量避免消极情绪对患者的影响，以降低患者对疼痛的敏感性，缓解疼痛。

二、失眠患者的心理特点与心理护理

睡眠是人的生理需要，睡眠与健康的关系历来受到人们的关注，而失眠是最常见的睡眠障碍。失眠的患者常会出现不同程度的心理问题，如焦虑、抑郁、恐惧、紧张等症状。若未及时采取相应的措施，就会引起人体许多系统失调，影响正常的工作和生活。大量临床实践证明，心理护理可较好地解决失眠患者的各种负性情绪及心理问题。采用支持心理治疗给患者以关心与安慰，可起到消除顾虑、安定情绪的作用。因此，加强对失眠患者的心理疏导，重视消除影响患者健康的因素，诱导他们走出心理低谷，使患者对自己的未来充满信心，做好心理行为自我调适等一系列的心理护理措施可明显改善失眠症状。

（一）失眠患者的心理特点

1. 焦虑、抑郁　焦虑、抑郁是失眠患者的主要心理症状。患者由于不能经常满足正常睡眠需要，内心很痛苦，多为提心吊胆，焦虑，明显的自卑感，认为自己成为家庭和社会的累赘，抑郁情绪更加严重，部分失眠程度较重者有生不如死感，对生活失去信心，患者痛不欲生。长时间的失眠会导致神经衰弱和抑郁症，而神经衰弱患者的病症又会加重失眠。

2. 恐惧、烦躁　失眠患者多由于心神不安伴有心烦。很多失眠症患者对睡眠产生恐惧，无论是入睡后易醒，还是辗转难眠都会表现烦躁郁闷，情绪焦虑能引起人体代谢活动增强，可能是焦虑性情绪导致的人体生理生化活动增强，影响了人的睡眠。当夜晚来临时，越是想尽快入睡而越难以入眠，因而更加烦躁，痛苦不堪，形成恶性循环。

3. 紧张　慢性失眠症患者会长时间保持着非功能性的睡眠行为，如晚上要准时上床睡觉，甚至认为既然入睡时间长就应该更早地上床。早晨醒后也要躺在床上试图再睡，力争睡够一定的时间，使得睡眠效率明显降低、睡眠节律延迟。或采用一些刻板的行为方法来控制睡眠，例如每晚试图控制睡眠，然而睡眠基本属于自主性神经系统活动，主要受昼夜节律影响，控制的结果恰恰是形成了一些非功能性的睡眠习惯和带有负性暗示的行为。这些都在一定程度上增加了夜间的紧张程度，并伴随着负性认知活动、负性思维活动的加强，进一步提高了情绪焦虑水平，多数患者出现夜间焦虑，对于睡眠相关的时间和环境形成了心理生理唤醒性条件反射，更加促进失眠。

（二）失眠患者的心理护理

1. 恢复患者克服失眠的自信心　仔细地向患者讲授睡眠的生理常识，让其了解正常睡眠的特点。然后，帮助患者找出失眠的主要原因，耐心地解释分析其失眠的主要心理特点及与躯体症状的关系。在让患者充分了解其失眠的相关情况后，对患者进行安慰、鼓励，进一步消除其"能否治好"的顾虑。也可以将失眠障碍治疗成功的病友信息介绍给患者，让他们在一起交流、谈体会，增强其对克服失眠的信心。

2. 加强护患沟通　护理人员应充分了解患者的文化程度、个性特征、生活习惯和经济状况等，在治疗中以关心和同情的态度与患者建立良好的关系，充分了解患者的内心体验、睡眠的生理规律及失眠的性质，让患者对自己的病情有所了解，正确对待病情，帮助其建立良好的睡眠规律和睡眠习惯，消除患者对失眠的顾虑。

3. 建立良好的护患关系　主动、热情、真诚的服务，对患者高度负责的精神以及熟练的护理技术，是赢得患者信任的条件。护理人员主动与患者沟通，建立良好的护患关系，可以更深入地了解患者的心理困惑，在沟通过程中还要注意方式方法，保护患者的隐私。培养患者的稳定情绪，对其进行心理疏导，减轻其紧张的情绪，帮助患者分析影响其睡眠的因素，合理安排生活，调动患者的主观能动性，提高患者的睡眠质量。

4. 教会失眠患者一些放松技术　比如放松情绪法、松笑导眠法、逆向导眠法、紧松摇头法等，避免患者强迫自己入睡。建议患者适当给自己安排一些体育锻炼项目，但是运动须在白天或傍晚进行，而非睡前运动；指导患者安排规律性的生活，晚饭后应避免茶、咖啡、香烟等刺激性物品的使用。

三、 临终患者的心理特点与心理护理

案例导入 9-1

患者，刘某，男，52岁，是一名乡村教师，诊断为肺癌晚期，病情危重，生活不能自理，身体极度虚弱。27年前，从小在城里长大的他，从师范大学毕业后，义无反顾地来到了偏僻的农村，当上了一名教师。他仅靠几百元的工资生活，其妻子务农，收入微薄，家中有80多岁的父母和17岁的儿子。患者入院后根本无法支付庞大的医药费，身体也无法承受接二连三的化疗，当他了解自己的情况后，面对即将结束的人生，承受着巨大的心理压力，情绪异常。

对刘老师，护理人员给予了精心的照顾，尽量满足他的合理要求；耐心倾听他的经历和理想；将他的家属、亲友组成临终关怀团队，加强对其的陪伴；通过上级教育部门及学校的力量对他进行关怀和心理疏导，并安排学生给他写信、通

电话和探望，使他得到莫大的安慰。根据该案例分析对临终患者进行心理护理的注意事项。

临终患者是指患有在医学上已经诊断为在当前医学技术条件下治愈无望的疾病、在6个月内将要死亡的患者。由于临终患者饱受死亡威胁，并且对生有强烈的渴求，无论患者进入临终状态是突然发生或久病所导致，除少数患者情绪平静、安宁外，多数表现为恐惧、悲哀、敌对或不合作行为。作为护理人员应了解患者的心理特征，满足其合理的心理需求，尽可能地减轻临终患者的躯体和心理上的痛苦，提高尚存的生命质量，提高其人生最后阶段的生命质量，对临终患者因人而异地实施心理护理，使临终患者无痛苦、有尊严、舒适地走完人生的最后旅程。同时给予临终患者家属适度的安慰与指导，减轻其悲痛。

（一）临终患者心理反应特点

美国心理学家库布勒·罗斯（Kubler Ross）对死亡的过程进行了研究，将临终患者的心理过程概括为5个阶段：否认期、愤怒期、妥协期、抑郁期和接纳期。临终患者心理过程各期特点及心理护理措施如下。

1. 否认期　当间接或直接得知自己将面临死亡时，多数患者最初的反应为震惊、无法接受这一事实。此时患者试图想办法否认有可能诊断死亡的信息，对于病情的严重性有些患者会予以否认，对可能出现的后果缺乏心理准备，总希望能出现医疗奇迹以挽救自己的生命。有的患者不但否认自己病情恶化这一事实，而且还谈论病愈后的种种设想；有的患者故意佯装快乐和不在乎的样子，通过掩饰自己内心的痛苦来减轻亲属的难过；有的患者忌讳别人谈其病情；这些反应是一种心理防御机制，它在一定程度上可减少不良信息对患者的刺激，使患者暂时躲避现实的压迫感，有较多的时间来调整自己，面对死亡。此期的长短因人而异，有的患者直到迫近死亡还处于否认期。

2. 愤怒期　当临终患者意识到已无法再否认自己病重时，意识到死亡将不可避免地降临到自己身上，自己将独自一人离开人世时，常常会出现愤怒反应。脾气改变是此期患者明显的心理特征，常常会迁怒于医护人员或亲友，或对医院制度、治疗等方面表示不满，显得较为挑剔和"难伺候"。

3. 妥协期　又称讨价还价期。患者由愤怒期转为妥协期，显得较为平静，为自己在愤怒期的表现后悔。并且希望通过配合治疗能达到延缓死亡时间的目的，期望得到舒适、周到的护理。

4. 抑郁期　当患者自觉身体状况日趋恶化，自己已接近死亡时，常会出现悲伤、失落、忧郁等情绪，患者常有沉默寡言、神情淡漠、哭泣、情绪低落、食欲下降等表现。此期患者寡言少语，不愿多交流但又害怕孤独，希望与亲朋好友见面、能有其喜欢的人的陪伴和照顾。

5. 接受期　此期是临终患者心理反应的最后阶段。当患者意识到一切办法都不能改变自己生命即将终结这一事实时，恐惧、焦虑的情绪反应会大大降低，显得较为平静、安详、机体较为虚弱，常处于嗜睡状态，情感减退，接受即将死亡的事实，对死亡已有充分准备。

（二）临终患者心理护理措施

对于临终患者，护理人员不仅要有精湛的护理技术还应做到热情周到的服务，以取得患者的理解和信任。鼓励患者表达自己的感情和意见，密切观察，善于从患者的言语或肢体语言中了解患者的真正需要，尽可能满足其合理需求。对于意识清醒的患者，应适当提供各种信息，尊重其日常生活习惯，给患者更多的自由，尽量不要限制患者的活动，尽量减轻疾病给患者带来的痛苦。促进患者身心放松，提高安全感，以延长其生命，提高临终前的生命质量。

1. 采取适宜措施减轻临终患者生理、心理因素所导致的不适　第一，护理人员应了解临终患者的身体状况，最大限度地减轻由于疾病给患者所带来的痛苦，尽可能地促进患者处于舒适的状态；第二，分析和了解临终患者此期的心理需求，尽可能地帮助患者缓解心理不适；第三，护理人员应尊重临终患者的人格，给予临终患者应有的尊重，指导患者认识生命的价值，使患者尽可能地享受生命的最后时光。

2. 护理人员应根据临终患者心理过程不同分期的特点采取对应的心理护理措施

（1）否认期：护理人员应了解否认是一种心理防御机制，可在一定程度上使临终患者有充分的时间面对自己的死亡，但要避免任何可能延长否认期或使患者退缩的行为。此期护理人员应认真倾听，保持适度的沉默或适当的沟通技巧增进患者的认同感，保持坦率、诚实、关心的态度，提高患者对自己的信任度，为进一步沟通做准备，维持患者适当的希望感，但不应撒谎，应逐步使患者意识到其病情的严重性。

（2）愤怒期：此期临终患者发怒的对象通常是其较信赖的人，护理人员应理解愤怒是患者心理调适的反应，是发自内心的恐惧和绝望，而不是针对护理人员。此期护理人员应平静耐心地应对患者的愤怒，应允许患者情绪发泄，对无端的斥责、怒吼，护理人员要忍耐、谅解和同情，避免和其争辩，以免加重患者的痛苦。同时，护理人员应加强与患者家属的沟通，说服家属多给予患者理解、宽容和关爱，并积极配合护理人员帮助患者度过愤怒期。

（3）妥协期：此期临终患者承认自己将面临死亡，较主动地配合医护人员治疗。此期护理人员应注意观察患者的反应，主动关心患者，使之能更好地配合治疗，缓解症状，减轻疼痛，让患者在充分感受真情关爱中坦然面对死亡。

（4）抑郁期：此期应让患者适度地发泄自己的哀伤情绪，允许其有悲伤、哭泣和表达失落的机会。抑郁期临终患者多有与亲朋好友见面的要求，应安排亲朋好友见面、相聚、提醒家属控制情感，不要再增加患者的悲痛。此期还应注意预防患者的自杀倾向，防止意外事件的发生。

（5）接受期：此期是临终患者的最后阶段，患者显得较为平静、安详，机体极度虚弱，常处于嗜睡状态，情感减退。护理人员应密切观察患者的病情变化，做好生活护理。保持适度的陪伴和心理支持，提供安静、明亮、整洁、舒适、单独的环境，减少外界干扰。

四、 综合医院患者自杀的预防

（一）综合医院患者自杀的原因

患者患有躯体疾病的同时，也遭受着一定的心理压力，甚至较大的心理冲击，而这些冲击得不到有效解决时，患者往往会出现各种各样的心理障碍，严重者可引发自杀事件的发生。为此，护理人员应给予高度重视，加强病房管理，确保患者的就医安全。调查发现，综合医院患者自杀的原因可归纳为以下几个方面。

（1）重症及残疾：慢性或难治性躯体疾病是引起患者自杀的重要因素。

（2）具有易感人格素质或曾患过精神病患者：国内外大多数的研究表明，精神疾病是自杀死亡的重要原因之一。

（3）缺乏社会支持：缺乏足够的社会照顾支持，如独居老人。

（4）年龄：在综合性医院有两个群体的患者自杀风险高，一是70岁以上患有慢性疾病的老人，二是20~30岁的患者同时伴有吸毒、酗酒赌博者。

（5）重大生活事件：近期遭遇重大生活事件，有悲观抑郁情绪，如丧偶、离婚、失恋、丧失地位、经济困难等。

（6）家族史：有自杀未遂史及自杀家庭史。

（二）自杀等级

Hogerty 等将自杀程度分为低、中、高三级。

（1）低级：患者处于自杀企图的最小危险之下，只是有想死的念头，而没有计划。

（2）中极：患者口头表露明确的伤害自己的倾向。

（3）高级：患者有具体的自杀计划，或者是无法控制的冲动；自杀幸存者仍有再次自杀的企图。

（三）综合医院患者自杀预防的护理对策

综合医院患者自杀预防的主要护理对策包括：密切观察、评估患者的心理、精神状态，了解是否有自杀企图，并赢得患者的信任。必要时请精神科医生会诊，做好自杀幸存者的后续护理，确保安全。

1. 评估患者精神状态　护理人员应密切观察患者的情绪变化，精神状态，特别是比较大的情绪波动。患者可能由于无法解决的问题而造成精神上的压力，一旦自杀念头形成，精神由紧张转而得到暂时的放松，会出现情绪和行为异常。护理人员应警惕患者潜在性（隐蔽性）自杀。

2. 赢得患者的信任　对于患者的倾诉护理人员应诚恳、耐心、认真地倾听，给予必要的情感支持，赢得患者的信任。如患者透露出自杀的念头或计划，需立即制订预防措施。

3. 确保环境安全　对于综合医院患者自杀的预防，环境安全至关重要。病房内的窗户应上锁，转移有可能用于自杀的危害物品，如细绳、塑料袋、玻璃物品、皮带、剃须刀、剪刀及其他尖锐物品等。告诉探视者不能带有潜在危险性的物品给患者。若条件许可，尽可能将患者的床位安置在近门处而非靠窗，病房尽量靠近护士站。避免患者单独离开病房，外出进行必要的治疗和检查时，应有护士或家人陪同。服药是常见的自杀方式，应加强对药品的管理，尤其是对安眠类药物的管理。如门诊限量开药，没有医生处方不能购买特殊药品。此外，楼房建设应考虑到预防患者坠楼的设施，窗外可安装护栏等。

4. 密切观察　根据患者自杀风险的不同等级采取相应的观察方式，对有低级自杀风险者，需每30分钟观察一次，加强交流和心理疏导，密切观察患者的情绪变化。对有中级自杀风险者需持续观察，所有时间均需处于一名医护人员的视线之内。对高级自杀程度者，需进行特殊持续观察。在确定患者已打消自杀念头以前的所有时间里，进行一对一的观察，观察者与患者保持在1.5米的范围之内。

5. 充分利用社会支持系统　充分利用社会支持系统，必要时安排精神科或心理科医生会诊。

6. 做好记录　密切观察，及时记录患者的情绪变化、精神状态。

7. 自杀幸存者的后续护理　自杀幸存者的心理较为复杂，可能变得自卑，敏感，脆弱，多疑。对自杀幸存者应加强心理护理，安抚、开导患者。有的幸存者不敢或羞于见家人朋友，家人和朋友探视时，应征得患者的同意。

复习思考

1. 针对急危重症患者的否认心理，不正确的观点为（　　　）

　　A. 否认是自我保护　　　　　　　　B. 短期的否认可不予纠正

　　C. 持续的否认心理可不予以处理　　D. 否认可使患者减轻烦恼

　　E. 以上均是

2. 疾病恢复期的心理护理重点内容不包括（　　　）

    A. 提供咨询　　　　　　　　　　　　B. 帮助患者适应医院的环境

    C. 帮助患者恢复自主生活　　　　　　D. 提高患者适应社会的能力

    E. 以上都不是

3. 下列哪项不属于癌症患者常见的心理变化（　　　）

    A. 休克–恐惧期　　　　B. 否认–怀疑期　　　　C. 愤怒–沮丧期

    D. 否认–逃避期　　　　E. 愤怒–逃避期

4. 25 岁初产妇，足月临产。进入第二产程，宫缩规律有力，宫缩时因疼痛加剧，产妇烦躁不安，大声喊叫，要求行剖宫产尽快结束分娩。此时，产妇主要的心理特点是（　　　）

    A. 焦虑　　　　　　　　B. 内省　　　　　　　　C. 依赖

    D. 悲伤　　　　　　　　E. 抑郁

扫一扫，知答案

扫一扫，看课件

模 块 十

护理人员的心理素质与培养

项目三十一　护理人员的角色心理

随着医学模式的转变和观念的更新，护理工作的职责范围在不断拓展。护理职业对护理人员的综合素质尤其是心理素质提出了更高的要求。护理人员心理素质既是护理人员整体素质的重要组成部分，也是护理人员执业素质的基础。护理人员良好的心理素质对提高整体护理质量，推动护理事业的发展有着重要的意义。因此，要为患者提供优质护理服务，保证护理质量，加强对护理人员心理素质的培养至关重要。

一、 角色心理概述

1934 年，美国社会心理学家、符号互动论的创始人乔治·米德将"角色"引入社会心理学，用以说明个体在社会上的身份及行为。此后，角色即成了社会心理学的重要概念。角色（Role）在心理学大辞典中的定义是与人们的某种社会地位、身份相一致的权利、义务的规范和行为模式，它是人们对具有特定身份的人的行为期望，它构成社会群体或组织的基础。角色心理是角色扮演者在领悟角色期望、指导角色行为和对行为反映调整的过程中逐渐形成的，是对角色实践过程的主观反映，即社会个体在角色扮演过程中形成的与其社会角色实践相关的特定心理。

角色心理是多种社会角色和角色扮演者多重因素相互作用的产物，如角色扮演者个体人格、文化教育背景、职业特异性、生活经历、社会期望等，它们密切联系并整合成为一个有机的整体。在角色心理形成过程中，涉及一些相关的概念，如角色扮演、角色认知、角色学习、角色期待。角色扮演是指人们按照其特定的地位和所处的情境而表现出来的行为，是角色承担者通过现实的行为实现角色期待和角色功能的过程。角色认知是个人对自己所扮演的各种社会角色的认识。个人对角色的看法带有主观的感情色彩与评价，角色扮演是否成功与个体对角色的认知和了解有密切的关系。角色学习是社会成员掌握社会理想角色的行为准则和技能，提高角色认知水平，缩短与理想角色差距的过程。它是为了使个体所扮演的社会角色更符合人们的期望而进行的社会活动。角色学习是角色扮演的基础和前提。角色期待，又称理想角色，是社会对特定角色行为模式的希望和要求，即一个角色社会公认的扮演方式。

护理人员角色是指受过护理学专门教育、有专门知识的独立实践者。当代护理人员被赋予了多元化角色。一般护理人员所扮演角色包括：护理计划者、护理活动执行者、护理管理者、健康教育者、健康协调者、健康咨询者、患者利益维护者、护理研究者和改革者。

二、 护理人员角色心理异常

1. **角色冲突** 是当一个人扮演一个角色或同时扮演几个不同的角色时，由于不能胜任，而发生的矛盾和冲突。角色冲突包括两种类型：①角色间的冲突：它是指不同角色承担者之间的冲突；②角色内部的冲突：它是指由于多种社会地位和多种社会角色集于一个人身上而在他自身内部产生的冲突。在工作中，护理人员要面对高强度、高水准、高质量的职业压力；在生活中，护理人员要扮演好配偶、好父母、好小辈的家庭角色。过高的角色要求、多重的角色扮演以及过重的角色负担使护理人员角色冲突水平明显上升。

2. **角色缺如** 是指不能或不情愿进入护理人员角色，是一种心理防御的表现。有些新入职的护理人员因某些因素导致其对护理职业的不信任，缺乏应有的职业道德，不愿意承认自己是护理人员，不愿履行该有职责。还有些护理人员看重经济收入，忽视患者的痛苦，不重视职业道德和价值观的要求，无明确的职业生涯规划，这些都是角色缺如的表现。

3. **角色减退** 是指个体已经进入和适应了护理人员的角色，但由于工作、家庭、情感、环境等因素，或因正常社会角色的责任和义务的需要，使其护理人员角色行为减退的现象。面对复杂的医疗环境，工作节奏过快，压力大，护理人员编制不足，科研任务多等，如果护理人员应对不能可导致对工作热情减退。

4. 角色行为强化　在护理职业角色转变过程中，一些护理人员由于适应了护理工作，产生了对护理工作的习惯心理，甚至将护理操作程序等变为自己的行为模式；一些护理人员由于过度的责任感和使命感，为自己设立了过高的不符合实际情况的目标和期待，从而承担超过自己能力的责任，产生角色行为强化。

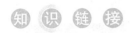

护理人员角色人格的未来形象

世界卫生组织"21世纪人人享有卫生保健"的全球性策略目标，对护理职业的发展提出了更高标准和要求：护理人员不仅要帮助患者恢复健康，而且要使健康人保持健康。护理人员角色人格的未来形象，将以更理想的模式展现在世人面前；是社会进步趋势、历史发展必然，也是每个护理人员引以自豪的人生境界，主要有以下8个表现形式：

1. 专家、学者型人才　指护理人员具有较渊博人文学科知识和必备专业基础理论，能独当一面地开展专业的理论、实验研究，能独立解决学科发展的重要课题。具体为以下3点要求：①懂得医学科学的最新成就；②掌握高层次的科学知识和水平；③具有较宽知识结构和熟练操作技术。

2. 科普教育工作者　指护理人员能向不同层次、需求的人们提供因人而异、实用有效的身心保健知识，能广泛开展公众的自我身心保健等普及性健康教育。

3. 应用型心理学家　指护理人员能将相关心理学理论运用于临床护理实践，参与各类心理健康、心理卫生问题的研究，能对不同年龄、职业、社会文化氛围的人群，尤其侧重患者、老人进行心理干预及实施心理卫生保健。

4. 健康环境设计师　指护理人员能系统应用心理学、美学、生物学、建筑学等专业的知识和技能，设计、美化、营造有益于人们身心健康的物理环境和社会环境，全方位为患者提供温馨的环境氛围。

5. 人际关系艺术家　指护理人员具有较高社会智能，能在频繁、复杂的人际交往中游刃有余，较好掌握并灵活应用人际沟通技巧，主导护患关系，会协调患者与他人的人际氛围。

6. 高层次技术能手　指护理人员须以高层次专业教育为基础，能对一切运用于人体的操作技术，做到"知其然亦知所以然"，既熟悉掌握又知晓原理，必要时能给予患者合理、科学的解释。

7. 默契合作的医疗伙伴　指护理人员与医生互为助手，面对共同的工作对象时，能体现"你中有我，我中有你"的默契合作。

8. 崇尚奉献的优秀人才 南丁格尔曾坚持"优选人才"的原则，从 1～2 千名应聘者中严格挑选 15～30 名学生。未来的护理职业，宜优选文化素质较高、富有爱心、乐于奉献、具有良好人格特质的个体。

项目三十二 护理人员的职业心理素质

一、 护理人员职业心理素质的定义

护理人员的职业心理素质（Occupation of psychological quality）是指护理人员从事护理工作时的综合心理能力的表现及稳定的心理特征。一名优秀的护理人员应该热爱护理工作，具备良好的认知能力、高尚的职业情操、积极稳定的情绪、良好的人格特征和良好的人际交往能力的职业心理素质。

二、 护理人员应具备的职业心理素质

（一）良好的认知能力

1. 敏锐的观察力 疾病的发展通常是一个渐变到突变的过程，护理人员日夜与患者接触，比医生更有条件直接观察到患者的病情变化。护理人员充分利用"望、闻、问、切"四诊法随时观察患者病情变化。如动态监测记录患者生命体征，观察意识状态、皮肤颜色、面容表情，聆听患者的呻吟声、咳嗽声、哭泣声，与患者沟通交流掌握患者的内心活动和心理需求，了解患者对治疗疾病的情绪反应，做到"眼观六路，耳听八方"，及时发现病情变化，有针对性地实施心理护理，如病情突变可为抢救赢得时间，提高医疗救治和护理服务效果。

2. 良好的注意力 注意力贯穿于整个心理过程，是智力的五个因素之一，是记忆力、观察力、想象力、思维力的准备状态，被称为心灵的门户。由于注意，人们才能集中精力去感知、思考问题而不被其他事物所干扰。临床护理工作纷繁复杂，紧急、意外或突发事件常有发生，护理人员应该在工作中注意培养自己良好的注意力。俄国教育家冈察洛夫说："观察和经验和谐地应用到生活上就是智慧。"护理人员在护理工作中应该扩大注意范围，将繁杂的工作内容尽收眼底，做到心中有数，防治差错事故的发生。

3. 准确的记忆力 良好的记忆品质包括记忆的准确性、敏捷性、持久性和精确性等。护理人员的职责之一是执行医嘱，不同的患者又具有个体化的治疗和护理方案，尤其很多项目都必须数量化、精确化，如药物剂量、浓度、配伍禁忌、注意事项等，这都要求护理

人员具备准确的记忆力，一旦记错或混淆，就可能贻误病情，甚至酿成严重后果。

4. 独立的思维能力　护理工作本身就是一项创造性活动，要求运用基本原则来解决实际问题。患者入院后，护理人员要应用专业知识及技巧，获取详细的患者资料，通过观察患者的身心变化、预测及判断患者的需要，对每个患者进行评估，做出护理诊断，制订护理计划，为患者解决健康问题。这些都需要护理人员具备独立的解决问题的能力。

（二）高尚的职业情操

1. 富有责任心　护理工作关乎人的生命安全，具有很高的责任性。救死扶伤是护理人员的天职，护理人员要以服务患者为己任，把患者的利益放在第一位，急患者之所急，想患者之所想，尽职尽责，忠于职守，富有责任心，在执行各项护理操作规程时，自觉遵守职业道德和法规，维护职业准则，持之以恒地在无任何监督的情况下恪尽职守，为减轻患者痛苦，挽救患者生命努力工作。

2. 富有同情心和爱心　护理工作是高尚的，高尚的职业情操多由爱心来体现。护理人员对患者的同情和关爱不应是一种直觉的情绪反应或个人某种狭隘情感，而应是一种合乎理智的、具有深刻社会意义的情感活动。护理人员对患者的同情和关爱能激励患者战胜疾病的信心和勇气，温暖患者和家属的心。在临床工作中，悲欢离合经常发生，偶尔或初次见到患者的痛苦，大多数人都会充满同情和关注，但久而久之可能会因司空见惯而变得麻木不仁。但护理人员的使命，不允许护理人员对患者的痛苦视而不见，而更应该富有同情心和爱心去照顾每一位患者，减轻痛苦，提高患者生活质量。

（三）积极稳定的情绪

情绪是指人对客观事物所持的态度而在内心产生的体验。情绪是多元的、复杂的，既是主观感受，又是客观生理反应。包括"喜、怒、忧、思、悲、恐、惊"。法国浪漫主义作家亚历山大·仲马说过："你要控制自己的情绪，否则你的情绪便控制了你。"积极的情绪使人精神饱满、注意力集中、记忆清晰、观察敏锐、思维活跃；消极的情绪则使人注意分散、情绪低落、思维迟钝、易发生差错。

由于护理工作性质和环境氛围的特殊性，使护理人员容易产生情绪问题。护理人员的情绪对患者及家属具有直接的感染作用。《现代护理学》记载着"每个护士都应牢牢记取的惨痛教训"："一位年轻的心肌炎女患者，即将病愈出院的一次服药中，骤然护士惊呼其所属床号的药发错了，随即倒地抽搐，继而发生室颤，终因救治无效而死亡。"事后，院方确认该患者猝死的直接原因是"心因性恐惧"。因此，面对特定的工作对象，护理人员要提高调解控制自己情绪的能力，做到临危不惧，心平气和地对待患者，切忌将个人的消极情绪带到工作中。

（四）良好的人格特征

护理人员良好的人格特征是开展整体护理的重要心理基础。优秀的护理人员应该具有低敏感性人格特征，能理智、客观、坚强和独立地处理护理工作中的各种问题。对工作满腔热情、认真负责、一丝不苟；对患者诚恳正直、宽容豁达、热情有礼；在性格的理智特征方面，要主动观察、勤于思考、善于分析；在性格的意志特征方面，要独立自强、自律谨言、镇静果断；对自己要自尊、自信、自爱、自强、自律。

（五）良好的人际交往能力

人际沟通包括言语沟通和非言语沟通两种方式。随着以整体护理为指导，以护理程序为核心，解决患者问题为导向，满足患者需要为目标的新型护理模式形成。在护理程序中，首先是收集评估患者的资料，其中很重要的一部分就是与患者进行有效的沟通。人是一个开放的系统，统一的整体，使我们感受到沟通对人、对生活的影响是广泛而深入的，护理人员的每一次沟通都会对患者产生影响。这就要求护理人员熟练掌握语言和非语言沟通的技巧，避免沟通时的不利因素，结合实际，因势利导，态度和蔼，以理服人，多鼓励，语言表达内容要有科学性、实事求是，善于控制自己的不良情绪，争取创造一个患者信赖的护理环境，达到护患关系的最佳状态。

项目三十三　护理人员的心理健康状况及维护

心理健康是指人的心理，即知、情、意活动内在关系协调，心理的内容与客观世界保持统一，并据此能促进人体内、外环境平衡和促使个体与社会环境相适应的状态，并由此不断地发展健全人格，提高生活质量，保持旺盛精力和愉快情绪。护理人员心理健康面临双重挑战，关注护理人员健康心理状况、维护和促进护理人员心理健康状况尤为重要。

一、护理人员的心理健康状况

护理人员从事的是关乎人类健康的特殊职业，其心理健康水平直接关乎人类的健康事业和人们的生存质量。有研究表明，护理人员的身心健康状况并不乐观，其危害普遍存在。

1982 年日本学者研究发现，25.9% 的护理人员有过度疲劳综合征或职业倦怠，其发生率高于医生。美国卫生界人士普遍认为："尽管护士有体谅患者、进行周到护理的满腔热情，但这种热情因某种原因被长期禁锢，以至于丧失热情，护理变得表面化、机械式，出现不能对患者的生活质量提高给予帮助的现象。"

我国近年来心理学和护理学工作者对护理心理健康进行了大量的研究，其研究工具多数为 1973 年由 Derogatis 编制的症状自陈量表（Self-reporting Inventory，SCL-90），普遍认为我国护理人员总体心理健康状况水平低于一般人群，尤其以躯体化、抑郁、焦虑等因子分数评分增高为主。另有典型个案的分析证实，部分护理人员的职业心理素质偏差，与其身心健康状况欠佳有关。工作压力大的科室护理人员心理健康较差。有研究显示，精神科、急诊科、ICU护理人员心理问题阳性率明显高于普通人群。

二、 影响护理人员心理健康的因素

影响护理人员心理健康水平的因素很多，大致分为个人内在因素和外部环境因素两大类。

（一）个人内在因素

1. 缺乏工作经验　低年资护理人员由于工作时间短，临床经验相对不足，长期处于高度紧张的工作状态，接受各种应激源的刺激，所承受的工作压力也相对更大，极易产生心理健康问题。有研究表明，低年资护理人员总体心理健康状况水平低于工作多年的护理人员。

2. 缺乏正确的应激应对方式　护理人员在面对应激源时，如果缺乏有效的应对方式，容易出现心理健康问题。如有些护理人员因自身的人格结构中有与职业角色不协调的成分，在应激状态下，情绪易激惹者，可能会出现冲动、焦虑，但又因护理职业需要将其压抑，久而久之，可导致心理健康处于不良状态中。

3. 角色冲突　心理学研究结果显示，个人承担的角色越多，由角色转换不适引发心理冲突的可能性越大。护理人员大部分是女性，在工作和生活中需要承担多个角色，同时工作的需求，多数护理人员还要参加各种形式的在职学习，使他们难以兼顾，而产生压力。此外，高学历的护理人员有较高的自我价值感，而临床护理工作的任务和职责却未随之改善，导致较高学历者可能存在心理不平衡。

（二）外部环境因素

1. 职业的压力　随着整体护理模式的开展，要求护理人员为患者提供心理、生理、社会和文化的全面照顾，这种全身心的整体护理是复杂并具有创造性的工作，给护理人员造成体力和精力上的压力；人们对护理工作数量及质量的需求，职称晋升，科研压力等，需要护理人员不断学习，造成智能上的压力；"三班倒"扰乱了护理人员身体生物钟节律；长期超负荷工作，脑体并用的劳动，造成护理人员心力和体力的同时支出。

2. 特殊工作环境的压力　护理人员始终处于复杂的工作环境中，面对千差万别的患者，生离死别的场面，急重症抢救，细菌、病毒、核放射等有害致病因子的威胁；护理工作未被患者或家属认可而发生冲突，甚至对护理人员造成人身攻击或伤害情况等，要在一个充满高风险高应激的环境里超负荷地工作，易致护理人员情绪的变化和身心疲劳。

3. 人际关系矛盾压力　护理人员工作环境的复杂性，使得她们要面对多重人际关系，如医护关系、护患关系、上下级关系、护护关系等，尤其是护患关系，随时可能发生各种矛盾和冲突，它涉及双方的利益、法律责任，如果处理不当就会加深矛盾，复杂的人际关系会给护理人员带来一定的心理压力。

4. 社会心理支持不足　受传统观念的影响，社会上仍有部分人对护理工作持有偏见，医生的劳动普遍受到社会的尊重和承认，而护理人员却被认为是医生的助手。当护理人员为患者、为社会付出的艰辛劳动，得不到社会的公平认可，再加上在职称晋升、进修深造、福利待遇等问题上的不尽合理，加之商品经济的冲击，使护理人员的心理失去平衡，产生"失落感"。

5. 心理健康维护培训不足　护理人员的心理防御能力和心理健康问题突出，心理素质有待提高。多数护理人员未受过专门的心理健康相关教育和训练，心理卫生知识缺乏，一旦在工作、生活中受挫，不会运用心理学知识进行科学地自我心理的平衡、调节和完善，则易造成护患冲突，人际障碍。

三、 护理人员的职业倦怠

护理人员是职业倦怠的高发人群。职业倦怠对护理人员身心健康和护理工作质量有较大的影响，已经引起了医疗卫生行政部门的高度重视。

（一）职业倦怠概述

职业倦怠（job burnout）又称工作倦怠、工作耗竭，或称为心身耗竭综合征（Burnout syndrome，BS），它是在 20 世纪 70 年代初由美国著名临床心理学家 Freudenberger 和美国社会心理学家 Maslach 提出的，以医院临床工作的志愿者为研究对象，用来特指从事助人职业的工作者面对持续的情感付出而身心耗竭的状态。在此之后，工作倦怠现象开始受到众多学者的重视。Freudenberger 认为，目标取向、高成就动机、对任何事情乐于奉献和承诺的人易受到职业倦怠的侵袭。

在众多工作倦怠的定义中，被广泛引用的是 Maslach 提出的三维定义，即个体长期处于工作压力状态下所出现的一种负性的、个体化的认知与情感反应，包括情感耗竭（emotional exhaustion）、人格解体（depersonalization）和个人成就感丧失（loss of personal accomplishment）。情感耗竭是指个体感到情绪和生理的资源被掏空耗尽，这是工作倦怠的基本维度。人格解体是指个体对工作的各方面产生消极的、冷漠的或过度疏离的态度和反应，代表工作倦怠的人际关系维度。个人成就感丧失是指个体感到无能力、缺乏工作效率和工作成就感，代表工作倦怠的自我评价维度。

职业倦怠的高发群体具有的职业特征有：助人、高期望、压力大、挑战性强。护理人员是职业倦怠的高发群体。随着国内物质生活水平的提高，人们对身体健康以及与之密切相关的医疗护理服务水平的需要越来越高，在变化带来的不确定性、焦虑、角色混乱和压力的情况下，护理人员必须以新的思路和方法应对直接和间接的压力，如果不能很好地应对压力和自我调节，就容易产生较高的职业倦怠感。有研究报道，欧洲护理人员受到职业倦怠影响的比例约为25.9%。护理职业倦怠现象在美国、英国、加拿大、德国和苏格兰五个国家的医院中非常严重。Maslach的研究指出，人口学变量中，年轻员工的职业倦怠水平比较高。研究表明，护理人员作为与身心失衡的患者最频繁接触的角色，是职业倦怠的易感高发人群。有调查显示，我国62.8%的护理人员存在轻度以上职业倦怠，重度为8.79%。

职业倦怠不仅损害个体的身体健康，还会导致个体心理健康出现不良的影响。身体上主要表现为深度疲劳、持续的精力不济、极度疲乏、虚弱；出现头痛、睡眠问题、胃肠道不适、肌肉疼痛和慢性病等。心理上主要表现为焦虑、抑郁、沮丧、忧愁、易激惹、失望无助、自尊心下降、对自身及组织缺乏信心等。行为的改变主要表现为回避朋友、减少社交、与家庭的关系受损；对工作厌恶、缺乏热情、无法关爱他人、不满意感增加、迟到早退、缺勤旷工、工作绩效下降、工作调换频繁，甚至辞职；还可表现为暴饮暴食、过度依赖烟酒、咖啡和药物等不良行为方式。

（二）护理职业倦怠影响

1. 增加护理差错的风险，降低护理服务质量　职业倦怠可导致护理人员存在精神压抑、注意力不集中、对工作产生厌恶感等。一项研究显示，职业倦怠的护理人员出现处方护理差错率是非职业倦怠者的6.4倍。

2. 影响护理人员身心健康　职业倦怠中的护理人员在工作态度方面，不能正确地对待工作对象、工作单位和自己，常常有焦虑、抑郁、沮丧、悲观厌世的负面情绪，致使工作效率降低，满意度下降，离职意愿增高，缺勤率高。长期加班加点，减少了护理人员与家属的沟通机会，常将工作中的不良情绪带回家庭，甚至与家庭成员发生冲突，造成家庭关系紧张，使护理工作失去了家庭成员的支持。

3. 护理人员资源流失和短缺　因为护理工作性质的特殊性，护理人员流失是一个全球普遍的现象。国内一项调查显示，我国护理人员职业倦怠是导致护士离职的原因之一。至2020年，美国预计将出现40万个注册护士的缺口。

（三）护理人员职业倦怠调适

1. 建立健全人力资源管理制度，实施科学管理　管理者要高度重视人的心理需要和利益需求，设法维护与保障护理人员各种职业权益，创造有利于提高护理人员对自身职业认可的内外环境，积极争取领导和政策支持，解决护理人员晋升晋级等实际问题，提高其福利待遇，提供职业发展机会，激发起他们对护理职业的向往和追求，让护理人员在职业中体会到满足感与幸福感，从而以积极的态度与情感，为患者提供满意服务。

2. 健全自我意识，正视职业倦怠　护理人员对自己的评价切忌过高或过低，以免产生自卑和自负心理，只有客观的自我评价，护理人员才能根据自身的特点，扬长避短，充分发挥自己的优势，取得工作上的满意度，从而减轻压力。当对工作产生厌倦时，应重新审视自己，分析自己的人格特征，选择合理的渠道宣泄自己不良情绪，及时调整自己心理状态。

3. 倡导尊重护理人员，提高护理人员社会地位　卫生行政主管部门及医院管理者加大对护理工作意义的宣传力度，提高护理工作的社会认可度，从职业社会认知这一侧面减轻护理人员的从业压力，从正面引导护理人员树立积极向上的从业价值观念，促使其对所司工作进行积极认知评价，强化职业认同。

四、护理人员心理健康的维护

护理人员心理健康的维护需要护理人员本人和管理者共同维护。心理健康的维护应从内到外，这样更积极、主动，更有效。因此，要求当代护理人员在具备一定护理专业知识和技能的同时，还必须具有健康的心理。此外，护理人员优良的心理素质并非天生，要通过学习和临床实践，不断地磨炼，慢慢发展和培养起来。

（一）护理人员自我心理健康维护

1. 树立职业理想，培养职业情感　职业理想是个人对未来职业的向往和追求，它既包括对未来所从事的职业种类和职业方向的追求，也包括对事业成就的追求。良好的职业情感对护理人员角色自我完善、护理队伍的稳定以及护理事业健康发展至关重要。服务性贯穿于护理工作的始终，解除病痛，满足患者的需要，是护理工作的职责。面对复杂的工作环境，护理人员应注意培养自己的职业兴趣，深刻体会护理工作的价值和意义，从中找到兴趣点，培养良好的职业情感。护生应端正学习态度，树立正确的人生观，把对专业知识的理解化为自己个性的一部分，培养深厚的职业情感。

2. 保持和谐的人际关系　和谐的人际关系是减少护理人员产生不良反应的有效保证。护理人员应乐于同他人交往，待他人态度和蔼可亲，特别是面对不同患者，要站在他们的角度理解他们的感受，通过真诚善良的品质、优雅的举止、精湛的技能，获得患者的信任、理解和尊重。护生在日常生活中应注重与同学、老师之间的沟通，懂得相互帮助、彼此尊重，主动培养调节能力和意志品质。

3. 加强自我修养，提高自我控制能力　护理人员与患者直接接触的机会多，随时都有可能接受来自患者或家属的不适宜刺激。护理人员要有充分应对挫折的心理准备，首先应该有明确的自我调控意识，主动掌握自身生理、心理特点，防止产生心理失衡，提高心理防卫能力。其次要善于学习和积累应付各种困难和挫折的经验，使用"角色置换"来调控自己的情绪，努力做情绪的主人，养成良好的性格，保持乐观、恬静、愉悦的心境，以健康向上的心态和对工作的全身心投入，不把消极情绪带入病房，用积极情绪感染和影响患者，并由此得到理智上的愉悦。另外，护理人员要广泛学习护理专业边缘学科，拓展自身的知识领域，以培养和提高自己评价事物的能力。

4. 积极实践，提高护理业务水平　护理学是一门应用性很强的实践性学科，护理学的知识与技能均来源于实践，只有在实践中才能得到证实和提高。这就要求护理人员认真学习专业知识，熟练掌握专业技能，在护理实践中，不断地锻炼自己，完善自己。

（二）管理者对护理人员心理健康的维护

1. 分层次管理　分层次管理是一种科学的管理模式，可营造出良好应对工作压力的临床实际健康科学工作环境，关注护理人员心理状况，提高护理人员心理健康水平。医院管理者可根据每位护理人员的学历、职称、能力等进行分层，合理分工，人尽其才，充分挖掘护理人员的工作潜能，减轻护理人员的职业压力，降低护理工作强度，提高各层次护理人员工作的积极性，增强职业成就感，满足护理人员身心需要，促进护理人员身心健康。

2. 减少应激源，营造良好的工作氛围　工作氛围作为一种社会-认知概念，角色行为在何种程度上受到组织的鼓励、支持和回报，都可以通过工作氛围得到体现。医院是护理人员实现自我价值的工作场所，其环境中每一个因素的变化都可能会影响到护理人员的心理健康水平。因此，医院应以人为本，建立积极健康的医院文化，重视和尊重护理人员，最大程度上为护理人员创造一个愉快的工作环境，创造和谐融洽的人际关系，实施人性化管理，增加护理人员职业认同感和归属感。如医院可修建休闲场所，如健身房、瑜伽房、视听教室等，使护理人员在紧张工作之余，能够有机会享受放松。

3. 建立心理健康援助体系　管理者可通过观察、沟通、心理测量等方式筛选出有心理失衡的高危人群，建立医院、护理部、科室层级心理健康援助体系并形成长效机制。组织心理咨询小组或心理咨询机构对护理人员的心理健康进行维护，也可采取个人、小组、团体等形式，定期咨询，对突发事件引发的心理危机进行干预。改善护理人员的负性情绪，提高心理健康水平。

4. 强化相关知识学习　管理者通过组织护理人员学习心理学、医学伦理学、人际关系学等知识，鼓励护理人员参与心理健康相关的学术活动，参加心理咨询师的学习和考试，组织心理知识专题讲座等多种心理干预方法，提高护理人员对心理健康知识的敏感性，增加心理应对技巧，提高适应能力，达到防治心理问题、完善心理调节、发展健全人格与社会功能的作用，实现提高心理健康水平的目标。同时提高护理人员的执业能力水平，掌握沟通技巧，调动工作的积极性和主动性，使护理人员具备维护自身心理健康的能力。

5. 更新管理理念　护理管理者应更新观念，将以人为本的管理理念也贯彻在护理人员群体中。护理人员在为患者服务过程中，因心理能量在长期奉献给别人的过程中被索取得过多，而产生的以极度的心身疲惫和感情枯竭为主的综合征，表现为自卑、厌恶工作、失去同情心等。因此，有些护患间冲突的产生可能是由于护理人员心理健康状态欠佳引起，而不是由于护理人员职业道德缺乏引发的。

当护理人员出现心理健康失衡时，管理者不是将批评惩罚放在首位，应先确定导致原因的性质，密切关注护理人员心理健康动态，设身处地去体验护理人员日常感受，化解他们的难堪和困惑，多一些关切和理解，少一些责备和训斥，注重人格和人性塑造的管理，帮助护理人员保持积极向上的愉悦心情。

复习思考

一、简答题

1. 护理人员角色心理异常有哪些？

2. 护理人员应具备的职业心理素质有哪些？

3. 影响护理人员职业心理健康的因素有哪些，如何做好自我心理健康维护？

二、案例分析

责任组长小王，27 岁，已婚，女儿 10 个月，心内科工作 5 年。前夜女儿发高烧整夜陪护，今晨接班又遇到需抢救的患者，新入职小张不知所措，见科室工作繁忙便带领实习生为患者做心电图。科室呼叫器响无人应答，有患者向护士长投诉小王失职，护士长批评了小王。事后小王责怪小张工作应急能力欠缺，小张觉得委屈哭了。

1. 影响小王与小张人际关系的主要心理健康因素是什么？

2. 护士长对该事的处理是否合理，应该如何正确处理？

扫一扫，知答案

附 录

常用的心理评定量表

一、 症状自评量表 （SCL-90）

说明：以下列出了有些人可能会有的问题，请仔细阅读每一条，然后根据最近一周内您的实际感觉或情况在各项目后的 5 个选项中进行选择。

题号	条目内容	没有	很轻	中等	偏重	严重
1	头痛					
2	神经过敏，心中不踏实					
3	头脑中有不必要的思想或字句盘旋					
4	头昏或昏倒					
5	对异性的兴趣减退					
6	对旁人责备求全					
7	感到别人能控制您的思想					
8	责怪别人制造麻烦					
9	忘记性大					
10	担心自己的衣饰整齐及仪态的端正					
11	容易烦恼和激动					
12	胸闷					
13	害怕空旷的场所或街道					
14	感到自己的精力下降，活动减慢					
15	想结束自己的生命					
16	听到旁人听不到的声音					
17	发抖					
18	感到大多数人都不可信					
19	胃口不好					
20	容易哭泣					
21	同异性相处时感到害羞不自在					

题号	条目内容	没有	很轻	中等	偏重	严重
22	感到受骗、中了圈套或有人想抓住您					
23	无缘无故地突然感到害怕					
24	自己不能控制的大发脾气					
25	害怕单独出门					
26	经常责怪自己					
27	腰痛					
28	感到难以完成任务					
29	感到孤独					
30	感到苦闷					
31	过分担忧					
32	对事物不感兴趣					
33	感到害怕					
34	您的感情容易受到伤害					
35	旁人能知道您的私下想法					
36	感到别人不理解您、不同情您					
37	感到人们对您不友好，不喜欢您					
38	做事必须做得很慢以保证做得正确					
39	心跳得很厉害					
40	恶心或胃部不舒服					
41	感到比不上他人					
42	肌肉酸痛					
43	感到有人在监视您、谈论您					
44	难以入睡					
45	做事必须反复检查					
46	难以做出决定					
47	怕乘电车、公共汽车、地铁或火车					
48	呼吸有困难					
49	一阵阵发冷或发热					
50	因为感到害怕而避开某些东西、场合或活动					
51	脑子变空了					
52	身体发麻或刺痛					
53	喉咙有梗塞感					
54	感到前途没有希望					
55	不能集中注意					
56	感到身体的某一部分软弱无力					

续表

题号	条目内容	没有	很轻	中等	偏重	严重
57	感到紧张或容易紧张					
58	感到手或脚发重					
59	想到死亡的事					
60	吃得太多					
61	当别人看着您或谈论您时感到不自在					
62	有一些不属于您自己的想法					
63	有想打人或伤害他人的冲动					
64	醒得太早					
65	必须反复洗手、点数目或接触某些东西					
66	睡得不稳不深					
67	有想摔坏或破坏东西的冲动					
68	有一些别人没有的想法或念头					
69	感到对别人神经过敏					
70	在商店或电影院等人多的地方感到不自在					
71	感到任何事情都很困难					
72	一阵阵恐惧或惊恐					
73	感到在公共场合吃东西很不舒服					
74	经常与人争论					
75	单独一人时神经很紧张					
76	别人对您的成绩没有做出恰当的评价					
77	即使和别人在一起时也感到孤单					
78	感到坐立不安，心神不宁					
79	感到自己没什么价值					
80	感到熟悉的东西变成陌生或不像是真的					
81	大叫或摔东西					
82	害怕会在公共场所昏倒					
83	感到别人想占您的便宜					
84	为一些有关性的想法很苦恼					
85	您认为应该因为自己的过错而受到惩罚					
86	感到要赶快把事情做完					
87	感到自己的身体有严重问题					
88	从未感到自己和其他人很亲近					
89	感到自己有罪					
90	感到自己的脑子有毛病					

计分表

因子	测验题号	因子总分	因子分
躯体化	1、4、12、27、40、42、48、49、52、53、56、58		
因子得分			
强迫症状	3、9、10、28、38、45、46、51、55、65		
因子得分			
人际关系敏感	6、21、34、36、37、41、61、69、73		
因子得分			
抑郁	5、14、15、20、22、26、29、30、31、32、54、71、79		
因子得分			
焦虑	2、17、23、33、39、57、72、78、80、86		
因子得分			
敌对	11、24、63、67、74、81		
因子得分			
恐怖	13、25、47、50、71、75、82		
因子得分			
偏执	8、18、43、68、76、83		
因子得分			
精神病性	7、16、35、62、77、84、85、87、88、90		
因子得分			
其他	19、44、59、60、64、66、89		
因子得分			
总分 总均分 阳性项目数 阴性项目数 阳性症状均分			

二、 抑郁自评量表 （SDS）

指导语：下面有20条文字，请仔细阅读每一条，把意思弄明白。然后根据您最近一星期的实际情况在每一条文字后面的四个答案中进行选择。

1——很少有该项症状；2——有时有该项症状；3——大部分时间有该项症状；4——绝大部分时间有该项症状。

问题	1	2	3	4
1. 我觉得闷闷不乐，情绪低沉	1	2	3	4
2. 我觉得一天之中早晨最好	1	2	3	4
3. 我一阵阵哭出来或是想哭	1	2	3	4
4. 我晚上睡眠不好	1	2	3	4
5. 我吃的和平时一样多	1	2	3	4
6. 我与异性接触时和以往一样感到愉快	1	2	3	4
7. 我发觉我的体重在下降	1	2	3	4
8. 我有便秘的苦恼	1	2	3	4
9. 我心跳比平时快	1	2	3	4
10. 我无缘无故感到疲乏	1	2	3	4
11. 我的头脑和平时一样清楚	1	2	3	4
12. 我觉得经常做的事情并没有困难	1	2	3	4
13. 我觉得不安而平静不下来	1	2	3	4
14. 我对将来抱有希望	1	2	3	4
15. 我比平常容易激动	1	2	3	4
16. 我觉得做出决定是容易的	1	2	3	4
17. 我觉得自己是个有用的人，有人需要我	1	2	3	4
18. 我的生活过得很有意思	1	2	3	4
19. 我认为我死了别人会生活得更好些	1	2	3	4
20. 平常感兴趣的事我仍然照样感兴趣	1	2	3	4

三、焦虑自评量表（SAS）

指导语：下面有20条文字，请仔细阅读每一条，把意思弄明白。然后根据您最近一星期的实际情况在每一条文字后面的四个答案中进行选择。

1——很少有该项症状；2——有时有该项症状；3——大部分时间有该项症状；4——绝大部分时间有该项症状。

问题	1	2	3	4
1. 我感到比往常更加神经过敏和焦虑	1	2	3	4
2. 我无缘无故感到担心	1	2	3	4
3. 我容易心烦意乱或感到恐慌	1	2	3	4
4. 我感到我的身体好像被分成几块，支离破碎	1	2	3	4
5. 我感到事事都很顺利，不会有倒霉的事情发生	1	2	3	4
6. 我的四肢抖动和震颤	1	2	3	4
7. 我因头痛、颈痛和背痛而烦恼	1	2	3	4

续表

问题	1	2	3	4
8. 我感到无力且容易疲劳	1	2	3	4
9. 我感到很平静，能安静坐下来	1	2	3	4
10. 我感到我的心跳较快	1	2	3	4
11. 我因阵阵的眩晕而不舒服	1	2	3	4
12. 我有阵阵要昏倒的感觉	1	2	3	4
13. 我呼吸时进气和出气都不费力	1	2	3	4
14. 我的手指和脚趾感到麻木和刺痛	1	2	3	4
15. 我因胃痛和消化不良而苦恼	1	2	3	4
16. 我必须时常排尿	1	2	3	4
17. 我的手总是温暖而干燥	1	2	3	4
18. 我觉得脸发烧发红	1	2	3	4
19. 我容易入睡，晚上休息很好	1	2	3	4
20. 我做噩梦	1	2	3	4

四、 社会支持评定量表 （SSRS）

为了提供评定社会支持的工具，肖水源于 1986 年设计了一个《社会支持评定量表》并在小范围内试用，1990 年又根据试用情况进行了小规模修订，用于测量个体的社会支持度专栏。

社会支持评定量表（Social Support Rating Scale，SSRS）共 10 个条目，包括客观支持（3 条）、主观支持（4 条）和对支持的利用度（3 条）三个分量表。客观支持，即患者所接受到的实际支持；主观支持，即患者所能体验到的或情感上的支持；对支持的利用度，即反应个体对各种社会支持的主动利用，包括倾诉方式、求助方式和参加活动的情况。总得分和各分量表得分越高，说明社会支持程度越好。该量表经长期使用，表明设计基本合理，有效、简便、条目易于理解无歧义，具有较好的信用度和效度，适合我国人群使用。

1. 社会支持评定量表条目计分方法

（1）第 1~4，8~10 条：每条只选一项，选择 1、2、3、4 项分别计 1、2、3、4 分。

（2）第 5 条分 A、B、C、D 四项计总分，每项从无到全力支持分别计 1~4 分。

（3）第 6、7 条回答，"无任何来源"则计 0 分，回答"下列来源"者，有几个来源就计几分。

2. 社会支持评定量表分析方法

（1）总分：即 10 个条目计分之和。

（2）客观支持分：2、6、7 条评分之和。

（3）主观支持分：1、3、4、5 条评分之和。

（4）对支持的利用度：第 8、9、10 条。

社会支持评定量表

指导语：下面的问题可反映您在社会中所获得的支持，请按各个问题的具体要求，根据您的实际情况来回答，在符合您的选项上打钩。谢谢您的合作！

1. 您有多少关系密切，可以得到支持和帮助的朋友？（只选一项）

（1）一个也没有。　　　　　　（2）1～2 个。

（3）3～5 个。　　　　　　　　（4）6 个或 6 个以上。

2. 近一年来您：（只选一项）

（1）远离家人，且独居一室。

（2）住处经常变动，多数时间和陌生人住在一起。

（3）和同学、同事或朋友住在一起。

（4）和家人住在一起。

3. 您与邻居：（只选一项）

（1）相互之间从不关心，只是点头之交。

（2）遇到困难可能稍微关心。

（3）有些邻居都很关心您。

（4）大多数邻居都很关心您。

4. 您与同事：（只选一项）

（1）相互之间从不关心，只是点头之交。

（2）遇到困难可能稍微关心。

（3）有些同事很关心您。

（4）大多数同事都很关心您。

5. 从家庭成员得到的支持和照顾（在合适的框内"√"）

A. 夫妻（恋人）	无（　）	极少（　）	一般（　）	全力支持（　）
B. 父母	无（　）	极少（　）	一般（　）	全力支持（　）
C. 儿女	无（　）	极少（　）	一般（　）	全力支持（　）
D. 兄弟姐妹	无（　）	极少（　）	一般（　）	全力支持（　）
E. 其他成员（如嫂子）	无（　）	极少（　）	一般（　）	全力支持（　）

6. 过去，在您遇到急难情况时，曾经得到的经济支持和解决实际问题的帮助的来源有：

（1）无任何来源。

（2）下列来源（可选多项）

      A. 配偶   B. 其他家人

      C. 朋友   D. 亲戚

      E. 同事   F. 工作单位

      G. 党团工会等官方或半官方组织   H. 宗教、社会团体等非官方组织

      I. 其他（请列出）

7. 过去，在您遇到急难情况时，曾经得到的安慰和关心的来源有：

（1）无任何来源。

（2）下列来源（可多选）

      A. 配偶   B. 其他家人

      C. 朋友   D. 亲戚

      E. 同事   F. 工作单位

      G. 党团工会等官方或半官方组织   H. 宗教、社会团体等官方组织

      I. 其他（请列出）

8. 您遇到烦恼时的倾诉方式：（只选一项）

（1）从不向任何人诉述。

（2）只向关系极为密切的 1~2 个人诉述。

（3）如果朋友主动询问您会说出来。

（4）主动叙述自己的烦恼，以获得支持和理解。

9. 您遇到烦恼时的求助方式：（只选一项）

（1）只靠自己，不接受别人帮助。

（2）很少请求别人帮助。

（3）有时请求别人帮助。

（4）有困难时经常向家人、亲友、组织求援。

10. 对于团体（如党团组织、宗教组织、工会、学生会等）

组织活动，您：（只选一项）

（1）从不参加。

（2）偶尔参加。

（3）经常参加。

（4）主动参加并积极活动。

五、 护士用住院患者观察量表

评分：0 代表"无"，1 代表"有时有"，2 代表"常常"，3 代表"经常"，4 代表"一直是"	0	1	2	3	4
1. 肮脏					
2. 不耐烦					
3. 哭泣					
4. 对周围的活动表示有兴趣					
5. 不引导他活动便坐着					
6. 容易生气					
7. 听到一些不存在的声音					
8. 衣着保持整洁					
9. 对人友好					
10. 不如意便心烦					
11. 拒绝做他希望做的日常事情					
12. 易激动和爱发牢骚					
评分：0 代表"无"，1 代表"有时有"，2 代表"常常"，3 代表"经常"，4 代表"一直是"					
13. 有忘事的情况					
14. 问而不答					
15. 在听到笑话或见到好笑的事时便笑					
16. 饮食时弄得很肮脏					
17. 与人攀谈					
18. 说他感到沮丧和抑郁					
19. 谈论他的爱好					
20. 看到不存在的东西					
21. 要提醒才能做应做的事					
22. 如不引导他活动便睡觉					
23. 说自己什么都不好					
24. 不大遵守医院规则					
25. 生活不能自理					
26. 自言自语					
27. 行动缓慢					
28. 无故发笑					
29. 容易冒火					
30. 保持自身整洁					

六、 艾森克人格问卷 （EPQ）

编号　　　姓名　　性别　　年龄　　测验日期

指导语：本问卷共有88个问题，请根据自己的实际情况做"是"或"不是"的回答，请在"是"的题号前面画"√"。这些问题要求你按自己的实际情况回答，不要去猜测怎样才是正确的答案。因为这里不存在正确或错误的回答，将问题的意思看懂了就快点回答，不要花很多时间去想。每个问题都要回答。问卷无时间限制，但不要拖延太长，也不要未看懂问题便回答。

1. 你是否有许多不同的业余爱好？

2. 你是否做任何事情以前都要停下来仔细思考？

3. 你的心境是否常有起伏？

4. 你曾经有过明知是别人的功劳而你去接受奖励的事？

5. 你是否健谈？

6. 欠债会使你不安吗？

7. 你曾经无缘无故觉得"真是难受"吗？

8. 你曾经贪图过分外之物吗？

9. 你是否在晚上小心翼翼地关好门窗？

10. 你是否比较活跃？

11. 你是否见到一个小孩或一个动物受折磨时会感到难过？

12. 你是否常常为自己不该做而做的事，不该说而说了的话而紧张？

13. 你喜欢跳降落伞吗？

14. 通常你能在热闹联欢会中尽情玩耍吗？

15. 你容易激动吗？

16. 你曾经将自己的过错推给别人吗？

17. 你喜欢会见陌生人吗？

18. 你是否相信保险制度是一种好办法？

19. 你是一个容易伤感情的吗？

20. 你所有的习惯都是好的吗？

21. 在社交场合你是否不愿意崭露头角？

22. 你会服用奇异或危险作用的药物吗？

23. 你常有"厌倦"之感吗？

24. 你曾经拿过别人的东西吗（哪怕一针一线）？

25. 你是否常爱外出？

213

26. 你是否从伤害你所宠爱的人而感到乐趣?

27. 你常为有罪恶之感而苦恼吗?

28. 你在谈论时是否有时不懂装懂?

29. 你是否宁愿去看书也不愿意去多见人?

30. 你有要伤害你的仇人吗?

31. 你觉得自己是一个神经过敏的人吗?

32. 对人有所失礼时,你是否经常要表示歉意?

33. 你有许多朋友吗?

34. 你是否爱讲些有时的确能伤人的笑话?

35. 你是一个多忧多虑的人吗?

36. 你在童年里是否按照吩咐要做什么便做什么,毫无怨言?

37. 你认为你是一个乐天派吗?

38. 你很讲究礼貌和整洁吗?

39. 你是否总在担心会发生可怕的事情?

40. 你曾经损坏或遗失别人的东西吗?

41. 交新朋友时是你采取主动?

42. 当别人向你诉苦时,你是否容易理解他们的苦衷?

43. 你认为自己紧张,如同"拉紧的弦"一样?

44. 你没有废纸篓时,你会把废纸扔在地上吗?

45. 当你与别人在一起时,你是否言语很少?

46. 你是否认为结婚制度过时了,应该废止?

47. 你是否感到自己可怜?

48. 你是否有时有点自夸?

49. 你是否很容易将一个沉寂的聚会搞得活跃起来?

50. 你是否讨厌那种小心翼翼开车的人?

51. 你为你的健康担忧吗?

52. 你曾经讲过什么人的坏话?

53. 你是否对朋友讲笑话和有趣的故事?

54. 你小时候曾对父母粗暴无礼吗?

55. 你是否喜欢与人混在一起?

56. 你知道自己工作有错误,会让你感到难过吗?

57. 你患失眠吗?

58. 你吃饭前必定洗手吗?

59. 你常无缘无故感到无精打采和倦怠吗？

60. 和别人玩游戏时，你有过欺骗行为吗？

61. 你是否喜欢从事一些动作迅速的工作？

62. 你的母亲是一位善良的妇人吗？

63. 你是否常常感觉到人生非常无味？

64. 你曾经利用过某人而为自己取得好处吗？

65. 你是否经常参加许多活动，超过你的时间允许？

66. 是否有几个人总在躲避你？

67. 你是否为你的容貌而感到烦恼？

68. 你是否认为人类为了未来有保障而办理储蓄和保险所花的时间太多？

69. 你曾经有过不如死了为好的愿望吗？

70. 如果有把握不被别人发现，你会逃税吗？

71. 你能使一个集会顺利进行吗？

72. 你能克制自己不对别人无理吗？

73. 遇到一次难堪的经历后，你是否在很长的一段时间内还感到难受？

74. 你患有"神经过敏"吗？

75. 你是否故意说些什么来伤害别人的感情？

76. 你与别人的友谊很容易破裂，虽然不是你的过错？

77. 你常感到孤单吗？

78. 当人家寻你的差错、找你工作中的缺点，你是否容易在精神上受伤？

79. 你赴约会或上班曾迟到过吗？

80. 你喜欢忙忙碌碌地过日子吗？

81. 你愿意别人怕你吗？

82. 你是否觉得有时浑身是劲，有时又觉的懒洋洋？

83. 你有时把今天的事情拖到明天去做吗？

84. 别人认为你是生机勃勃的人吗？

85. 别人是否对你说了许多谎话？

86. 你是否容易对某些事物冒火？

87. 当你犯了错误时，你是否常常愿意承认它？

88. 你会为一个动物落入圈套被捉拿而感到很难过吗？

七、 气质类型调查表

指导语：本调查表共有 60 个条目，请根据自己的实际情况进行回答，以下 60 个条目每个条目都要回答。

1——很符合自己的情况，记 2 分。2——较符合自己的情况，记 1 分。3——介于符合与不符合之间，记 0 分。4——较不符合自己的情况，记 -1 分。5——完全不符合自己的情况，记 -2 分。

题号	条目内容					
1	做事力求稳妥，不做无把握的事	1	2	3	4	5
2	遇到可气的事就怒不可遏，想把心里话全说出来才痛快	1	2	3	4	5
3	宁肯一个人干事，不愿很多人在一起	1	2	3	4	5
4	到一个新环境很快就能适应	1	2	3	4	5
5	厌恶那些强烈的刺激，如尖叫、噪音、危险镜头等	1	2	3	4	5
6	和人争吵时，总是先发制人，喜欢挑衅	1	2	3	4	5
7	喜欢安静的环境	1	2	3	4	5
8	善于和人交往	1	2	3	4	5
9	羡慕那种善于克制自己感情的人	1	2	3	4	5
10	生活有规律，很少违反作息制度	1	2	3	4	5
11	在多数情况下情绪是乐观的	1	2	3	4	5
12	碰到陌生人觉得很拘束	1	2	3	4	5
13	遇到令人气愤的事，能很好地自我克制	1	2	3	4	5
14	做事总是有旺盛的精力	1	2	3	4	5
15	遇到问题常常举棋不定，优柔寡断	1	2	3	4	5
16	在人群中从不觉得过分拘束	1	2	3	4	5
17	情绪高昂时，觉得干什么都有趣；情绪低落时，又觉得什么都没有意思	1	2	3	4	5
18	当注意力集中于一事物时，别的事很难使我分心	1	2	3	4	5
19	理解问题总比别人快	1	2	3	4	5
20	碰到危险情景，常有一种极度恐怖感	1	2	3	4	5
21	对学习、工作、事业怀有很高的热情	1	2	3	4	5
22	能够长时间做枯燥、单调的工作	1	2	3	4	5
23	符合兴趣的事情，干起来劲头十足，否则就不想干	1	2	3	4	5
24	一点小事就能引起情绪波动	1	2	3	4	5
25	讨厌做那种需要耐心、细致的工作	1	2	3	4	5
26	与人交往不卑不亢	1	2	3	4	5
27	喜欢参加热烈的活动	1	2	3	4	5
28	爱看感情细腻，描写人物内心活动的文学作品	1	2	3	4	5
29	工作学习时间长了，常感到厌倦。是闷闷不乐	1	2	3	4	5
30	不喜欢长时间谈论一个问题，愿意实际动手干	1	2	3	4	5
31	宁愿侃侃而谈，不愿窃窃私语	1	2	3	4	5

续表

题号	条目内容					
32	别人说我总是闷闷不乐	1	2	3	4	5
33	理解问题常比别人慢些	1	2	3	4	5
34	疲倦时只要短暂的休息就能精神抖擞，重新投入工作	1	2	3	4	5
35	心里有话宁愿自己想，不愿说出来	1	2	3	4	5
36	认准一个目标就希望尽快实现，不达目的誓不罢休	1	2	3	4	5
37	学习、工作同样长时间，常比别人更疲倦	1	2	3	4	5
38	做事有些莽撞，常常不考虑后果	1	2	3	4	5
39	老师或师傅讲授新知识、新技术时，总希望他讲慢些，多重复几遍	1	2	3	4	5
40	能够很快地忘记那些不愉快的事情	1	2	3	4	5
41	做作业或完成一件工作总比别人花的时间多	1	2	3	4	5
42	喜欢运动量大的剧烈体育活动，或参加各种文艺活动	1	2	3	4	5
43	不能很快地把注意力从一件事转移到另一件事上去	1	2	3	4	5
44	接受一个任务后，就希望把它迅速解决	1	2	3	4	5
45	认为墨守成规比冒风险强些	1	2	3	4	5
46	能够同时注意几件事物	1	2	3	4	5
47	当我烦闷的时候，别人很难使我高兴起来	1	2	3	4	5
48	爱看情节起伏跌宕、激动人心的小说	1	2	3	4	5
49	对工作抱认真严谨、始终一贯的态度	1	2	3	4	5
50	和周围人们的关系总是相处不好	1	2	3	4	5
51	喜欢复习学过的知识，重复做已经掌握的工作	1	2	3	4	5
52	希望做变化大、花样多的工作	1	2	3	4	5
53	小时候会背的诗歌，我似乎比别人记得清楚	1	2	3	4	5
54	别人说我"出语伤人"，可我并不觉得是这样	1	2	3	4	5
55	在体育活动中，常因反应慢而落后	1	2	3	4	5
56	反应敏捷，头脑机智	1	2	3	4	5
57	喜欢有条理而不甚麻烦的工作	1	2	3	4	5
58	兴奋的事常使我失眠	1	2	3	4	5
59	老师讲新概念，常常听不懂，但弄懂以后就很难忘记	1	2	3	4	5
60	假如工作枯燥无味，马上就会情绪低落	1	2	3	4	5

八、A 型行为类型评定量表

由张博源主持修订的、适合我国国人的 A 型行为类型评定量表由 60 个条目组成，由被试者根据自己的实际情况填写问卷。共包括三部分："TH"（time hurry）反映时间匆忙感、时间紧迫感和做事快等特征；"CH"（competitive，hostilhty）反映争强好胜、敌意和缺乏耐心等待等特征；"L"（lie）为回答真实性检测题。

评分指标及意义

L 分：该维度的条目评分累加之和。若 L 分≥7，反映回答不真实，答卷无效。

TH 分：该维度的条目评分累加之和。

CH 分：该维度的条目评分累加之和。

行为总分：TH 分与 CH 分相加之和。行为总分高于 36 分，为具有 A 型行为特征；28～35 分为中间偏 A 型行为特征；19～26 分为中间偏 B 型行为特征；总分 27 分为极端中间型；总分小于 18 分为 B 型行为特征。

A 型行为类型评定量表内容

1. 我常常力图说服别人同意我的观点

2. 即使没有什么要紧事，我走路也很快

3. 我经常感到应该做的事情有很多，有压力

4. 即使决定了的事别人也很容易使我改变主意

5. 我常常因为一些事大发脾气或与人争吵

6. 遇到买东西排长队时，我宁愿不买

7. 有些工作我根本安排不下，只是临时挤时间去做

8. 我上班或赴会时，从来不迟到

9. 当我正在做事，谁要是打扰我，不管有意无意，我都非常恼火

10. 我总看不惯那些慢条斯理、不紧不慢的人

11. 有时我简直忙得透不过气来，因为该做的事情太多了

12. 即使是跟别人合作，我也总想单独完成一些更重要的部分

13. 有时我真想骂人

14. 我做事喜欢慢慢来，而且总是思前想后

15. 排队买东西，要是有人加塞，我就忍不住指责他或站出来干涉

16. 我觉得自己是一个无忧无虑、逍遥自在的人

17. 有时连我自己都觉得，我所操心的事情远远超过我应该操心的范围

18. 无论做什么事，即使比别人差，我也无所谓

19. 我总不能像有些人那样，做事不紧不慢

20. 我从来没有想过要按照自己的想法办事

21. 每天的事都使我的神经高度紧张

22. 在公园里赏花、观鱼等，我总是先看完，等着同来的人

23. 对别人的缺点和毛病，我常常不能宽容

24. 在我所认识的人里，个个我都喜欢

25. 听到别人发表不正确见解，我总想立即纠正他

26. 无论做什么事，我都比别人快一些

27. 当别人对我无礼时，我会立即以牙还牙

28. 我觉得我有能力把一切事情办好

29. 聊天时，我总是急于说出自己的想法，甚至打断别人的话

30. 人们认为我是一个相当安静、沉着的人

31. 我觉得世界上值得我信任的人实在不多

32. 对未来我有许多想法，并总想一下子都能实现

33. 有时我也会说人家的闲话

34. 尽管时间很宽裕，我吃饭也快

35. 听人讲话或报告时，我常替讲话人着急，我想还不如我来讲

36. 即使有人冤枉了我，我也能够忍受

37. 我有时会把今天该做的事拖到明天去做

38. 人们认为我是一个干脆、利落、高效率的人

39. 有人对我或我的工作吹毛求疵时，很容易挫伤我的积极性

40. 我常常感到时间晚了，可一看表还早着呢

41. 我觉得我是一个非常敏感的人

42. 我做事总是匆匆忙忙的，力图用最少的时间办尽量多的事情

43. 如果犯有错误，我每次全都愿意承认

44. 做公共汽车时，我总觉得司机开车太慢

45. 无论做什么事，即使看着别人不好我也不想拿来替他做

46. 我常常为工作没做完，一天又过去了而忧虑

47. 很多事如果由我负责，情况比现在好得多

48. 有时我会想到一些坏得说不出口的事

49. 即使受工作能力和水平很差的人所领导，我也无所谓

50. 必须等待什么的时候，我总是心急如焚，"像热锅上的蚂蚁"

51. 当事情不顺利时我就想放弃，因为我觉得自己能力不够

52. 假如我可以不买票白看电影，而且不会被发现，我可能会这样做

53. 别人托我办的事，只要答应了，我从不拖延

54. 人们认为我做事很有耐性，干什么都不会着急

55. 约会或乘车、船，我从不迟到，如果对方耽误了，我就恼火

56. 我每天看电影，不然心里就不舒服

57. 许多事本来就可以大家分担，可我喜欢一人去干

58. 我觉得别人对我的话理解太慢，甚至理解不了我的意思似的

59. 人家说我是个厉害的暴性子的人

60. 我常常比较容易看到别人的缺点而不容易看到别人的优点

计分表

分量表	回答"是"的项目（计1分）	回答"否"的项目（计1分）	总分
L量表	8、20、24、43、56	13、33、37、48、52	
TH量表	2、3、6、7、10、11、19、21、22、26、29、34、38、40、42、44、46、50、53、55、58	14、16、30、54	
CH量表	1、5、9、12、15、17、23、25、27、28、31、32、35、39、41、47、57、59、60	4、18、36、45、49、51	

九、生活事件量表（LES）

指导语：下面是每个人都有可能遇到的一些日常生活事件，究竟是好事还是坏事，可根据个人情况自行判断。这些事件可能对个人有精神上的影响（体验为紧张、压力、兴奋或苦恼等），影响的轻重程度是各不相同的。影响持续的事件也不一样。请您根据自己的情况，实事求是地回答下列问题，填表不记姓名，完全保密，请在最合适的答案上打钩。

生活事件名称	事件发生时间				性质		精神影响程度				影响持续时间			
	未发生	一年前	一年内	长期性	好事	坏事	无影响	轻度	中度	重度	极重	三月内	半年内	一年内	一年以上
举例：房屋拆迁或订婚														
家庭有关问题														
1. 恋爱或订婚														
2. 恋爱失败、破裂														
3. 结婚														
4. 自己（爱人）怀孕														
5. 自己（爱人）流产														
6. 家庭增添新成员														
7. 与爱人的父母不和														
8. 夫妻感情不好														
9. 夫妻分居														
10. 性生活不满意或独身														

生活事件名称	事件发生时间				性质		精神影响程度				影响持续时间			
	未发生	一年前	一年内	长期性	好事	坏事	无影响	轻度	中度	重度	极重	三月内	半年内	一年内	一年以上
举例：房屋拆迁或订婚															
家庭有关问题															
11. 夫妻两地分居（工作需要）															
12. 配偶一方有外遇															
13. 夫妻重归于好															
14. 超指标生育															
15. 本人（爱人）做绝育手术															
16. 配偶死亡															
17. 离婚															
18. 子女升学（就业）失败															
19. 子女管教困难															
20. 子女长期离家															
21. 父母不和															
22. 家庭经济困难															
23. 欠债500元以上															
24. 经济情况显著改善															
25. 家庭成员重病或重伤															
26. 家庭成员死亡															
27. 本人重病或重伤															
28. 住房紧张															
29. 待业、无业															
30. 开始就业															
31. 高考失败															
32. 扣发奖金或惩罚															
33. 突出的个人成就															
34. 晋升、提级															
35. 对现职工作不满意															
36. 工作学习中压力大（如成绩不好）															
37. 与上级关系紧张															
38. 与同事邻居不和															
39. 第一次远走他乡															
40. 生活规律重大改变（饮食睡眠规律改变）															

生活事件名称	事件发生时间				性质		精神影响程度					影响持续时间			
	未发生	一年前	一年内	长期性	好事	坏事	无影响	轻度	中度	重度	极重	三月内	半年内	一年内	一年以上
举例：房屋拆迁或订婚															
工作学习中的问题															
41. 本人退休离休或未安排具体工作															
42. 好友重病或重伤															
43. 好友死亡															
44. 被人误会、错怪、诬告、议论															
45. 介入民事法律纠纷															
46. 被拘留、受审															
47. 失窃、财产损失															
48. 意外惊吓、发生事故、自然灾害															
如果您还经历过其他的生活事件请依次填写															
49.															
50.															

主要参考书目

1. 胡永年．护理心理学［M］．北京：中国中医药出版社，2012.

2. 杨艳杰．护理心理学［M］.3 版．北京：人民卫生出版社，2012.

3. 陈树，申丽静．精神科护理学［M］．北京：中国科学技术出版社，2012.

4. 彭聃龄．普通心理学［M］.4 版．北京：北京师范大学出版社，2012.

5. 刘志超．护理心理学［M］．北京：中国医药科技出版社，2013.

6. 史宝欣．护理心理学［M］.2 版．北京：人民卫生出版社，2013.

7. 汪洪杰，张渝成．护理心理［M］．北京：高等教育出版社，2013.

8. 田仁礼 周树林．护理心理学［M］．北京：中国医药科技出版社，2013.

9. 杭荣华．护理心理学［M］．北京：中国科学技术出版社，2013.

10. 陈燕．护理心理学［M］．广州：暨南大学出版社，2013.

11. 周英．护理心理学［M］．北京：协和医科大学出版社，2013.

12. 沈健．护理心理学［M］.2 版．上海：同济大学出版社，2013.

13. 王凤荣．护理心理学［M］．北京：北京大学医学出版社，2013.

14. 孙萍，朱祥路．护理心理学［M］．北京：中国医药科技出版社，2013.

15. 姚树桥，杨彦春．医学心理学［M］.6 版．北京：人民卫生出版社，2013.

16. 谢念湘，佟玉英．心理咨询与治疗实验教程［M］．哈尔滨：黑龙江大学出版社，2014.

17. 张亚林，曹玉萍．心理咨询与心理治疗技术操作规范［M］．北京：科学出版社，2014.

18. 张银玲．护理心理学［M］．北京：人民卫生出版社，2014.

19. 李胜琴．临床心理护理［M］．杭州：浙江大学出版社，2014.

20. 李丽华．护理心理学基础［M］.2 版．北京：人民卫生出版社，2014.

21. 李凤霞，党莉．护理心理学［M］．济南：山东人民出版社，2014.

22. 蒋继国．护理心理学［M］.2 版．北京：人民卫生出版社，2014.

23. 刘大川．护理心理学［M］.2 版．武汉：华中科技大学出版社，2014.

24. 褚宛玉，刘立新．护理心理学［M］.3 版．西安：第四军医大学出版社，2014.

25. 马存根，张纪梅．医学心理学［M］.4 版．北京：人民卫生出版社，2014.

26. 涂旭东．护理心理学［M］．北京：人民卫生出版社，2014.

27. 李丽萍．护理心理学［M］．北京：人民卫生出版社，2015.

28. 沈健，周雪妃．护理心理学［M］．南京：东南大学出版社，2015.

29. 李正姐．护理心理学［M］．北京：中国医药科技出版社，2015.

30. 曲海英．护理心理学［M］．北京：科学出版社，2015.

31. 曹新妹．护理心理学［M］．武汉：华中科技大学出版社，2015.

32. 涂旭东．医学心理学［M］.3 版．西安：第四军医大学出版社，2015.

33. 郝玉芳．护理心理学［M］．3 版．北京：中国中医药出版社，2016.

34. 曹枫林．护理心理学［M］．3 版．北京：人民卫生出版社，2016.

35. 孙萍，邓斌菊．护理心理学基础［M］．北京：人民卫生出版社，2016.

36. 郑一瑾，左慧敏．护理心理学［M］．武汉：华中科技大学出版社，2016.

37. 张松．心理咨询与治疗［M］．武汉：武汉大学出版社，2016.

38. 郭静．护理心理学［M］．上海：第二军医大学出版社，2016.

39. 雷秀雅，丁新华，田浩．心理咨询与治疗［M］．2 版．北京：清华大学出版社，2017.